导管相关血栓与肿瘤

CATHETER RELATED THROMBOSIS AND TUMORS

名誉主编　王深明　匡　铭

主　　编　姚　陈　黄　楷　武日东

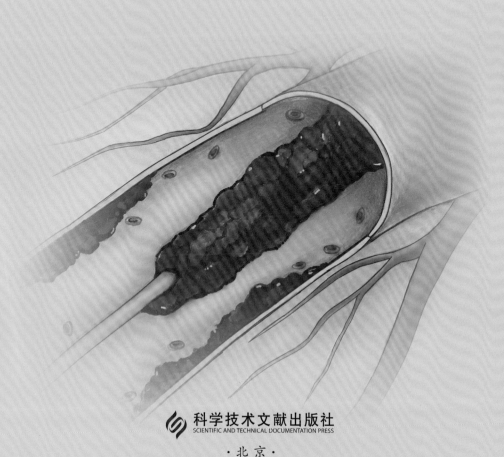

科学技术文献出版社
SCIENTIFIC AND TECHNICAL DOCUMENTATION PRESS

·北京·

图书在版编目（CIP）数据

导管相关血栓与肿瘤 = CATHETER RELATED THROMBOSIS AND TUMORS / 姚陈，黄楷，武日东主编. 北京：科学技术文献出版社，2024. 12. -- ISBN 978-7-5235-2002-4

Ⅰ. R543；R73

中国国家版本馆 CIP 数据核字第 2024CT8089 号

导管相关血栓与肿瘤

策划编辑：王黛君　责任编辑：吕海茹　责任校对：张永霞　责任出版：张志平

出　版　者	科学技术文献出版社	
地　　　址	北京市复兴路15号　邮编　100038	
编　务　部	（010）58882938，58882087（传真）	
发　行　部	（010）58882905，58882870（传真）	
邮　购　部	（010）58882873	
官　方　网　址	www.stdp.com.cn	
发　行　者	科学技术文献出版社发行　全国各地新华书店经销	
印　刷　者	中煤（北京）印务有限公司	
版　　　次	2024 年 12 月第 1 版　2024 年 12 月第 1 次印刷	
开　　　本	710×1000　1/16	
字　　　数	308 千	
印　　　张	19.5	
书　　　号	ISBN 978-7-5235-2002-4	
定　　　价	158.00元	

编委会

邢　越　　佛山市第一人民医院　　　　陈浩鑫　　汕头市中心医院

李海磊　　香港大学深圳医院　　　　　张明光　　中山市小榄人民医院

杨红伟　　深圳市第二人民医院　　　　卢焯忠　　肇庆市第一人民医院

陈秋文　　揭阳市人民医院　　　　　　李王海　　暨南大学附属第一医院

黄应雄　　中山大学附属第一医院　　　李海燕　　海军军医大学第一附属医院

邱　涛　　广州医科大学附属第二医院　苏连花　　中山大学附属第一医院

李　蓉　　海军军医大学第一附属医院　骆筱静　　广州医科大学第一临床学院

张晶晶　　中山大学附属第五医院　　　张雨璠　　中山市第一人民医院

李勇辉　　中山大学孙逸仙纪念医院　　黄宝骏　　广州医科大学附属第三医院

吴嘉瑜　　佛山市第一人民医院

推荐序

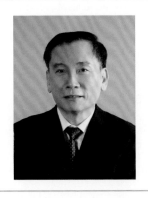

王深明

中山大学附属第一医院原院长、血管外科学科带头人
中华医学会外科学分会血管外科学组名誉组长
中国医师协会血管外科医师分会名誉会长

立足临床实践

近年来，随着精准医学和血管外科领域的快速发展，导管相关血栓作为血管外科与肿瘤学交叉的研究热点，受到了医学界的广泛关注。在以肿瘤患者为主的诊疗过程中，导管相关血栓的高发生率和复杂性给临床医师带来了严峻的挑战。然而，目前国内在这一领域的系统性研究和规范化管理实践仍显不足。由姚陈、黄楷和武日东教授主编的《导管相关血栓与肿瘤》一书的出版，恰逢其时，为临床医师提供了实用的理论基础和实践指引。

本书基于翔实的国际和国内指南以及前沿研究，结合经典临床案例，深入探讨了导管相关血栓的管理策略，填补了这一领域的理论空白。在复杂患者群体（如接受系统性化疗的患者、妊娠期肿瘤患者、儿童肿瘤患者以及血液透析与重症监护患者等）的管理方面，本书特色鲜明，通过具体案例的分析与反思，帮助临床医师提高处理疑难病例决策能力，避免因经验不足而导致的误诊和误治。

本书另一特色在于理论与实践的紧密结合。本书不仅深入分析了不同患者群体的风险特征和个体化管理方案，还强调了在肿瘤患者中推行静脉血栓栓塞宣教的重要性，突出了医患沟通在预防和治疗过程中的核心地位。这种宏观视角反映了姚陈教授及其团队立足临床实践、关注患者福祉的治学精神。

本书汇集了导管相关血栓领域最新的研究成果和实践经验，为临床医生提供了宝贵的参考资料，详细探讨了导管相关血栓的形成机制、临床表现以及最佳的预防和治疗策略，对指导临床决策具有重要意义。此外，书中将导管使用与肿瘤患者的管理紧密联系起来，特别阐述了在肿瘤治疗过程中如何有效降低血栓形成风险，进一步提升了本书的应用价值。

在精准医学时代，临床医学的进步不仅依赖于技术的发展，更需要服务患者、造福社会的胸怀与担当，而本书正是这一理念的具体体现。我相信，《导管相关血栓与肿瘤》的问世将对导管相关血栓的研究与肿瘤患者的管理发挥重要作用，推动我国血管外科事业的发展。希望本书能够帮助广大医师在未来的临床实践中战胜难关、造福患者，为推动血管外科的高水平发展谱写新的篇章。我热情地向大家推荐这本书。

推荐序

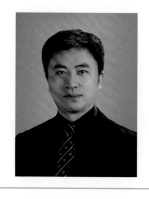

匡铭

中山大学附属第一医院副院长、中山大学医学部副主任、
中山医学院院长
国家自然科学基金杰出青年基金获得者
国家"百千万"人才工程有突出贡献中青年专家

医病、医身、医心

在当今医学迅速发展的浪潮中，肿瘤治疗与精准医学的交汇为我们带来了新的挑战与机遇。《导管相关血栓与肿瘤》一书的问世，正是对此现状的深刻回应。姚陈教授、黄楷教授、武日东教授在本书中不仅关注导管相关血栓的发生与管理，更重要的是体现了"医病、医身、医心"这一理念，强调了对患者全方位的关怀。

"医者，仁术也"。医生的职责不仅在于技术上的精湛，更在于对患者生命的无私奉献。本书强调医患沟通在预防和治疗过程中的核心地位，深刻揭示医学不仅是科学，更是一门艺术。有效的沟通能够帮助医务人员更好地理解患者的需求与困惑，从而提供更具人文关怀的治疗方案。这种全方位关注患者的理念，不仅能改善临床效果，更能提升患者的治疗体验，使他们在面对病痛时感受到温暖与关怀。

在推动医学发展的过程中，医者的目标不仅是攻克医学难题，更是为患者的健康福祉贡献力量。导管相关血栓的研究与肿瘤患者管理息息相关，这本书的问世无疑是这一领域研究的重要突破，将为我国血管外科的发展注入新的动力。面对日益复杂的临床需求，我们每一位医者都肩负着"救人、救国、救世"的使命。实现这一使命，不仅需要专业的医疗技术，还需要以患者为中心的价值观，尊重每个生命的尊严和需求。

《导管相关血栓与肿瘤》一书通过系统的理论研究和丰富的临床案例，为我们在复杂的医疗环境中提供了宝贵的指导。期待这本书在广泛的医疗实践中发挥重要作用，推动肿瘤治疗的进一步发展，让患者在治疗过程中获得更多的希望与光明。这不仅是医者的使命，更是对每一个生命的承诺与责任。

我诚挚推荐《导管相关血栓与肿瘤》，希望它能启发广大医者在日常临床工作中攻克难关，推动医学事业的不断进步，最终造福患者。每位医者在追求卓越的道路上，定能为社会的健康发展贡献力量，共同谱写医疗事业的新篇章。

自 序

  导管相关血栓（catheter-related thrombosis，CRT），是与中心静脉导管相关的静脉血栓栓塞症（venous thromboembolism，VTE），即因穿刺或导管机械损伤血管内膜和 / 或患者自身疾病引起的导管所在血管和导管壁形成静脉血凝块的过程。在肿瘤患者中，CRT 约占所有静脉血栓的 10%。严重的 CRT 可引发如肺栓塞、心房栓塞等致命风险，并阻碍置管治疗进程，显著影响肿瘤患者预后。本书基于国内外指南及前沿研究，详尽阐述 CRT 的流行病学、诊断、治疗、疑难病例处理和预后，提供丰富的个性化管理案例，旨在为临床医师提供参考，规范 CRT 的诊疗实践。

  本书在充分结合专家诊治经验的基础上，系统介绍了 CRT 的管理策略。

  首先，本书从流行病学角度介绍 CRT 的定义、分类及发病机制，深入探讨凝血级联反应、抗凝系统和纤溶系统等机制，阐述 CRT 的流行病学特征和疾病负担，分析患者相关、导管相关及其他危险因素，为预防和治疗提供理论基础。

  其次，本书重点介绍 CRT 的诊断方法，包括临床表现、实验室检查和影像学检查，引入新型凝血标志物、多普勒超声、CT 检查和磁共振血管成像等先进诊断技术，提供详细的诊断评估量表，旨在提高临床医师早期识别和准确诊断的能力。

  再次，本书探讨导管管理和药物治疗策略，详细介绍拔管的时机、准备工作和处理困难拔管的方法，推荐抗凝治疗方案及其治疗时长，讨论溶栓治疗和抗凝预防等内容。此外，还介绍物理治疗和手术相关出血评估与处理方法，为临床治疗提供全面指导。

  从次，本书的特色之一便是汇集系统性化疗、妊娠肿瘤、儿童肿瘤、血液透析及重症监护患者等疑难病例的临床管理经验，通过病例分享与针对性的思考，帮助临床医师应对复杂情况，提升临床实践中的应变能力和治疗效果。

  最后，本书探讨了 CRT 的短期和长期后遗症，包括肺栓塞、导管相关感染、拔管后出血、上腔静脉综合征及静脉通路丧失等问题；介绍预后相关评估及肿瘤患者预防 CRT 的宣教与沟通方法，强调医患互动在预防和管理中的重要性。

本书成书之际，该领域仍缺乏系统性阐述 CRT 临床诊治流程的论著，且临床人员对肿瘤患者 CRT 的管理尚有不足。而本书基于国内外指南及前沿研究，首次详尽阐述了 CRT 的发病机制、危险因素、预防、治疗及预后管理，提供妊娠、儿童、血液系统肿瘤及血液透析、重症、易栓症等疑难群体的个体化管理方案，并从多学科视角探讨无栓病房建设。希望本书能够为临床医师日常工作提供简便有效的参考，从而进一步规范 CRT 的临床诊疗实践。

姚 陈 黄 楷 武日东

2024 年 9 月

目　录

第三部分　治疗篇

第六部分 进展篇

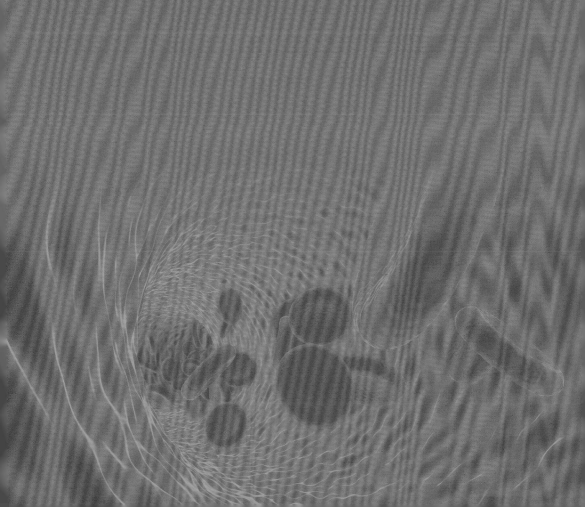

第一部分

流行病学篇

第一章　绪论

恶性肿瘤是引发静脉血栓栓塞症（venous thromboembolism，VTE）的重要危险因素，而置管操作又进一步增加了肿瘤患者罹患静脉血栓的风险。据报道，肿瘤导管相关血栓（catheter-related thrombosis，CRT）的总体发生事件大约占所有类型静脉血栓事件的10%；而由于置管多在上肢进行，CRT的类型也多表现为上肢静脉血栓，是上肢静脉血栓的主要来源。严重的上肢静脉血栓一方面可能给患者带来如肺栓塞、心房栓塞等致死性的威胁；另一方面也阻碍了原先置管治疗的进程，显著影响患者预后，是临床上亟须关注的问题。

更好地了解CRT的流行病学特点和其给患者带来的危害，将有助于医护人员对患者的临床管理和健康教育。

第一节　定义与分类

一、基于国内共识的分类与定义

在《输液导管相关静脉血栓形成防治中国专家共识（2020版）》的分类定义中，CRT分类将患者的临床表现作为主要标准，包含以下4类。

（一）深静脉血栓形成

置管侧肢体、颈部、肩部、胸部、颜面部有水肿症状或体征，超声检查提示深静脉血栓形成（deep venous thrombosis，DVT），伴或不伴浅静脉、头臂静脉（也称无名静脉）及上、下腔静脉血栓形成，伴或不伴受累部位疼痛、皮温升高、浅表静脉显露、颈部或肢体运动障碍、肢体红斑或麻木感等表现。

（二）血栓性浅静脉炎

沿置管血管走行方向区域出现皮肤红肿、疼痛，伴或不伴皮温升高，查体可触及条索状硬结，超声检查可能提示对应血管血栓形成。

（三）无症状血栓

单纯影像学检查发现血栓，但患者无任何主观症状及客观体征。

（四）血栓性导管失功

纤维蛋白鞘、导管内血栓形成或导管尖端血栓形成导致的经导管输液不畅或完全堵塞。

二、基于国际标准的分类与定义

目前，国际区分 CRT 类别主要基于血栓与导管的相对位置关系，包含以下4类（图 1.1）。

（一）纤维蛋白鞘

纤维蛋白鞘是指血栓形成在导管周围，但没有直接侵犯导管腔的情况。其是由内皮细胞、平滑肌细胞和胶原蛋白组成的膜状物。

（二）导管内血栓

导管内血栓是指血栓直接形成在导管腔内，可能部分或完全阻塞导管。

（三）导管附壁血栓

导管附壁血栓是指沉积、吸附在血管壁上形成的血栓。

（四）导管静脉血栓形成

导管静脉血栓形成是指血栓发生于导管内，并延伸至静脉系统。

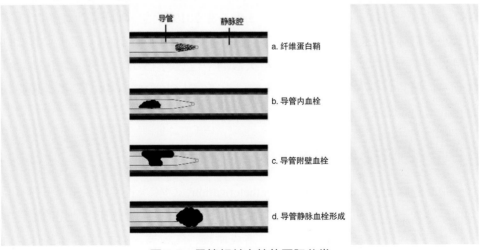

图 1.1　导管相关血栓的国际分类

第二节　流行病学

受导管材料、置入方式、诊断方法、研究设计等各方面差异的影响，在不同的前瞻性或回顾性研究中，CRT 的发生率报道呈现出一定的差异，尤其是随着时间更迭带来的技术改进，CRT 的总体风险有明显的下降。二十世纪八九十年代早期的研究报道显示，CRT 的发生率为 27% ～ 66%，近些年的研究则表明肿瘤置管患者 CRT 的发生率为 16% ～ 18%，其中症状性的患者甚至只占据 1% ～ 5%。此外，对于不同置管方式，症状性 CRT 的总体风险也存在一定差异，本节内容聚焦于常见的不同置管方式，以更精确地对 CRT 的流行病学特点分析。

一、经外周静脉穿刺中心静脉导管置管

经外周静脉穿刺中心静脉导管（peripherally inserted central catheter，PICC）置管是一种简单高效且可有效减少患者痛苦的静脉置管方式，是目前临床上应用最为广泛的置管手段。但据研究报道，相比于其他置管方式，PICC 置管的症状性 CRT 发生风险增加了 2.6 倍，这可能与其管径大、静脉留置时间相对较长的特点相关。鉴于此，PICC 置管的 CRT 患者数量较多，大约占目前临床上所有 CRT 患者的 80%。从报道来看，PICC 置管患者 CRT 发生率相对较高，在 2016 年国内的一项针对实体肿瘤患者单腔 PICC 置管情况的前瞻性队列研究中，以周期性的多普勒超声诊断为标准，发现无症状性 CRT 发生率为 21%，其中 85% 的患者 CRT 发生在置管后 1 周内，中位数为 3 天；在 2019 年的一项同样针对单腔 PICC 置管患者群体中 CRT 发生情况的观察性研究中，报道症状性和无症状性的 CRT 累计发生率为 12.4%，距置管后发生天数的中位数为 15 天。此外，症状性 CRT 往往只占据其中一小部分，发生率普遍仅为研究队列的 1% ～ 5%，隐匿性较强，也由此增加了临床管理的难度。

二、中心静脉导管置管

中心静脉导管（central venous catheterization，CVC）置管是在超声引导下经颈内、锁骨下、股静脉等将导管尖端置于上下腔静脉的一种临床上使用的置管方式，其操作风险较大，易伤及动脉，造成血胸、气胸等。一项 2003 年的针对血液瘤的前瞻性队列研究指出，对于双腔或三腔 CVC，其置管后肿瘤患者的 CRT

累计发生率为 24.8%，其中症状性 CRT 的发生率为 12.4%，所有病例均在置管后 2 个月内发生；而另外一项在 2016 年进行的肿瘤患者隧道式 CVC 置管的观察研究中，症状性与无症状性 CRT 总发生率仅为 5.9%。这一方面可能印证了上述所提及的 CRT 总体发生风险随技术进步而呈现的下降趋势；另一方面也可能是研究肿瘤类型不同所导致的研究异质。总体而言，从近十年内的研究比较中看，CVC 置管的 CRT 风险较 PICC 置管低。

三、输液港

植入式静脉输液港（implantable venous access port，PORT）是一种新型的完全置入人体内的闭合输液装置，可以有效提高患者置管后的生活质量，目前在临床应用上也愈加广泛。据报道，留置输液港的症状性 CRT 累积发生率为 2% ~ 13%。一项 2001 年的前瞻性研究报道了相对较高的无症状性 CRT 发病率，为 11.7%；而在 2017 年的一项包含 524 例患者的观察研究中显示，症状性 CRT 的发生率仅为 2.6%，其中 65% 在置入后 1 个月内发现；另一项包含 400 例患者的观察性研究同样指出，症状性 CRT 的发生率只有 1.5%，同时有 83% 的事件在置入后 1 个月内发生。有研究还比较了使用 PICC 的恶性肿瘤患者与使用输液港患者的 CRT 发生情况，结果显示，PORT *vs.* PICC 的比值比（odds ratio，*OR*）的值为 0.43（95%*CI* 0.23 ~ 0.80），而 CVC *vs.* PICC *OR* 值为 0.6（95%*CI* 0.33 ~ 1.10）。由此可见，症状性 CRT 在输液港置管中的总体发生率相较于其他两种置管方式低。此外，输液港 CRT 的发生率也随置入时间的推移而增加，在原位停留的时间越长，出现症状性 CRT 的可能性越大。

第三节 疾病负担

在肿瘤患者的治疗中，置管过程容易引起相关的血液感染，而 CRT 的诊断延迟还可能导致静脉通路的丧失、上腔静脉综合征（superior vena cava syndrome，SVCS）的发生，甚至致死威胁极高的肺栓塞，不利于需要长期静脉通路的患者，耽误其治疗进程的同时也增加了一定的经济负担。从长期来看，CRT 还可能导致反复性深静脉血栓、血栓后综合征（post-thrombotic syndrome，

PTS）等显著影响患者预后及生活质量的事件，虽然目前临床上所见例子相对较少，但并不能完全忽略。此外，CRT 患者必要性治疗剂量的抗凝或溶栓还增加了患者的出血风险，这对临床人员的管理工作是重大的挑战。本节旨在梳理肿瘤导管相关血栓在临床上给患者带来的短期及长期危害，希望引起各位学者的重视。

一、短期危害

CRT 患者的主要并发症包括肺栓塞、感染、上腔静脉综合征及静脉通路的丧失。

肺栓塞是 CRT 患者中最为严重的并发症。在 CRT 患者中，症状性肺栓塞的发病率为 5% ~ 14%，无症状性肺栓塞的发病率为 15% ~ 36%，但致死性的肺栓塞在临床上并不常见。虽然没有权威建议常规检查 CRT 患者的肺栓塞状况，但如果患者有可疑症状如呼吸急促，应及时进行适当检查，以防止不良临床结局发生。

感染风险增加则是 CRT 中最为常见的。中心静脉导管周围的纤维蛋白鞘形成后，容易造成早期细菌的定植，继而导致静脉血栓患者发生菌血症。若导管的皮肤开口处存在一定的感染迹象，即使没有出现发热等症状，也应积极进行治疗，必要时可能需要拔除导管。

无症状性 CRT 的比例之高还容易使得其诊断延迟，加上恶性肿瘤的高危风险，该类患者还容易形成上腔静脉综合征或慢性静脉狭窄，呈现呼吸困难、心悸、头晕乃至头面部症状等，增加了临床治疗及护理的难度。若出现上述症状，应及时行 CT 检查以明确病因。

CRT 的发生还可能导致临时或长期性静脉通路的丧失。CRT 患者的导管堵塞会导致后续化疗等治疗手段的停滞，因而不得不选择治疗剂量的抗凝或溶栓处理。这一方面增加了肿瘤患者的出血风险和经济负担；另一方面也打断了患者原有治疗进程的持续性，带来一定程度的不良预后影响。

二、长期危害

从长期来看，PTS 的发展可能是 CRT 患者后续生活质量的隐患，其症状包括肢体疼痛、水肿、静脉曲张，严重时甚至有溃疡发生。目前在关于 CRT 患者罹患 PTS 的报告中，结果千差万别，PTS 发生率从 0 至 40% 不等。这些不同的研究结果也提示了 PTS 的发生可能不与导管直接相关，而受其他混杂因素的影响。有后续研究指出，PTS 的高发展风险与管线的是否移除关系并不密切，更多是与残余血栓或近端静脉血栓的存在高度相关。总体而言，虽然 PTS 不是 CRT 患者的主要并发症，但也是 CRT 患者后期生活质量的影响因素之一，临床工作人员对 CRT 的抗凝治疗选择将会显著影响患者的预后。

第二章　发病机制

Virchow 三角是 Rudolf Virchow 医生在 19 世纪提出的关于血栓形成的经典理论，其简明实用，在当代的临床应用上也广受认可。所谓 Virchow 三角，指的是血栓形成的三大要素：内皮损伤、血液高凝状态、血流淤滞。这三大要素正是通过影响着我们机体凝血系统、抗凝系统和纤维蛋白溶解（简称纤溶）系统之间的平衡，从而诱发血栓的形成。而对于肿瘤置管患者来说，多种危险因素同时影响这一凝血平衡过程，从而导致患者处于血栓高发的危险状态。在这一章节中，我们将在研究凝血、抗凝和纤溶系统活动的基础上，从 Virchow 三角出发，详细介绍肿瘤导管相关血栓的发病机制。了解病理产生的真实过程，加深临床管理人员对疾病的认识，为更好的临床管理实践奠定基础。

第一节　凝血级联反应

凝血级联反应启动的增强是血栓发生的基础，指由凝血因子按照一定顺序相继激活而生成的凝血酶通过一系列酶促反应最终使纤维蛋白原转变为纤维蛋白的过程，且每步酶促反应均有一定的放大效应。凝血过程可分为凝血酶原激活复合物的形成、凝血酶的激活、纤维蛋白的形成三个基本步骤。

一、凝血酶原激活复合物的形成

凝血酶原激活复合物的形成有两种途径：内源性凝血途径及外源性凝血途径（图 2.1）。其主要区别在于启动方式、参与的凝血因子及生成的凝血酶原激活复合物有所不同。但两条途径中的某些凝血因子可以相互激活，密切联系，并非完全独立。

（一）内源性凝血途径

内源性凝血途径中的凝血因子全部来自血液本身。当血管内皮受损时，在辅因子高分子量激肽原的参与下，凝血因子 F XII 结合到带负电的胶原（或其他带负电异物）表面，并被激活为 F XII a，进而激活凝血因子 F XI 成为 F XI a，这一过程称之为表面激活。表面激活所生成的 F XI a 在 Ca^{2+} 的参与下，可激活 F IX 生成 F IX a，并与 F VIII a 在活化血小板提供的膜磷脂表面结合形成内源性因子 X 酶复合物。F X 在其作用下被激活为 F X a，并最终形成 F X a-F V a-Ca^{2+}-磷脂复合物，即凝血酶原激活复合物。

（二）外源性凝血途径

外源性凝血途径是由来自血液之外的组织因子（F III）启动。在正常生理情况下，与血液直接接触的血细胞和内皮细胞并不表达组织因子。当组织因子由外来细胞释放或血管损伤暴露后，其与 Ca^{2+} 和活化状态的 F VII a（机体中约 0.5% 的 F VII 处于活化状态，受凝血酶原激活复合物和凝血因子 F IX a 的正反馈促进，同时也能在组织因子辅助下实现自我激活）共同形成外源性因子 X 酶复合物。F X 在其作用下被激活为 F X a，并最终形成 F X a-F V a-Ca^{2+}-磷脂复合物，即凝血酶原激活复合物。

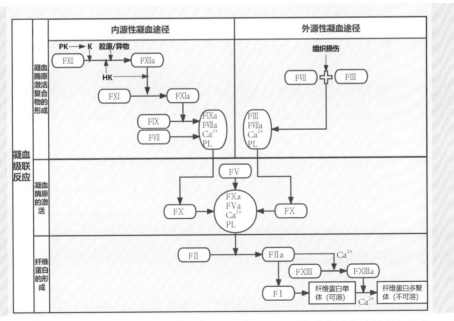

PL：磷脂；PK：前激肽释放酶；HK：高分子激肽原；罗马数字表示相应的凝血因子。

图 2.1　凝血过程示意

二、凝血酶的激活

由外源性和内源性凝血途径所产生的凝血酶原激活复合物，可激活凝血酶原为凝血酶，其中FVa作为FXa的辅因子，能够加快其激活速度。

三、纤维蛋白的形成

凝血酶原被激活成凝血酶后，可将血液中可溶性的纤维蛋白原降解为纤维蛋白单体，并激活FXⅢ，得到的FXⅢa在Ca^{2+}作用下使得纤维蛋白单体重新聚合形成不溶于水的交联纤维蛋白多聚体，从而形成血凝块，并完成正反馈调节机制。此外，在这一过程中，血小板也可被激活，从而加速凝血进程。

第二节　抗凝系统

抗凝系统是机体内重要的防御系统之一，它与纤溶系统是机体内两个重要的防御系统。正常生理状态下，抗凝系统与凝血系统之间保持一定的动态平衡，从而维持血液的流动状态。若抗凝系统出现障碍，即机体凝血系统占优势，则容易导致血栓的发生。

抗凝系统的存在有赖于生理性抗凝物质的分泌。在血浆中，生理性抗凝物质主要有三种类别：丝氨酸蛋白酶抑制物、蛋白C系统及组织因子途径抑制物（tissue factor pathway inhibitor，TFPI）。丝氨酸蛋白酶抑制物的主要代表为抗凝血酶，其由肝和血管内皮细胞产生，能与凝血酶和多种凝血因子活性中心的丝氨酸残基结合从而抑制其活性；蛋白C系统的主要成分为蛋白C，当凝血酶离开损伤部位而与正常血管内皮细胞上的凝血酶调节蛋白（thrombomodulin，TM）结合时，蛋白C激活，并可灭活活化状态下的FⅧ和FV凝血因子，从而避免了凝血过程中血块向周围正常血管部位扩展；TFPI则由血管内皮细胞产生，是外源性凝血途径的特异性抑制物，在结合FXa后进一步结合FⅦa-组织因子复合物从而抑制FXa活性。

此外，血管内皮还可合成分泌组织型纤溶酶原激活物（tissue-type plasminogen

activator，t-PA）以促进纤溶过程，而单核巨噬细胞对凝血因子的吞噬或纤维蛋白本身对凝血酶的吸附作用，都是抗凝机制的一部分，有利于保证血管在正常生理状态下的通畅。

第三节　纤溶系统

正常情况下，血栓在完成止血使命后将逐步溶解，从而保证血管的通畅。这有赖于纤溶蛋白溶解系统的活动。若纤溶功能下降，则不利于血管的再通，进而加重血栓栓塞症的发生。纤溶过程主要分为两个基本阶段：纤溶酶原的激活和纤维蛋白的降解（图 2.2）。

一、纤溶酶原激活

纤溶系统最核心的成分便是纤溶酶原，其激活主要受 t-PA 和尿激酶型纤溶酶原激活物（urokinase-type plasminogen activator，u-PA）的调控。t-PA 是血液中主要的内源性纤溶酶原激活物，在大多数组织的血管内皮均可合成。在纤维蛋白存在时，其与纤溶酶原的亲和力大大增加，将纤溶酶原有效水解形成纤溶酶。但值得注意的是，在缺少纤维蛋白时，t-PA 仅以低活性的单链形式存在，这一特点有利于其将纤溶过程限制在局部的血凝块中而非弥散开。u-PA 是血液中活性仅次于 t-PA 的纤溶酶原激活物，主要由肾小管和集合管上皮细胞产生，通过与特定细胞受体的结合而促进结合于细胞表面纤溶酶原的激活，多在血管外的其他管道中发挥作用。

二、纤维蛋白降解

纤溶酶是一种丝氨酸蛋白酶，其可高效降解纤维蛋白和纤维蛋白酶，其降解产物通常不再发生凝固，且部分小分子肽还具有一定的抗凝血功能。当纤溶酶异常或存在其抑制物时，血液将处于一种高凝状态，血栓发生风险高。

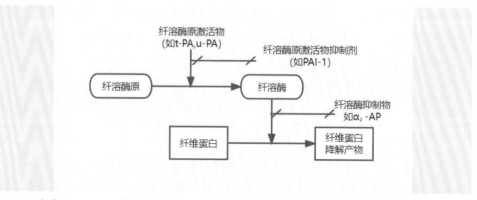

→促进作用；⸢⸢抑制作用；t-PA：组织型纤溶酶原激活物；u-PA：尿激酶型纤溶酶原激活物；PAI-1：纤溶酶原激活物抑制物 -1；α₂-AP：α₂ 抗纤溶酶。

图 2.2　纤溶过程示意

第四节　Virchow 三角

　　在正常生理状态下，机体内凝血和纤溶两个系统处于平衡状态。而当凝血因子活性亢进或凝血级联反应的抑制机制缺失，或纤溶系统活性受严重抑制时，平衡将会被打破并导致血栓的发生。从具体的发病机制出发，Virchow 三角的三要素（内皮损伤、血液高凝状态、血流淤滞）始终围绕着上述的三大系统，通过制约正常生理活动的进行而诱发血栓。在肿瘤置管患者中，Virchow 三要素始终伴随而生，从而使得患者处于高危的血栓发生状态（表 2.1）。

表 2.1　肿瘤置管对 Virchow 三角的影响

内皮损伤	血液高凝状态	血流淤滞
肿瘤直接侵袭	肿瘤细胞因子	活动度下降
肿瘤细胞因子	术后创伤修复	实体肿瘤压迫血管
化疗	营养不良	腹水压迫血管
放疗	脱水	导管留置
导管置入	放疗	
	化疗	

一、内皮损伤

肿瘤置管患者对 Virchow 三角最直接的影响就是内皮损伤,造成内皮损伤的因素有很多,既有肿瘤对血管内皮的直接侵袭或细胞因子的刺激,也有置管、放射治疗(简称放疗)及化学治疗(简称化疗)等治疗措施对内皮的损伤。正常情况下,血小板不会黏附到完整的内皮细胞上,而当血管壁受到损伤时,受内皮细胞分泌的血管性血友病因子(von willebrand factor,vWF)、血栓素 A_2(thromboxane A_2,TXA_2)等因子的活化,血小板立即黏附到暴露的皮下组织中,并发生聚集和释放反应,从而启动下一步的凝血过程。此外,内皮细胞受刺激时,还涉及多种凝血因子的高度表达,如内皮细胞分泌组织因子以启动外源性凝血途径,以及内皮下暴露的胶原纤维直接激活凝血因子Ⅻ以启动内源性凝血途径;与此同时,纤溶过程的拮抗作用也有所增强,内皮细胞高表达纤溶酶原激活物抑制物(plasminogen activator inhibitor,PAI),使得凝血系统和纤溶系统的失衡加剧。

二、血液高凝状态

肿瘤患者血液高凝状态的形成相对复杂,其由多种因素共同作用而成。

相比于正常人,癌症患者自身分泌的肿瘤细胞因子会使其始终处在血液高凝状态。首先,癌细胞可分泌大量膜表面带有负电荷的细胞外小泡,其质膜是维生素 K 依赖性凝血因子Ⅶ、Ⅸ、Ⅹ和凝血酶原的催化表面,可以将上述凝血反应的催化效率提高 3 个数量级;而该类微粒还时常含有如血栓前表面蛋白、组织因子、炎症因子等促凝活性物质,其中以组织因子的表现尤为明显,其通过与因子Ⅶ结合以激活Ⅸ和Ⅹ因子,从而激活下游凝血通路。在对癌症患者血浆的临床研究中表明,含组织因子的细胞外小泡表达活性显著增强。其次,癌症患者中的中性粒细胞及其形成的细胞外捕获陷阱,也对血液的高凝状态产生一定影响。在血栓形成过程中,活化的中性粒细胞是第一个到达血管损伤部位的白细胞,其后增生、膨胀并逐渐失去核膜完整性,并最终形成含有组蛋白、DNA 和蛋白质的细胞外纤维,即中性粒细胞胞外陷阱。胞外陷阱通过 Toll 样受体激活血小板并导致凝血酶的生成;与此同时,其组蛋白还可诱导内皮细胞释放 vWF,导致血管壁的黏附和血栓形成。最后,癌症患者中高炎症因子的表达也是血液高凝的影响因素。癌细胞合成并分泌多种具有不同促凝能力的炎症分子,如肿瘤坏死因

子 α（tumor necrosis factor-α，TNF-α），白介素（interLeukin，IL）-1β，IL-6、IL-8、血管内皮生长因子（vascular endothelial growth factor，VEGF）等。其中TNF-α 既可诱导内皮细胞组织因子的表达，也能促进癌细胞释放带负电的细胞外小泡，加速凝血过程；同时还可上调纤溶酶原激活物抑制剂 -1（PAI-1），抑制纤溶进展。而 IL-1β 和 IL-6 同样可通过诱导内皮细胞组织因子的释放和加强对纤溶系统的抑制而使得患者生理性凝血失衡。对于 IL-8，研究则表明其可诱导中性粒细胞的趋化性和细胞外陷阱的形成。

肿瘤患者的治疗过程也会对患者的血液高凝状态造成影响。例如，化疗药物或放疗，其对癌细胞的持续杀伤作用使得一些促凝血因子和肿瘤细胞因子更快更集中地释放到血液中，而对内皮细胞的损伤作用也在一定程度上激活了抗凝系统。此外，肿瘤患者行手术治疗，或治疗中机体发生不良反应造成脱水，或营养不良等情况均会使得血液持续处于高凝状态。

三、血流淤滞

肿瘤患者中，多种因素共同作用影响血流速度。首先，晚期癌症患者或手术治疗患者，活动度下降；其次，肿瘤导管在体内的长期留置对血液的持续流动造成一定阻碍；最后，实体肿瘤生长或恶性腹水的出现，都会对血管形成压迫而改变其血流动力学。血流淤滞时，血液中的血小板和凝血因子更加容易聚集，且更容易在周边而非中心流动。这一特点使其更易与损伤的血管内膜接触并沉积，从而促进血栓的形成。当血栓形成后，血流过缓也使其更易在局部堆积并在血管壁上不断增加，加重血栓程度。此外，血流变慢还可能使得内皮细胞正常的气体交换受阻，使内皮细胞缺氧严重，从而引起其变形坏死，进而启动凝血系统。

第三章 危险因素

明确 CRT 的危险因素有助于临床医生为患者提供更好的医疗服务，从而带来更好的预后。在置管的肿瘤患者群体中，导致 CRT 发生的危险因素可大致分为 3 类：患者相关因素，导管相关因素，其他因素（表 3.1）。在这一章中，我们就这三个方面详细阐述。

表 3.1 肿瘤患者 CRT 发生的危险因素汇总

患者相关因素	导管相关因素	其他因素
患者状态	导管选择	化疗
年龄	导管类型	放疗
肥胖	导管材质	红细胞生成刺激剂
遗传性易栓症	导管腔数	手术创伤
相关感染	导管置入	
其他病症	尝试次数	
肿瘤性质	静脉选择	
肿瘤类型	置入侧	
肿瘤病程	导管尖端位置	

第一节 患者相关因素

一、患者状态

（一）年龄

年龄是静脉血栓栓塞症（VTE）发生的危险因素之一。在成人中，无论是女性还是男性，VTE 发生风险都随着年龄的增长呈指数增长。在 25 ~ 30 岁的人群中，VTE 每年的发生风险为 0.1% ~ 0.2%，而 85 岁以上人群的风险增加了近 80 倍。在儿童中，CRT 发病率则呈双峰分布，在婴儿期和青春期发病率最高，其中婴儿期的发病风险高可能与其静脉通路管径小导致的多次尝试相关。

（二）肥胖

肥胖是静脉血栓发生的重要风险因素。多项前瞻性研究已经证实，肥胖是恶性肿瘤患者 CRT 发生的独立危险因素。肥胖患者常常伴有高血脂状态，同时血小板活化、黏附和聚集趋势增加。高胆固醇含量会影响患者的凝血和纤溶系统，从而导致血液的高凝状态。

（三）遗传性易栓症

伴有遗传性易栓症的患者在暴露于获得性危险因素中时，发生 VTE 的风险显著高于无易栓症人群。在一项回顾 10 项研究的 Meta 分析中，发现在成年患者中，F Ⅴ Leiden 突变和凝血酶原基因突变与 CRT 风险增加显著相关，其 *OR* 值分别为 4.6（95%*CI* 2.6 ~ 8.1）和 4.9（95%*CI* 1.7 ~ 14.3）；而在另外一篇系统性综述中同样得出结论，F Ⅴ Leiden 突变会增加患者罹患血栓的风险，风险比为 2.6 ~ 7.7，但就凝血酶原突变和 CRT 之间的关系，现有证据仍无法证实这一结论。但在我国，F Ⅴ Leiden 突变的发生率很低，蛋白 C、蛋白 S 和抗凝血酶缺乏是汉族人群患易栓症的主要原因。

（四）相关感染

感染是肿瘤患者并发 CRT 的危险因素。Ahn 等的回顾性分析发现，经历过导管相关感染的患者血栓发生率为 13.9%，而未发生感染的患者仅为 2.5%。在肿瘤患者中，置管后导管表面的纤维蛋白鞘容易引起细菌的黏附和增殖，而感染激起的机体免疫反应会对血管内皮细胞造成一定损伤，因而在临床上，导管相关感染和血栓并发的情形时有发生。

（五）其他病症

合并糖尿病、高血压、心肺功能衰竭等病症或血栓史的患者有更高的血栓风险，尤其是危重患者。一方面，如血糖、血脂浓度较高或心功能不全均会导致血流过缓；另一方面，由病情导致的活动度下降也增加了罹患血栓的风险。

二、肿瘤性质

（一）肿瘤类型

肿瘤患者较非肿瘤患者的血栓风险高。研究表明，不同肿瘤类型的血栓发生率不同，一般为 4% ~ 20%。肺癌、胃肠道癌、淋巴癌等多与血栓形成的高风险相关，据研究报道，肺癌患者血栓发生率可达头颈部肿瘤患者血栓发生率的 6 倍以上。在癌症患者中，一种被认为与血栓发生高度相关的小分子是组织因子，其作为外源性凝血途径的激活物而发挥作用，同时癌细胞也能合成纤溶酶原激活物抑制物等影响纤溶系统的物质，从而导致促凝、抗凝两大系统之间的不平衡。另外，实体肿瘤也可能对血管造成压迫，使得血流淤滞，增加了血栓发生的风险，具体发生机制在上一章中已作论述。

（二）肿瘤病程

肿瘤晚期阶段较早期阶段更容易发生血栓。肿瘤远处转移多发生在病程晚期，此时患者体质一般较为虚弱，一方面可能影响体内抗凝血物质的合成；另一方面由于活动度下降，血流速度滞缓，容易造成患者高凝状态。随着肿瘤分期发展和转移发生，肿瘤患者体内 D- 二聚体水平一般呈上升趋势，提示体内凝血状态逐渐增强。因而，对于肿瘤发生远处转移的患者，应尽可能鼓励其活动，并严密监测体内凝血状态，防止血栓发生。

第二节 导管相关因素

一、导管选择

（一）导管类型

研究表明，无论在儿童还是成人中，PICC 置管与 CVC 置管或 PORT 相比，其血栓发生风险明显增高。Meta 分析发现，PICC 置管患者发生静脉血栓的风险比 CVC 置管患者高出 2.5 倍，比 PORT 高出 1.5 倍。一是可能与 PICC 在体内的留置时间更长相关，二是 PICC 经过的外周静脉如贵要静脉、头静脉等管径较中心静脉小，对血液流动速度的影响可能更为显著。已经证明，根据静脉和导管的大小，PICC 会阻碍 40% ~ 80% 的血液流动。在 PICC 置入之前，常规测量静脉直径，并确保血管直径是导管外径的 2 倍，其 CRT 发生率已被证明从 2.9% 降低到 1.4%。一项针对成人 PICC 置管患者的前瞻性多中心研究显示，降低 VTE 风险的高敏感性和特异性的最佳分界点是 0.45 的导管 – 静脉比率。

（二）导管材质

导管材质是影响其性能的重要因素之一，不仅因材质可能引发吸附反应，还因其质地对置管静脉的机械刺激程度不同。较硬材料如聚乙烯和聚丙烯容易导致血管内膜损伤，增加血栓风险，因此逐渐被柔软材料取代。现代 CVC 多采用硅胶或聚氨酯材料，这些材料顺应性更好，能降低对血管内皮的机械损伤风险。聚氨酯导管相对较硬，在置管时或置管后患者活动时可能导致静脉内膜和静脉瓣机械性损伤；与硅胶材质相比，聚氨酯导管发生 CRT 的风险可能更高。但相关研究仍存在争议，二者孰优孰劣尚无定论。临床中，导管材质选择需综合考虑患者具体情况，包括使用时间、血管条件及并发症风险。未来，随着材料科学和医学技术的进步，预计更多新型材料将用于 CVC 制造，以降低 CRT 发生率，提高患者安全性和舒适度。

（三）导管腔数

导管腔数越多，血栓发生率越高。导管腔数会直接影响到导管的管径大小。相关研究表明，置入 6F 三腔 PICC、5F 双腔 PICC、4F 单腔 PICC 的患者血栓发生风险逐个下降，其中 6F *vs.* 5F 的 *OR* 值为 1.52（95%*CI* 0.50 ~ 4.63），6F *vs.* 4F 的 *OR* 值为 10.19（95%*CI* 2.45 ~ 42.43），5F *vs.* 4F 的 *OR* 值为 6.69（95%*CI* 2.30 ~ 19.48）。但临床上多腔导管也有自身优势，因此需要临床管理人员根据患者的治疗需求进行综合考量。

二、导管置入

（一）尝试次数

有研究报道，多次尝试与血栓发生相关，其 *OR* 值为 2.61（95%*CI* 1.12 ~ 6.05）。这可能与多次操作增加内皮细胞损伤概率从而增加血栓发生概率相关。目前，静脉置管的操作标准要求在超声引导下置入，其安全且有效地减少了导管置入的尝试次数，尤其是在静脉管径较小的儿童患者群体中。

（二）静脉选择

PICC 置管时，首选静脉为贵要静脉，其次为肘正中静脉，再是头静脉。贵要静脉的静脉瓣少且通路粗直，是到达上腔静脉最短的路径；而头静脉分支及静脉瓣多，管腔由下及上逐渐变细，置管难度大，反复输送较易对静脉壁造成较大的损伤从而引发血栓。在 CVC 置管中，无特殊情况一般推荐首选右颈内静脉。

相较于锁骨下静脉，其穿刺过程弯曲角度更小，有利于避免静脉壁的损伤而导致静脉狭窄或血栓的情况发生；而相较于股静脉穿刺，患者置管后活动度更高且感染风险较小。在 Saber 等的一项 Meta 分析中显示，与颈静脉穿刺相比，经锁骨下静脉置入 CVC 的患肢患 CRT 的风险显著升高。

（三）置入侧

一项针对成人癌症患者的研究表明，左侧 CVC 置入具有更高的血栓形成风险（$OR=3.5$，$95\%CI\ 1.6 \sim 7.5$）；儿童 CRT 也是如此，一项针对白血病儿童的前瞻性研究显示，与右侧相比，左侧 CVC 置管患者 VTE 的发生率明显更高（$OR=2.5$，$95\%CI\ 1.0 \sim 6.4$）。上腔静脉系统的解剖结构可能可以解释这一关系，由于上腔静脉位于机体右侧，导管经左侧置入时须经过 2 个角度（而右侧头静脉和上腔静脉交界处的角度很小，几乎可以忽略），从而增加了患者血流阻塞、静脉壁粘连、内皮损伤的可能性。

（四）导管尖端位置

目前，上腔静脉和右心房交界处已明确为导管尖端初始放置的安全位置，可以有效降低 CRT 的发生风险。可能的原因是这个位置的血流量较高，可以防止血栓形成，同时又位于心房外，可以有效避免心律失常。有研究表明，与位于右心房附近的导管尖端相比，若导管尖端位于上腔静脉的上方，其 CRT 发生风险可高达 7 倍。也有 Meta 分析显示，导管尖端位于上腔静脉和右心房连接处以外的位置，VTE 的发生风险明显增加，其 OR 值为 1.92。

第三节 其他因素

一、化疗

化疗是恶性肿瘤患者的重要治疗手段，但有研究表明，具有化疗史的患者罹患 CRT 的风险增加。其可能的机制包括以下 4 个方面：①化疗药物如铂类等在血液中运输时，可能由于其强刺激性而导致血管内皮损伤；②化疗药物对癌细胞杀灭的同时，可能导致大量抗凝蛋白从胞内释放，从而引起血液的高凝状态；③化疗药物可增加纤溶酶原激活物抑制物的含量，抑制纤溶系统活性；④化疗出现的不良反应如腹泻、呕吐等可能导致患者脱水，使得血液浓缩、血流滞缓。在相关文献的报道中，化疗作为 CRT 的显著风险预测因子，其 *OR* 值为 3.19（95%*CI* 1.07 ~ 9.77）。

二、放疗

放疗也是使得癌症患者 CRT 风险增加的危险因素。其对血栓的影响与化疗的影响机制类似。同时，放疗产生的不良反应也容易使得血流滞缓，从而增加患者罹患静脉血栓的风险。于瑞等对肿瘤患者 PICC 置管危险因素的研究显示，置管期间有放疗史的患者 PICC 相关血栓形成的风险是无放疗史患者的 4.3 ~ 4.8 倍；同时，该研究还显示，头面部、胸部放疗的患者 CRT 的发生率明显高于膀胱等其他部位放疗的患者。

三、红细胞生成刺激剂

在血液肿瘤患者中，有时会使用到红细胞生成刺激剂。2013 年，Ahn 等发现使用红细胞生成刺激剂会加大 PICC 置管患者静脉血栓发生的风险；李孝红等也指出，红细胞生成刺激剂是 PICC 置管患者发生静脉血栓风险的独立预测因素。因此，恶性肿瘤患者应该尽量避免使用该药，或在密切监测患者凝血状态的前提下使用。

四、手术创伤

手术对局部组织造成不同程度的损伤，使得机体处于应激状态，术后凝血功能增强以修复创伤。此外，术后的长期制动使得患者静脉血流动力下降、速度减缓，也会增加患者血栓发生的风险。

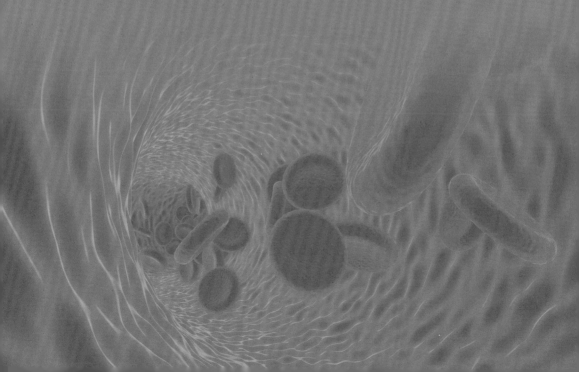

第二部分

诊断篇

第四章 临床表现

　　大多数 CRT 患者在临床上无症状或存在导管失功（无法输注液体或回抽液体）及导管引起的感染发热。CRT 的临床表现多种多样，其临床症状主要与导管的类型、穿刺入静脉的部位、血栓的范围、血栓所在的静脉类型及梗阻的程度相关。1%～5% 的 CRT 患者表现一定的临床症状，通常表现为导管插入部位同侧上肢的不适、水肿及色素沉着。颈部、手臂及胸部可见代偿的静脉侧支。并且，血栓如果堵塞了上腔静脉，CRT 还可引起面部或颈部水肿。因此，当肿瘤置管患者出现以上异常症状时，医生应及时按照指南推荐的临床路径检测是否有 CRT。此外，CRT 还可以引起局部并发症及全身并发症，前者主要是血栓性静脉炎，后者主要是血栓继发的栓塞事件，包括肺栓塞和反常栓塞，以及由导管感染引发的全身性败血症。本章将详细讨论肿瘤 CRT 可能存在的临床症状，在临床上应如何关注，以及 CRT 可能引起的一系列并发症。

第一节 主要临床表现及发现

　　CVC 置管相关血栓事件的发生率在文献报道中变异较大，取决于患者是无症状筛查，还是仅报告有症状事件。实际上有大量的 CRT 表现为无症状，而当在临床上只关注症状性 CRT 时，往往会漏诊许多血栓事件，从而导致实际发生率被严重低估。并且 CRT 的筛查方法同样会对 CRT 的发病率造成影响，使用静脉造影往往可以比超声发现更多的 CRT 事件。

一、使用静脉造影筛查无症状性 CRT

　　静脉造影相对于超声能更准确地诊断 CRT，但这种侵入性技术在临床上很少用于 CRT 筛查。一项评估低分子量肝素（low molecular weight heparin，LMWH）预防 CVC 相关 VTE 的随机化、双盲、安慰剂对照的临床研究提示，若以静脉造影结果为研究终点，CRT 的总体发病率为 16.1%（LMWH 组为 14.1%，安慰剂组为 18%，P=0.35）。然而，其他研究报道使用这种方式筛查的发病率更高。在一项评估癌症患者 CRT 的前瞻性研究结果中，静脉造影提示有高达 66% 的 CRT 发生率，而其中仅有 6% 的患者出现相关临床症状。

二、使用静脉彩超筛查无症状性 CRT

超声检查是血栓事件最常用的无创性筛查及诊断技术手段。一项前瞻性队列研究显示，长期置管患者的 CRT 发病率为每 1000 个导管日 0.1 次（＜1.5%）。相比之下，另一项相似设计的前瞻性研究发现 CRT 发病率高达 11.7%。还有一项针对血液系统恶性肿瘤的队列研究评估了通过多普勒超声筛查预测临床血栓形成的发生率，该研究报告的亚临床血栓形成的累计发生率为 24.8%，而症状性血栓形成的发生率为 12.4%。静脉彩超评估上肢静脉、锁骨下静脉及颈静脉 CRT 有非常高的准确性及敏感性，但由于技术的原因，无法进行评估上腔静脉。

三、症状性事件

症状性事件的发生与导管类型有关。一项多中心随机化临床试验比较了使用 PICC 的非血液系统恶性肿瘤患者与使用 CVC 患者之间的中心静脉导管相关并发症，结果显示，PICC 组患者的相关血栓发生率为 25%，CVC 组患者的发生率为 0。CRT 的发生率与 CVC 置管的时间也明显相关，一项回顾性队列研究评估了接受化疗的乳腺癌患者长期 CVC 置入与短暂置入并发症的发生率。在长期 CVC 置入组中，9% 发生血栓血管并发症，而在短暂置入组中，发生率显著降低（4%）。症状性事件的发生也与肿瘤相关，但跟肿瘤类型关系不大。一项医疗保健索赔数据库的回顾性队列分析比较了癌症患者和非癌症患者报道的 CVC 相关并发症的发生率，结果显示癌症组的血栓形成率显著增高（每 1000 个导管日分别为 1.71 次和 0.76 次事件）。一项评估长期、隧道式、非套囊 CVC 的安全性和有效性的回顾性研究报道，CRT 的发生率为 4.3%，其中大部分发生在血液系统恶性肿瘤患者中。在急性淋巴细胞白血病（acute lymphoblastic leukemia，ALL）和急性髓系白血病（acute myeloid leukemia，AML）患者的 VTE 回顾性研究中，CRT 的总患病率为 10.7%，大多数登记的血栓事件与 CVC 相关（ALL：83%，AML：77.9%）。

因为症状性事件的发生，需要在非使用时间窗内拔除导管的时间也大大缩短。最近的一项回顾性研究报道，PICC 相关症状性血栓形成的发生率为每 1000 个 PICC 日 0.15 次。更早的研究表明，需要拔除导管的 CRT 的发生率为每 1000 个导管日 0.6 ~ 0.81 次。

第二节　主要并发症

一、静脉炎

静脉炎是 CRT 最常见的并发症。静脉炎是由静脉内的炎症反应引起，导致受累静脉的疼痛、压痛、红斑或硬化等临床症状。静脉炎在免疫功能低下患者中更为常见。静脉炎还可能导致感染，引起化脓性静脉炎，并伴有细菌血症或真菌血症的毒性症状（表 4.1、表 4.2）。

表 4.1　静脉炎量表

等级	临床标准
0 级	没有症状
1 级	穿刺部位发红，伴有或不伴有疼痛
2 级	穿刺部位疼痛伴有发红和 / 或水肿
3 级	穿刺部位疼痛伴有发红，条索状物形成，可触摸到条索状的静脉
4 级	穿刺部位疼痛伴有发红，条索状物形成，可触摸到条索状的静脉，其长度 > 2.54 cm，脓液流出

表 4.2　可视化静脉炎量表

评分	观察项目	静脉炎等级	处理措施
0	静脉穿刺部位正常	无静脉炎	观察
1	下列中一项明显： 靠近静脉注射部位微痛或静脉注射部位轻微发红	轻微静脉炎	观察
2	下列中两项明显： 静脉注射部位疼痛；红斑；肿胀	较严重的炎症导致的早期静脉炎	重置导管

续表

评分	观察项目	静脉炎等级	处理措施
3	所有下列症状均是明显的： 静脉注射部位疼痛；红斑；肿胀	中度静脉炎	重置导管 考虑治疗
4	所有下列症状是明显且广泛的： 沿着静脉管路走行疼痛；红斑；硬化；可触及的条索样静脉	静脉炎晚期或血栓性静脉炎的早期表现	重置导管 考虑治疗
5	所有下列症状是明显且广泛的： 沿着静脉管路走行疼痛；红斑；硬化；可触及的条索样静脉；发热	晚期血栓性静脉炎	初步治疗

注：应通过透明无菌敷料穿刺点情况、轻触穿刺点及听取患者和/或家属诉说识别静脉炎发生。

二、肺栓塞

肺栓塞及深静脉血栓是肿瘤 CRT 最需要关注的并发症之一，影响临床治疗手段、抗凝药物选择及患者预后。

黄楷等在中山大学孙逸仙纪念医院对 1532 例置管患者进行了回顾性研究，发现在（12.7±3.2）天的置管期中有 28 例患者发生 CRT，而他们之中没有任何人发生肺栓塞事件或深静脉血栓事件。CRT 可以进展为 DVT，血栓可能在拔管或体位变动时沿深静脉系统回流入右心房，再进入肺动脉系统引起肺栓塞，具体临床病例见本章末。CRT 掉落引起的肺栓塞的发生率在不同文献中报道均不一样。据 20 世纪 90 年代的文献报道，10% 的症状性 CRT 患者可发生肺栓塞，但近期一项 Meta 分析显示，4000 例置管患者中无一例发生肺栓塞事件。血栓栓塞性疾病的电脑化登记（Registro Informatizado de la Enfermedad TromboEmbólica，RIETE）研究表明，在 CRT 患者中 DVT 的复发率为每年每 100 人 2.88。在 RIETE 研究的 558 例 CRT 患者中，8.1% 发生了症状性肺栓塞，包括 1 例致死性肺栓塞患者。

临床上应注意，肿瘤相关 CRT 是肺栓塞和 DVT 复发的强危险因素，这些患者凝血状态亢进，即使拔管治疗后也可能复发静脉血栓。因此，应高度关注肿瘤相关 CRT 患者的凝血状态波动，及时进行抗凝治疗以预防血栓复发。

三、心房血栓及反常栓塞

导管位置不当，深入右心房而诱发的右心房血栓是置管的一种严重并发症，在体内的发生率可高达 5.4% ~ 12.5%。一项尸检报告显示，32% 的置管患者并发右心房血栓。Ming-Ha Tran 等在一项综述中纳入了 68 例导管诱发心房血栓患者，描述了其临床特征及治疗方法。其中 63 例患者总共发生了 68 例事件，5 例为复发性事件。其中无症状事件发生率为 23.5%，发热或败血症为 30.9%，肺栓塞为 16.2%，导管功能障碍为 11.8%，呼吸困难为 11.8%，新发杂音或瓣膜功能障碍为 11.8%。初步治疗选择包括抗凝（48.5%）、手术取栓（25%）、溶栓（17.6%）。抗凝和溶栓失败率分别为 27.3% 和 33.3%。总体患者死亡率为 20.6%。心尖导管放置、导管对心房壁的刺激及血栓倾向形成是心房血栓的危险因素。

反常栓塞是急性动脉闭塞的罕见原因。当血栓穿过心内缺损进入体循环时，就会发生反常栓塞。患者可能根据栓塞的部位出现症状。这些部位可能包括大脑、心脏、胃肠道或四肢。患者可能出现脑血管事件、胸痛、偏头痛、四肢发冷或肠系膜缺血。栓子通常是血凝块，但也可能是脂肪颗粒、空气、羊水或肿瘤。卵圆孔未闭是发生在第一隔和第二隔之间的左向右分流。右向左分流的程度可能与隐源性脑卒中风险增加有关。目前，也有学者认为房间隔缺损、室间隔缺损及肺动静脉畸形也可能增加隐源性脑卒中或远端栓塞的风险。而拔除 CRT 导管，咳嗽、下蹲或排便等瓦尔萨尔瓦动作可暂时增加右心房压力，导致暂时性分流逆转，并将潜在血栓转移到体循环中。

所以，无论导管用途如何，置管过程中应避免将导管置入心房。如果不能立刻确定置管患者发热原因或者肺栓塞的来源，应进行超声心动图检查以评估是否为心房内血栓形成。由于许多导管诱发的心房血栓在临床上无症状或仅有轻微症状，所以对于置管患者应该有更高的警惕性。

四、导管堵塞及感染

导管堵塞可分为部分闭塞和完全闭塞两种情况。CVC 的部分闭塞指不能从 CVC 吸取血液，但保持通过导管灌注的能力，而完全闭塞则两者都不能做到。在长期留置 CVC 患者中，如留置时间超过一年，14% ~ 36% 的患者出现 CVC 闭塞。闭塞性血栓通常来源于包住导管尖端的纤维蛋白鞘，这可能导致完全或部分闭塞，在仍可输液的情况下，阻碍从 CVC 回抽血液。但无论是部分还是完全闭塞，这个"只进不出"的情况，可能造成血液、药物或杂质（包括细菌）停留，从而导致导管感染的发生。可以说，导管内血栓是导管感染最主要的原因。

CRT 可从非闭塞性附壁血栓发展至完全性静脉血栓栓塞，相关症状的严重程度也不同。大多数 CRT 患者没有症状，文献报道的无症状性上肢 CRT 的发生率为 5% ~ 13%。ITKINS 等在一项包括 332 例成年患者的前瞻性研究中发现，症状性 CRT 发生率较低，为 3.6% ~ 4.3%。此外，据报道，与上肢导管留置患者相比，经股静脉留置导管的患者症状性 CRT 发生率更高，感染率也更高。

五、导管拔除困难

目前来自美国胸科医师协会（American College of Chest Physicians，ACCP）的指南建议，只有在患者不再需要导管时，才移除有问题的导管。*CHEST* 上发表的《美国胸科医师协会抗栓与血栓预防临床实践指南》（ACCP-9）和最新的美国血液学会 2018 指南建议，只有在无功能或不需要的情况下才移除 CVC。

拔管困难的原因有多种，包括血管痉挛、血栓机化粘连、导管机械性受压（如胸廓出口综合征）、导管打折或打结等。拔管前可结合患者的既往史，必要时进行相关辅助检查以了解原因。一旦发生拔管困难，应首先放弃即刻拔除导管的计划，根据实际情况延长预期拔除导管的期限，积极寻找原因并进行针对性处理，同时为患者及其长期照护者提供充分的心理支持。当导管已发生非计划断裂时，若预估导管残端仍在上臂，可在上臂近腋窝处压迫，及时请血管外科会诊，完善影像学检查明确残端部位，并根据结果决定具体处理方式。

六、血栓后综合征

CRT 也可能导致血栓后综合征（PTS），通常表现为慢性疼痛和肿胀，并可能使人衰弱。一般认为，PTS 的最高风险是由大的、近端静脉不能完全溶解的静脉栓塞带来的。Elman 等的一项包括 7 个研究的系统综述报告显示，上肢 DVT 后 PTS 的发生率为 7% ~ 46%，尽管 CRT 似乎与风险降低相关。与下肢 DVT 相比，CRT 或上肢 DVT 引起肺栓塞的发生率相对较低。Joffe 等评估了美国 324 例注册患者的一项研究，发现与下肢 DVT 相比，肺栓塞作为上肢 DVT 患者的表现特征较少（3% *vs.* 16%，*p* < 0.001）。一份欧洲登记的包括 11 564 例患者的报告称，上肢 DVT 导致的症状性肺栓塞率为 8%。

第三节　病例分享与思考

病例：患者，女性，74 岁。入院日期：2015-07-15；入院科室：中医内科；入院主诉：口角歪斜 6 个月。既往史：食管中下段癌手术史。患者住院期间于 2015-07-17 12:20 进食午餐时出现误吸，紧急行纤维支气管镜经鼻气管插管，随后患者出现心搏骤停，予心肺复苏后出现癫痫发作，转入重症医学科。在重症监护病房（intensive care unit，ICU）住院期间，采用右侧锁骨下静脉及左侧锁骨下静脉置管输液治疗。2016-01-5 成功脱机。因长期输液需要给予右侧上肢贵要静脉 PICC 置管。2016-03-10 患者家属给患者活动右侧肢体时导致右侧肱骨骨折，拔除右侧 PICC，转创伤骨科行右侧肱骨近端骨折切开复位内固定术。2016-04-12 留置左侧上肢贵要静脉 PICC，置管不顺利，置管长度为 34 cm，外露 11 cm。胸部 X 线片示左侧 PICC 末端约位于左侧锁骨下静脉区（图 4.1）。2016-04-12 发现 PICC 穿刺点渗血，更换敷料时发现 PICC 外露 18 cm，输液通畅，回血好。2016-04-18 换药时发现 PICC 外露 23 cm，渗血、渗液加重，难抽回血，输液不畅。同时伴左肩部疼痛不适，左上肢轻度肿胀及呼吸困难、胸闷。超声检查：左贵要静脉血栓形成、左锁骨下静脉 PICC 周围血栓形成并充盈缺损。D- 二聚体检查：1.82 mg/L。肺动脉 CT 血管造影（CT angiography，CTA）检查：左肺下叶动脉栓塞。

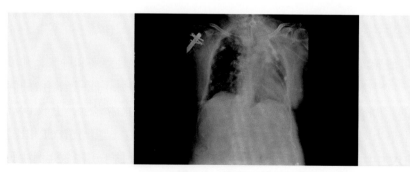

图 4.1　胸部 X 线片结果

诊断：肺栓塞；上肢静脉血栓形成，PICC 相关血栓。患者生命体征稳定，氧饱和度正常，考虑为低危肺栓塞。

处理：轻柔拔除左上肢 PICC，应用 LMWH 抗凝治疗，局部上肢外用多磺酸黏多糖乳膏，改用右颈静脉 CVC 置管输液替代。2 周后左下肢肿胀及疼痛消失。抗凝治疗 3 个月后复查左锁骨下静脉未见血栓、左贵要静脉闭塞。复查肺动脉 CTA 未见肺栓塞表现。

病例思考：患者因为左上肢解剖学因素，导致置管困难，反复置管。置管后反复外露，导致导管尖端没有能在最理想的腔房结合部位，所以诱发大的血栓形成，并在胸廓出口的部位出现血栓形成，合并严重的血栓事件，如局部功能受限及肺栓塞。经过血管外科专家的诊治后，最后才得以顺利拔除导管，控制风险，在维持期抗凝期间，因为治疗方案得当，患者得以完全康复。

第五章　实验室检查

如前述，导管导致的静脉损伤及血流缓慢是必然的，但高凝状态如果影响患者 CRT 的形成，目前仍没有办法解释，所以我们可以借助相关实验室指标来协助判断患者的高凝状态，评估 CRT 发生的可能性及风险。

第一节　新型凝血标志物

一、血栓三项（血栓早期分子标志物）

CRT 是指在使用导管时发生的血栓。凝血酶 – 抗凝血酶复合物（thrombin-antithrombin complex，TAT）、纤溶酶 –α_2纤溶酶抑制物复合物（plasmin-α_2-plasmin inhibitor complex，PIC）和凝血酶调节蛋白（TM）是与血栓形成和凝血过程相关的血栓标志物。

（一）血栓标志物

1.TAT

TAT 是由凝血酶和抗凝血酶复合物组成的产物，是血液中血栓形成的标志物。TAT 的升高可能提示凝血活性的增加，血栓形成的风险也相应增加。在 CRT 的早期阶段，TAT 水平可能会升高。

2.PIC

PIC 是前凝血酶原的裂解产物，也是血栓形成的标志物。PIC 水平升高可能提示血栓形成的活性增加。在 CRT 的早期阶段，PIC 水平可能会升高。

3.TM

TM 是一种与血管内皮细胞相关的蛋白质，在血栓形成和凝血调节中发挥重要作用。TM 的水平可能受到内皮细胞损伤或炎症的影响，因此在 CRT 形成时，TM 水平可能会发生变化。

这些血栓标志物的变化可能与 CRT 的发生和发展有关，但需要与其他临床表现、影像学检查和病史等综合考虑。

（二）临床应用

CRT 与 TAT、PIC、TM 等血栓标志物在临床上的意义在于帮助医生评估血栓形成的风险、判断血栓的严重程度，以及指导治疗和预防措施的制订。目前主要的临床应用有以下三点。

1. 评估血栓形成的风险

血栓标志物的升高可能提示血栓形成的风险增加。在使用导管时，由于导管可以刺激血管内膜，引发血栓形成的风险较高。因此，对于需要长时间使用导管的患者，监测血栓标志物的变化可以帮助评估血栓形成的风险，并采取相应的预防措施。

2. 判断血栓的严重程度

血栓标志物的水平变化可以反映血栓的形成和溶解过程。高水平的血栓标志物可能提示血栓的形成和稳定，而低水平可能表明血栓的溶解和降解过程正在进行。因此，在评估患者的血栓病变时，血栓标志物的变化可以提供重要的参考信息。

3. 指导治疗和预防措施的制订

血栓标志物的监测结果可以指导治疗和预防措施的制订。例如，对于血栓形成风险较高的患者，可能需要采取药物预防措施，如抗凝治疗或抗血小板治疗，以减少血栓形成的风险。同时，监测血栓标志物的变化可以评估治疗的有效性，并及时调整治疗方案。

总的来说，CRT 与 TAT、PIC、TM 等血栓标志物在临床上的应用有助于及早发现和评估血栓形成的风险，指导治疗和预防措施的制订，从而减少血栓相关并发症的发生，提高患者的生存率和生活质量。

二、P 选择素

P 选择素（P-selectin）是存在于血小板 α 颗粒和内皮细胞中的一种糖蛋白，其可通过募集白细胞与内皮细胞进行黏附，从而促进血栓的形成。也可与单核细胞表面 P 选择素糖蛋白配体 -1 结合，导致细胞表面组织因子的表达，促进纤维蛋白生成。

研究已经表明，在可溶性 P 选择素水平较高的癌症患者中，静脉血栓发生率明显升高。Riedl J 等研究了血小板活化的四种标志物（P 选择素、可溶性 CD40 配体、血小板反应蛋白 -1 和血小板因子 -4），发现只有 P 选择素与 VTE 发生风险相关，高水平的 P 选择素促进了 VTE 的发生。而 Ay 等的研究显示，P 选择素的水平与血小板计数（platelet count，PLT）无关，表明 P 选择素可以作为 VTE 发生的独立预测因子。放至实体之上，在 2008 年进行的一项动物血瘀模型实验中，结果显示抑制 P 选择素可以有效减少静脉血栓的发生。对于人类而言，有前瞻性的队列研究也表明基线的可溶性 P 选择素水平是肿瘤患者 VTE 发生的危险因素。这些都显示，P 选择素的水平可能成为未来预防肿瘤患者 VTE 发生的一个有效靶点。

三、组织因子阳性微粒

微粒是由活化或凋亡的细胞通过胞突出芽的形式而释放出来的小囊泡，其表面含有具备促凝活性的几种蛋白，如组织因子、磷脂酰丝氨酸（phosphatidylserine，PS）等。单核细胞来源的微粒主要通过组织因子依赖性途径来促发凝血，而血小板来源的微粒则通过非组织因子依赖性的外源途径来启动凝血酶的生成。在恶性肿瘤患者中，癌细胞也可以释放表面带有组织因子的促凝微粒，也就是说，循环中的肿瘤细胞源性的组织因子依赖性微粒可能在没有血管损伤的情况下，触发凝血复合物的形成，从而诱发血栓。

目前，在肿瘤患者中，主流观点认为组织因子阳性微粒是促 VTE 发生的主要微粒。虽然 Diane Mege 等发现在胰腺癌和结直肠癌中，携带 PS 的微粒可作为预测肿瘤相关 VTE 的生物标志物，且微粒水平高者预后较差，但两项分别纳入 43 例和 728 例肿瘤患者的研究发现，PS 阳性微粒不能作为 VTE 的独立预测因子。Tesselaar 等的研究表明，与 49 例无 VTE 的恶性肿瘤患者相比，51 例合并 VTE 的肿瘤患者的组织因子微粒活性显著升高。Manly 等在一项横断面研究中测量 66 例不同类型肿瘤患者的组织因子微粒活性，发现所有 VTE 患者的组织因子微粒活性显著增加。在不同肿瘤类型的比较中，胰腺癌患者中其活性最高，其次是肺癌和结肠癌。

有研究显示，尽管目前多数研究将微粒水平的升高与 VTE 的发生联系起来，但鉴于目前微粒的检测分析方法标准化程度尚且不完善，其作为 VTE 发生独立预测因子的效果并不好。未来，仍需进一步提高这方面的检测技术，以进一步探究二者之间的关系。

四、炎症因子

在肿瘤患者中，炎症标志物如 IL、TNF 等，可通过诱导组织因子的表达而改善机体的凝血状态。

研究表明，IL-6 与癌症患者的不良预后和 VTE 发生存在一定程度的关联，但在不同类型的癌症中，表现有所不同。在卵巢癌患者中，高水平的 IL-6 可作为独立预测因子，而在胰腺癌患者中，IL-6 或 IL-1β 水平与 VTE 仅有轻度相关性。一项对 109 例肺腺癌患者的研究则显示，IL-1、IL-6 与静脉血栓形成无关。因此，若将 IL 作为预测 VTE 发生的生物标志物，其与不同类型肿瘤患者之间的关系仍需进一步探究。

TNF-α 已被证明会导致活化蛋白 C（activated protein C，APC）系统的功能障碍，产生获得性蛋白 C 抵抗，从而增加了化疗中的转移性结肠癌的 VTE 风险。Leiden 易栓症研究表明 TNF-α 水平也被提议为 VTE 的一个风险决定因素，其依据是在体内能检测到 TNF-α 的个体罹患 VTE 的风险增加 2 倍。

第二节　常规指标的提示

一、D- 二聚体

D- 二聚体是纤溶酶介导的交联纤维蛋白降解的特异性产物，其作为血栓形成和继发性纤溶亢进的标志物，在预测 VTE 发生方面具有较高的说服力。当血管内纤维蛋白负荷过大时，其在血浆中的浓度也显著升高，能灵敏地反映血栓的早期状态。如若患者长时间出现血浆 D- 二聚体高水平，则提示机体存在持续的凝血紊乱和纤维蛋白形成。目前，其也被认为是排除静脉血栓栓塞症的经典标志物。

需要注意的是，虽然 D- 二聚体对排除诊断具有很高的敏感性，但其特异性较差。在感染、手术、妊娠等其他生理或病理状态下，D- 二聚体的水平同样会增加，从而降低了 D- 二聚体作为持续血栓形成标志物的特异性，限制其在血栓栓塞诊断事件的效用。因此，对于 D- 二聚体水平显著升高的患者，需结合个体情况及其临床背景（如年龄、体重、原发疾病、合并症、治疗史等）进行综合评估。此外，D- 二聚体水平与年龄呈高度正相关，这意味着在不同年龄层次中，其诊断临界值应有所不同。近些年来，多个研究共同总结了一种全新的诊断模式，通过年龄来调整 D- 二聚体的诊断临界值：对于 50 岁以下的患者群体，采用传统的血浆 D- 二聚体诊断临界值为 500 μg/L；而对于 50 岁以上的患者群体，则调整临界值为年龄 ×10 μg/L。结果显示，经过年龄调整的新模式不仅保持了传统 D- 二聚体诊断临界值的高敏感性，还大大提升了其特异性。美国医师协会也推荐该年龄调整策略。

对于癌症患者群体的 VTE 风险，D- 二聚体同样可以作为排除标准之一。虽然癌症患者的凝血功能活化几乎贯穿于整个病程，D- 二聚体浓度普遍较高，但是在一项来源于比利时、法国、瑞士等 19 个中心的前瞻性试验结果显示，在低度 VTE 可能性的癌症患者中，有 9.9% 的患者 D- 二聚体检测结果为阴性（＜500 μg/L），而按年龄调整临界值后（年龄＞50 岁的患者，年龄 ×10 μg/L），检测结果阴性的患者百分比上升到 19.7%，与 Wells 评分结合判断，癌症患者排除 VTE 的百分比从 6.3% 提高至 12.6%，且在 3 个月的随访期中，这些被排除 VTE 的患者均未发生 VTE 事件。也就是说，D- 二聚体在癌症患者中，仍可以有效排除发生 VTE 的可能，以减少诊断程序。

二、血细胞计数

（一）白细胞

白细胞是癌症、炎症和血栓之间的桥梁。相关研究表明，白细胞计数升高与 VTE 的发生有着显著的关系，这代表了白细胞和癌症 VTE 可能存在重要的因果关系，而非癌症引发轻微炎症的附带产物。其中，中性粒细胞和单核细胞计数被认为是对临床上 VTE 的发生更有预测价值的。激活的中性粒细胞可通过产生中性粒细胞胞外陷阱来促进血栓形成，而单核细胞更多是释放上述组织因子微粒来影响凝血系统。多项研究评估过白细胞增多在 VTE 形成过程中的预测作用，Connolly G C 等在一项多中心前瞻性研究中分析了 4405 例实体瘤和淋巴瘤化疗患者的数据，发现化疗前白细胞计数升高（更具体来说是单核细胞和中性粒细胞计数升高）的患者，其 VTE 的发生率明显较高。一项纳入了 946 例患者的前瞻性研究还发现，作为中性粒细胞胞外陷阱形成的标志物，瓜氨酸组蛋白 H3 与癌症患者 VTE 的发生也存在相关关系，这也间接提示了中性粒细胞在恶性肿瘤相关血栓形成中发挥着重要作用。

（二）血小板

血小板在颗粒中存储着大量的炎症因子，并在被激活时释放出来，不仅促进了恶性肿瘤的进展，还促发了白细胞和内皮细胞的活化，从而引起了聚集活动，导致血栓的发生。新的研究表明，癌细胞可以通过改变血小板的生理学和表型特征，从而引发肿瘤患者中的促血栓形成状态。

大量研究也已经表明血小板可以作为评估肿瘤患者 VTE 风险的生物标志物。Riedl 等的研究证明了血小板在癌症诱导 VTE 发生中的作用，结果表明，平均血小板体积——动脉血栓形成过程中血小板活化升高的标志，也与 VTE 的发生显著相关。在化疗的前 3 个月，平均血小板体积开始下降，并在治疗结束时恢复至基线水平，这可能与药物对血小板的活化或破坏过程相关，提示若将血小板作为预测癌症患者 VTE 的因子，最好在化疗前进行。

第六章　影像学检查

第一节　多普勒超声

　　CRT形成的超声表现可以根据血栓的位置、形态和特征进行评估。一般来说，超声检查是诊断CRT形成的主要影像学方法之一，它可以提供直观的图像以帮助医生确认血栓的存在和性质（图6.1、图6.2）。以下介绍CRT形成的超声表现特点。

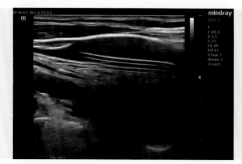

管壁光滑，无明显附壁血栓，血管通畅，无充盈缺损。

图6.1　正常无血栓导管的超声表现

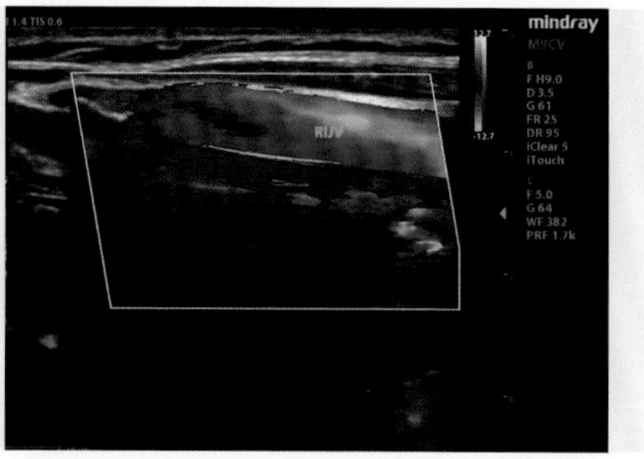

彩色多普勒超声提示血流通畅。RIJV：右颈内静脉。

图6.2　正常无血栓导管的彩色多普勒超声表现

一、内腔血栓与导管壁变化

　　内腔血栓：导管内腔血栓的超声表现通常呈现为在导管腔内形成异常回声。血栓的形态、大小、位置及与导管壁的关系可以通过超声检查进行评估。

　　导管壁变化：超声图像可以显示导管周围的血流动态和导管壁的结构。如果血栓与导管壁紧密结合，可能会导致导管壁变厚或者形态改变。

病例 1：患者，男性，60 岁。因慢性肾脏病（chronic kidney disease，CKD）5 期需行血液透析治疗，于 2023 年 3 月行右股静脉导管置入术，术后 1 周，患者诉右下肢肿胀，复查超声提示导管附壁血栓形成（图 6.3）。

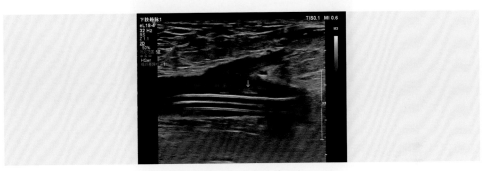

导管附壁血栓形成（箭头）。

图 6.3　病例 1 的导管超声表现

二、血流动态变化

血流动态：多普勒超声可以评估导管周围的血流动态，包括血流速度、血流方向及是否存在血栓形成导致的血流受阻等情况。血流受阻可能导致导管周围的血流速度减慢或者停滞。

病例 2：患者，男性，72 岁。因肺癌于 2023 年 5 月行左颈内静脉输液港置入术，术后 3 个月，患者诉左颈部及颜面肿胀，复查超声提示左颈内静脉中下段管腔内见不均质回声填充（占管腔面积约 80%），彩色多普勒血流成像（color Doppler flow imaging，CDFI）显示管腔内见少量不规则血流信号影，通过循环汇入右颈内静脉（图 6.4、图 6.5）。

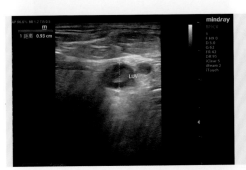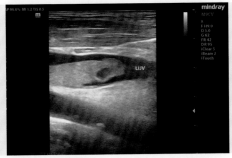

提示管腔内血栓形成。LIJV：左颈内静脉。

图 6.4　病例 2 的导管超声表现

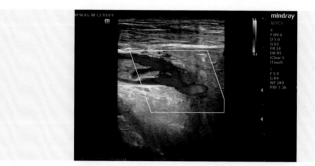

彩色多普勒超声提示管腔内见少量不规则血流信号影，通过循环汇入右颈内静脉。

图 6.5　病例 2 的导管多普勒超声表现

三、周围组织变化

周围组织情况：超声检查还可以评估导管周围组织的情况，包括局部炎症反应、肿胀、渗出液等，这些情况可能与导管相关血栓形成有关。

病例 3：患者，男性。左下肢静脉透析导管置入后 2 周伴左下肢肿痛 2 天，超声提示左股总静脉内径宽约 12 mm，内可见导管回声，周边可见不均质回声附着，CDFI 显示静脉内未见明显血流信号通过（图 6.6）。左下肢皮下软组织增厚，约 15.8 mm（图 6.7）。

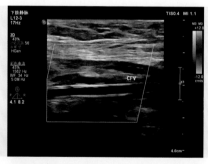

导管周边可见不均质回声附着，CDFI 显示静脉内未见明显血流信号通过。CFV：股总静脉。

图 6.6　病例 3 的导管超声表现

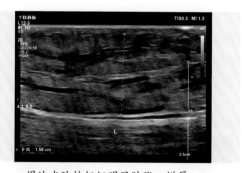

周边皮肤软组织明显肿胀、增厚。

图 6.7　病例 3 的周边软组织超声表现

四、颈静脉血栓形成

颈静脉血栓形成：在颈静脉导管相关血栓形成的情况下，超声可以清晰显示颈静脉内血栓的位置、大小和形态，以及与周围结构的关系。

　　病例 4：患者，男性，48 岁。因鼻咽癌于 2023 年 6 月行右颈内静脉输液港置入术，术后半年，常规行超声复查提示右颈内静脉可见输液港导管回声，附壁见异常等回声，大小约 8.2 mm×2.4 mm（图 6.8、图 6.9），CDFI 显示右颈内静脉内血流通畅（图 6.10）。

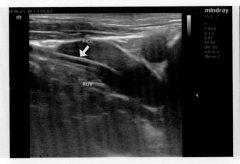 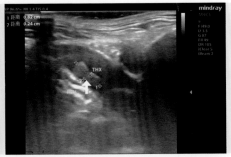

箭头：右颈内静脉导管回声。PICC：经外周静脉穿刺中心静脉导管；RIJV：右颈内静脉。

图 6.8　病例 4 的导管超声表现

箭头：超声评估血栓大小及性质。

图 6.9　病例 4 的血栓超声表现

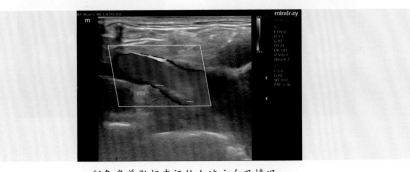

彩色多普勒超声评估血流方向及情况。

图 6.10　病例 4 的多普勒超声表现

　　综上所述，超声检查是诊断导管相关血栓形成的常用方法之一，它可以提供直观、无创的图像，并且对于评估血流动态和导管周围组织情况也非常有帮助。通过超声检查，医生可以及时发现导管相关血栓形成并采取相应的治疗措施，以减少患者的并发症风险。

第二节　CT 检查

CRT 形成的 CT 表现可以根据血栓的位置、形态和特征进行评估。CT 是一种常用的影像学检查方法，可以提供高分辨率的图像，有助于诊断形成并评估其严重程度。以下是 CRT 形成的 CT 表现和特点。

一、血栓位置与形态

CT 图像可以清晰显示导管内的血栓形态和位置。血栓通常呈高密度影像，与周围组织形成对比。血栓可以部分或完全填充导管腔，也可以部分黏附在导管壁上。

病例 5：患者，女性，45 岁。因左侧乳腺癌于 2023 年 2 月行右颈内静脉输液港置入术，术后 3 个月常规复查 CT，右颈静脉见导管影，管周少量血栓形成（图 6.11、图 6.12）。

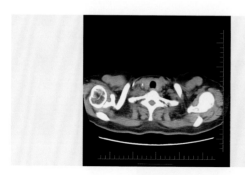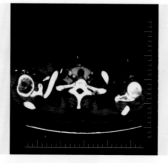

增强后可见颈内静脉充盈缺损影。

图 6.11　病例 5 的 CT 平扫　　　　图 6.12　病例 5 的 CT 增强扫描

二、导管壁变化与血管内外关系

导管壁变化：导管周围的软组织情况和导管壁的结构可以通过 CT 图像进行评估。血栓形成可能导致导管壁增厚、形态改变或者局部炎症反应，这些变化在 CT 图像上可能会显示出来。

血管内外关系：CT 血管造影技术可以提供导管及其周围血管的详细图像，

有助于评估血栓与导管及周围血管的关系。血栓可能会导致血管腔的局部狭窄、阻塞或血流受阻，这些情况在 CT 图像上可以直观地显示出来。

病例 6：患者，女性，59 岁。因子宫内膜癌于 2022 年 2 月行右颈内静脉输液港置入术，术后一个月复查 CT，提示右颈内静脉导管旁斑片状充盈缺损影，考虑血栓形成（图 6.13A）。一年后复查 CT，静脉、动脉明显狭窄，血流受阻（图 6.13B）。

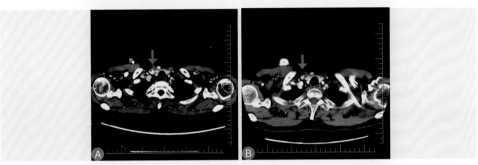

A：术后 1 个月复查，CT 提示右颈内静脉导管旁斑片状充盈缺损，考虑血栓形成。B：术后 1 年复查，CT 提示右颈内静脉明显狭窄。

图 6.13 病例 6 复查时 CT 的表现

三、血流动态改变与周围组织情况

血流动态：CT 血管造影可以提供血管内血流动态的信息，有助于评估血流速度、血流方向和血栓形成对血流动力学的影响。血栓形成可能导致血流受阻或者 DVT 等并发症。

周围组织情况：CT 图像还可以评估导管周围组织的情况，包括局部炎症反应、肿胀、渗出液等。这些情况在 CT 图像上可以显示为软组织密度异常或者增强表现。

病例 7：患者，男性。慢性肾脏病 5 期透析，右股静脉无隧道和涤纶套的透析导管置入后 2 周伴局部肿胀，查 CT 考虑右髂总静脉、髂外静脉及股静脉血栓形成，管腔中度狭窄，右股静脉透析导管留置术后（图 6.14A、图 6.14B）。

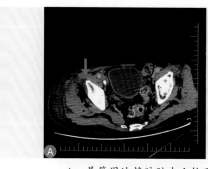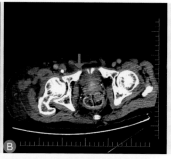

A：导管周边静脉腔内血栓形成；B：周边软组织肿胀。

图 6.14　病例 7 的 CT 平扫表现

综上所述，CT 是诊断导管相关血栓形成的常用影像学检查方法之一，它可以提供高分辨率、全面的图像信息，有助于评估血栓的形态、位置及与周围组织的关系，从而指导临床治疗和管理策略的制订。

第三节　磁共振血管成像

CRT 形成的磁共振血管成像（magnetic resonance angiography，MRA）是一种非侵入性的影像学检查方法，用于评估血管内血流动态和血管病变，包括导管内血栓形成。MRA 通常可以提供以下信息。

一、血管解剖结构

MRA 可以清晰显示血管的解剖结构，包括血管的分支情况、血管径线及血管的走向。

二、血流动力学

MRA 可以评估血流动态，包括血流速度、血流方向及血管壁的情况。血栓形成可能导致血流受阻或者 DVT，这些情况在 MRA 图像上可以显示出来。

三、血栓形成的显示

MRA 图像可以显示血管内的异常信号，如血栓形成、血流减慢、血流受阻等。

血栓通常会显示为血管腔内的异常信号，有助于诊断 CRT 形成。

四、血管壁情况

MRA 图像可以评估血管壁的情况，包括血管壁的厚度、光滑度及是否存在病变或者炎症反应。

五、周围组织情况

MRA 还可以评估血管周围组织的情况，包括周围软组织的结构、水肿情况等，有助于了解血管周围的病理改变。

MRA 作为一种非侵入性、无放射线的影像学检查方法，在评估 CRT 形成时具有一定的优势。然而，与其他影像学检查方法相比，MRA 在显示小血管和局部细微结构方面可能存在一定的局限性。因此，在临床实践中，医生可能会结合其他影像学检查方法，如超声检查、CT 血管造影等，以获得更全面的诊断信息。

第四节 数字减影血管造影

数字减影血管造影（digital subtraction angiography，DSA）是一种介入性的血管成像技术，可用于评估血管内病变，包括 CRT 形成。以下是在 DSA 中观察到的 CRT 形成的特征及可能存在的一些不足之处。

一、血管显示与实时观察

清晰的血管显示：DSA 提供高分辨率的血管影像，能够清晰地显示血管的解剖结构和血流动态。

实时观察： DSA 可提供实时的血管影像，允许医生对血管动态进行观察，包括血栓形成的程度和位置。

病例 8：患者，女性，59 岁。因慢性肾脏病 5 期需行规律透析，于 2022 年12 月行右颈内静脉透析导管置入术，术后予规律透析，1 个月后因导管流量不足入院，经静脉穿刺造影可见透析管周围血管附壁血栓形成（图 6.15）。

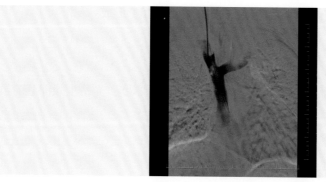

图 6.15　病例 8 的 DSA 表现

二、导管内血栓显示

CRT 形成会在 DSA 中呈现为血管内充盈缺损或阻塞，这有助于诊断和定位血栓形成的部位。

病例 9：患者，男性，38 岁。因慢性肾脏病 5 期需行规律透析，于 2022 年 10 月行右颈内静脉透析导管置入术，术后规律透析，术后 1 年，透析导管流量不足，予更换导管，拔除原导管后经静脉穿刺造影，可见局部血栓形成，颈内静脉狭窄，造影剂呈湍流样改变（图 6.16、图 6.17）。

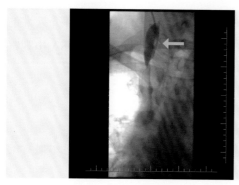 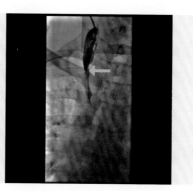

右颈内静脉血栓。　　　　　　局部狭窄，血流改变。

图 6.16　病例 9 的血栓 DSA 表现　　图 6.17　病例 9 的 DSA 表现

三、引导治疗

DSA 还可用于引导治疗，如血栓溶解、血栓抽吸等介入手术。

四、DSA 的不足之处

1. 侵入性

DSA 是一种侵入性检查方法，需要在患者身体内插入导管，并注入造影剂进行成像。这增加了患者的风险和不适感。

2. 放射线暴露

DSA 使用 X 射线进行成像，因此患者和医护人员暴露于放射线的风险较高。

3. 造影剂过敏

使用造影剂可能引发过敏反应，包括轻微的皮肤瘙痒和严重的过敏性休克。

4. 造影剂肾病

肾功能不全患者应慎重选择。

5. 局部血栓负担

在某些情况下，DSA 本身可能增加了导管相关血栓形成的风险，因为插管和造影过程会导致血管壁受损。

综上所述，DSA 是一种有效的血管成像技术，可用于诊断 CRT 形成，但其侵入性和放射线暴露等不足之处需要在临床应用中加以考虑和权衡。在选择成像方法时，医生需要根据患者的情况和临床需要进行综合评估，并选择最合适的检查方法。

第七章 诊断评估量表

大多数肿瘤患者在积极接受肿瘤治疗的同时，也在接受潜在的辅助血栓发展危险因素的影响，这不仅是因为癌症相关炎症通路激活了内皮细胞或白细胞，还与辅助治疗手段（如置管）直接损伤血管内皮有关。也就是说，肿瘤患者是血栓的高发人群，且据文献报道，合并静脉血栓形成的肿瘤患者死亡率可高达20%～30%。此外，正如前文提及，临床上高度怀疑为 CRT 的患者应进行相应的影像学或实验室检查来明确疾病类型，但有文献表明，在14%～18% 的肿瘤CRT 患者中，只有 5% 表现出明显的临床症状。这种不确定性使得 CRT 的早期诊断高度依赖于医护人员的主观经验，若发现时间较晚，可能导致患者错过最佳治疗时间。这些都强调了血栓的早期风险评估在癌症患者中的重要性。

与此同时，肿瘤患者还面临血栓和出血双重风险，早期预防血栓必须以高出血风险为代价。因而，考虑抗凝的风险获益比成为临床医生的头号挑战。基于不同个体的生物学特点不一，早期抗凝给患者带来的益处并无法做出一个统一论断，虽然目前国内外众多指南并未建议将血栓预防作为一级预防，但一般主张在化疗前评估患者静脉血栓栓塞的风险，以便采取更加具有针对性和个性化的管理。因此，一个基于临床变量和相关生物标志物的风险预测工具显得至关重要，以辅助医生做出关键决策。

在这一章中，我们主要聚焦于 CRT 的风险评估及其预防。基于现有研究和临床经验所得，我们总结了一些肿瘤患者血栓相关的风险临床评估量表及一些新型的候选凝血标志物，并讨论了它们的临床效能及潜在缺陷，希望能对各位读者的临床实践有所帮助。此外，我们也描述了 CRT 发生的相关危险因素并据此提出相应的预防措施，以期进一步改善肿瘤置管患者的护理现状，防 CRT 发生于未然。

第一节　肿瘤血栓风险评估量表

肿瘤血栓风险评估量表是一个能精准地对肿瘤患者进行风险评估的 VTE 风险预测模型，在以下四个可能的临床领域中都能对癌症患者的护理产生重要的意义：教育、筛查、预防以及预后，极大拓展了我们在肿瘤相关血栓方面的认识（图7.1）。早期识别肿瘤 VTE 高风险患者，可以有效指导医护人员采取相应的检查手段和预防措施，及早对特定患者制订安全的个体化防治方案。我们认为，一个理想的 VTE 预测工具应该具有以下功能：①筛选出预后较好的低风险患者并在门诊进行预防、治疗和管理，减少医疗资源的浪费；②早期识别中高危患者，推动其进一步检查并加强监测管理。这不仅能够有效降低 VTE 的发生率，还能促进医疗资源的合理分配，同时为建立和健全护理评估与管理体系提供依据。

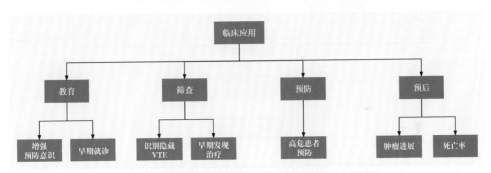

图 7.1　肿瘤 VTE 风险评估量表的临床应用领域

在近些年来，VTE 风险预测模型的开发成为一个很大的研究热点，各种评分量表层出不穷。但由于研究群体受限，很多模型的普适性和有效性并未得到充分的证实。目前，通过门诊化疗群体构建的 Khorana 风险评估量表、外科住院群体构建的 Caprini 风险评估量表和内科住院群体构建的 Puada 风险评估量表，是肿瘤患者中使用最为广泛也是最为成熟的 VTE 风险评估量表。基于这些量表的精准分层，医护人员可以有效地对患者进行预防性抗凝指导：低风险患者能够不进行血栓预防或仅进行机械预防以降低治疗成本和出血风险，高风险患者则可推进进一步的检查并在早期治疗或预防中获益。具体应用过程可见图7.2。下文将会对这 3 个具有代表性的量表进行具体的介绍，同时对在其基础上进行功能验证或调整的研究做一评述。

47

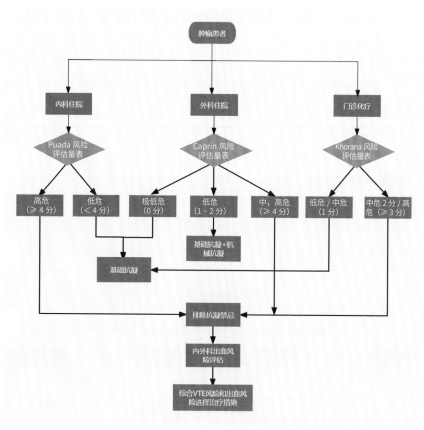

图 7.2　肿瘤 VTE 风险评估量表综合应用过程

一、门诊化疗——Khorana 风险评估量表

　　Khorana 风险评估量表最初由美国罗彻斯特大学 Alok A.Khorana 博士和他的同事根据肿瘤化疗患者的特点，于 2008 年共同设计得来，用于评估门诊化疗患者的 VTE 发生风险（表 7.1）。该模型数据来源于多中心的前瞻性、观察性研究，共纳入 4066 例门诊化疗患者（其中开发队列为 2701 例，验证队列为 1365 例）。在该模型中，"极高危"癌症类型包括胃癌、胰腺癌和脑癌，"高危"癌症类型包括肺癌、淋巴瘤、妇科肿瘤、膀胱癌、睾丸癌及肾癌。除癌症类型外，变量分析发现以下临床因素均与 VTE 风险相关：化疗前血小板计数（PLT）$\geqslant 350 \times 10^9$/L，血红蛋白（Hb）$< 100$ g/L 或使用一种红细胞生长因子，白细胞计数（WBC）$> 11 \times 10^9$/L，体重指数（body mass index，BMI）$\geqslant 35$ kg/m²。开发者根据患者

VTE 危险因素的影响大小，对每个因素赋值分数，根据患者 VTE 风险得分情况将患者分为低危（0分）、中危（1~2分）和高危（≥3分）三个层级。VTE 在开发队列的三组患者中发生率分别为 0.8%、1.8% 和 7.1%；而在验证队列中也显示了类似的 VTE 发生率，分别为 0.3%、2.0% 和 6.7%。Khorana 风险评估量表所包含的指标简单易得，在门诊肿瘤患者常规复查项目中几乎均能被涵盖，所以也成为当前在肿瘤合并 VTE 筛查中被验证和使用最多的模型之一。作为被多个前瞻性和回顾性研究验证具有一定使用价值的模型，Khorana 风险评估量表随后也得到了美国临床肿瘤学会（American Society of Clinical Oncology，ASCO）、美国国家综合癌症网络（National Comprehensive Cancer Network，NCCN）和欧洲肿瘤内科学会（European Society for Medical Oncology，ESMO）的认可和推荐。

当然，Khorana 风险评估量表也存在自身的缺陷。在后来的研究中发现，Khorana 风险评估量表对某些癌症类型的敏感性较低，如肺癌或胰腺癌。再者，由于预测因素受限，该模型的使用范围仅在门诊化疗患者中表现良好，在住院患者群体的预测效能尚未得到有力的证明，需要进一步确认该模型的使用人群。在以往的验证研究中，相当高比例的患者在该模型中表现为中危类别，这对临床医生来说是一个很大的挑战。中危患者与低危、高危患者的处理相比，相当棘手，其风险获益比难以考量。也就是说，关于 Khorana 风险评估量表风险层次的划分截断值，特别是需要行预防性抗凝的高危层次，仍需进行进一步的研究。尽管在 Khorana 风险评估量表中，评分 ≥ 3 分被划分为高危人群，但 ASCO 指南及 NCCN《癌症相关性静脉血栓栓塞症防治指南（2020 版）》均推荐，当 Khorana 风险评估量表评分 ≥ 2 分时，需综合考虑抗凝风险后进行预防性抗凝或治疗。

为了进一步提高门诊化疗肿瘤患者 VTE 发生风险预测的准确性，也有很多研究基于 Khorana 风险模型，通过增加或修改个别危险因素，从而来建立新的预测模型。例如，PROTECT 评估模型在其基础上增加了化疗药物的因素；Vienna-CATs 风险评估模型增加了 P 选择素和 D- 二聚体的化验指标因素；ONKOTEV 风险评估模型增加了 VTE 病史、肿瘤远处转移和血管 / 淋巴管受压等因素；Tic-ONCO 评估模型增加了基因风险评分。这些 VTE 风险评估模型对于不同情况下的肿瘤患者针对性更强，但评估系统也变得越来越复杂，且仍有待大规模临床数据的验证，虽不推荐直接进行使用，但可作为评估 VTE 风险时的参考。已有不少研究表明，Khorana 风险评估量表联合 D- 二聚体监测效果更好。

表 7.1　Khorana 风险评估量表

危险因素	预测评分
极高危的原发癌症类型：胃癌、胰腺癌、脑癌	2
高危的原发癌症类型：肺癌、淋巴瘤、妇科肿瘤、膀胱癌、睾丸癌、肾癌	1
化疗前血小板计数 ≥ 350 × 10^9/L	1
血红蛋白水平 < 100 g/L 或者正在采用一种红细胞生长因子治疗	1
化疗前白细胞计数 > 11 × 10^9/L	1
BMI ≥ 35 kg/m²	1
危险因素总分及其分级	
VTE 风险度	**Khorana 评分**
低危组	0
中危组	1 或 2
高危组	≥ 3

二、内科住院——Puada 风险评估量表

Puada 风险评估量表由意大利学者 Barbar 等于 2010 年设计开发，主要用于内科住院患者的评估。模型中共纳入了 11 个危险因素，其中活动性癌症、既往 VTE 病史（不包含浅表静脉性血栓）、活动减少和已知的易栓症赋分为 3 分，近期发生的创伤和 / 或手术等赋分为 2 分，而其余如年龄、BMI、心力衰竭或呼吸衰竭等则赋分为 1 分，具体见表 7.2。总分 ≥ 4 分的划定为 VTE 高危人群，< 4 分的划定为 VTE 低危人群。研发人员对开发队列（1180 例内科住院患者）进行了 90 天的随访，发现高危患者占总体的 39.7%，低危患者占 60.3%。在未采取预防措施的高危患者中，VTE 的发生率为 11%，而低危患者中仅为 0.3%。这显示了 Puada 风险评估量表在内科住院患者中，对识别不同 VTE 发生风险的人群具有一个较好的区分度，且在识别低危患者群体中表现尤为优异。目前，Puada

风险评估量表是内科住院患者最常用的风险评估工具之一，在美国胸科医师协会
2012 年发布的 ACCP-9 和《内科住院患者静脉血栓栓塞症预防中国专家建议》
中均予以推荐。

　　然而，Puada 风险评估量表也有其局限性。Vardi 等在研究败血症患者的
VTE 发生率时发现，Puada 风险评估量表并不适用于这类患者，这提示 Puada 风
险评估量表可能不适用于危重内科住院患者。此外，尽管 ACCP-9 推荐在内科患
者中使用该评估量表，但也指出相关验证研究样本量较小，属于次优验证研究，
仍需大样本前瞻性研究来验证其在内科患者中的信效度和临床价值。

表 7.2　Puada 风险评估量表

危险因素	Puada 预测评分
活动性癌症 a	3
既往 VTE 病史（不包含浅表静脉性血栓）	3
活动减少 b	3
已知的易栓症 c	3
近期（1 个月）发生的创伤和 / 或手术	2
年龄 ≥ 70 岁	1
心力衰竭和 / 或呼吸衰竭	1
急性心肌梗死或缺血性脑卒中	1
急性感染和 / 或风湿性疾病	1
肥胖（BMI ≥ 30 kg/m^2）	1
目前正在接受激素治疗	1

a. 患有局部扩散或远处转移和 / 或在近 6 个月内接受过放疗、化疗；
b. 卧床至少 3 天；
c. 遗传性抗凝血酶缺乏症，遗传性蛋白 C（PC）、蛋白 S（PS）缺乏症，因子 V Leiden（FVL）
突变，凝血酶原 G20210A 突变，抗磷脂综合征。

危险因素总分及其分级		
VTE 风险度	Puada 总评分	不采取预防措施 VTE 发生率
低度危险	< 4 分	0.3%
高度危险	≥ 4 分	11%

三、外科住院——Caprini 风险评估量表

　　Caprini 风险评估量表最早于 1991 年由美国的 Caprini 博士等研究设计并投
入使用。随着静脉血栓栓塞症相关危险因素研究的不断深入，该工具也在应用中

不断得到修正和发展，于2005年和2010年分别进行了两次更新（表7.3、表7.4），测评条目增加至30余个，评估内容按1分、2分、3分、5分分为四个大模块，结果划分则分为低危（0～1分）、中危（2分）、高危（3～4分）和极高危（≥5）共四个等级。该模型中包含的手术时间、卧床活动、患者年龄等均与肿瘤患者息息相关，且既往恶性肿瘤史、中央静脉通路等更是直接体现了肿瘤患者的特点。这提示我们Caprini风险评估量表在肿瘤患者VTE的风险预测中理应具有一定的临床价值，而目前其也得到了大量临床样本研究的证实。Bahl等回顾性分析了2001—2008年，来自国家手术质量改进计划的8216例接受全科手术的患者（其中35%患有癌症），发现在不同Caprini风险评估量表评分的组别中，VTE的发生率具有统计学差异；而在更聚焦于癌症群体的研究中，一项囊括232例接受肺部切除术肿瘤患者的研究发现，Caprini风险评估量表评分的增加与术后VTE发生率的增加高度相关，其中识别为低/中/高危组别的患者60天静脉血栓发生率分别为0、1.7%、10.3%；Stroud等在1123例妇科恶性肿瘤患者中进行Caprini风险评估量表的验证，结果更是显示了该工具精确地将全部的37例DVT患者均识别为极高危的类别，这提示了Caprini风险评估量表在妇科肿瘤疾病应用中对高危人群的锁定作用。美国胸科医师协会2012年的ACCP-9和2020年的《中国肿瘤相关静脉血栓栓塞症的预防与治疗专家共识》均推荐将Caprini风险评估量表应用于肿瘤患者的VTE评估。因此，Caprini风险评估量表目前也是应用最为广泛的血栓风险评估模型之一。

但要注意的是，该工具基于外科手术群体开发，其在门诊和化疗患者中的效用还没有被很好地证明，需要更多的研究来进一步定义其作用。另外，《胸部恶性肿瘤围术期静脉血栓栓塞症预防中国专家共识》指出，如果按照2005版Caprini风险评估量表评分，几乎所有的住院胸部恶性肿瘤患者都为VTE的高危人群，这在临床上显然是不适用的。国外有胸外科医生使用改良版的Caprini风险评估量表，将风险划分为三个层级：0～4分为低危，5～8分为中危，≥9分为高危，认为其更适用于胸部恶性肿瘤患者。《胸部恶性肿瘤围术期静脉血栓栓塞症预防中国专家共识》也推荐用改良版量表对胸部恶性肿瘤患者行动态监测。

表 7.3　Caprini 风险评估量表（2005 版）

危险因素及其评分			
1 分	2 分	3 分	5 分
年龄 41 ~ 60 岁	年龄 61 ~ 74 岁	年龄 ≥ 75 岁	脑卒中（＜ 1 个月）
小手术	关节镜手术	VTE 史	择期关节置换术
大手术史（＜ 1 个月）	大型开放手术（＞ 45 分钟）	VTE 家族史	髋关节、骨盆或下肢骨折
口服避孕药或使用激素代替疗法	腹腔镜手术（＞ 45 分钟）	凝血因子 V Leiden 突变	急性骨髓损伤（＜ 1 个月）
妊娠或产后	恶性肿瘤	凝血酶原 G20210A 突变	多发性创伤（＜ 1 个月）
静脉曲张	卧床 ＞ 72 小时	狼疮抗凝物阳性	
BMI ＞ 25 kg/m^2	石膏固定	抗心磷脂抗体阳性	
下肢肿胀	中央静脉通路	血清同型半胱氨酸升高	
败血症（＜ 1 个月）		肝素诱导的血小板减少症	
严重肺病，包括肺炎（＜ 1 个月）		其他先天性或获得性血栓形成倾向	
肺功能异常			
急性心肌梗死			
充血性心力衰竭（＜ 1 个月）			
炎症性肠病史			
卧床患者			
危险因素总分及其分级			
VTE 风险度		Caprini 总评分	
低危组		0 ~ 1	
中危组		2	
高危组		3 ~ 4	
极高危组		≥ 5	

表 7.4　2005 版和 2010 版 Caprini 风险评估量表内容的更改细节

条目	2005 版	2010 版
手术时间	＜ 45 分钟为 1 分	＜ 60 分钟为 1 分
		60 ~ 119 分钟为 2 分
	≥ 45 分钟为 2 分	120 ~ 180 分钟为 3 分
		＞ 180 分钟为 3 分

续表

条目	2005 版	2010 版
BMI	> 25 kg/m² 为 1 分	≥ 30 kg/m² 且 < 40 kg/m² 为 1 分
		≥ 40 kg/m² 且 < 50 kg/m² 为 2 分
		≥ 50 kg/m² 为 3 分
浅静脉血栓（SVT）	不包含	SVT 病史为 2 分
中央静脉通路	有中央静脉通路为 2 分	有中央静脉通路为 1 分
限制性卧床	限制性卧床为 2 分	不包含
输血	不包含	输血为 1 分
恶性肿瘤	恶性肿瘤病史为 2 分	恶性肿瘤病史为 2 分
	现患恶性肿瘤为 2 分	现患恶性肿瘤为 3 分

第二节　CRT 专用评估量表

目前，临床针对 PICC 或 CVC 的 CRT 风险的评估尚无统一的指南，大多借鉴成熟应用于下肢深静脉血栓的风险评估工具。然而，这些工具尽管适用范围较广，但针对 CRT 的适配性不足，尤其在置管相关的特殊危险因素和 CRT 独有的临床表现方面存在明显缺失。因此，其在更多伴随上肢深静脉血栓表现的 CRT 患者中的适用性仍需进一步研究。

尽管导管血栓相关危险因素的研究较为深入，但专门针对 CRT 的系统化评估量表的构建和验证工作尚在推进中。本节将重点聚焦于肿瘤置管的特定人群，梳理目前已知的导管相关血栓危险因素及其注意要点，并总结国内外具有较高应用潜力的 CRT 风险评估量表，以期为读者的临床实践和科研工作提供有益参考。

一、Caprini 及 Compass-CATs 等包含置管因素的 VTE 风险评估量表

Caprini 风险评估量表在前面的章节中已做介绍，在此不进行赘述。国内学者曾将 Caprini 风险评估量表应用于肿瘤患者 PICC-CRT 预测，研究显示，其具有较高的灵敏度与特异度。但也有研究表明，在预防管理方面，Caprini 风险评

分量表有一定的局限性——特异性不高导致可能存在过度治疗，增大出血风险和造成医疗资源浪费的现象。因此，仍有必要进行更多的前瞻性的大样本量、多中心研究来进一步探讨其适用性。相比而言，Compass-CATs 风险评估量表则更加具有针对性。Compass-CATs 模型将肿瘤相关预测因子与患者共病结合，用于特定癌症类型（如肺癌、结肠癌等）患者的 VTE 风险评估，其预测灵敏度、特异度分别为 88% 和 52%，阴性预测值可达 98%。受试者操作特征曲线分析显示，曲线下面积为 0.85，表明模型具有较好的辨别能力。然而，虽然其区分能力较好，但仅限于乳腺癌、结肠癌、肺癌和卵巢癌的验证，仍需进一步外部验证。

二、Michigan 风险预测量表

该量表由 Chopra 等在 2017 年基于 23 010 例 PICC 置管病例跟踪研究而制定，针对患者有无静脉血栓史、导管数量、血液指标等多个因素进行风险评估，按照总分由低到高将 PICC-CRT 风险分为 Ⅰ ～ Ⅳ 级（表 7.5）。量表相关预测因子及验证结果见表 7.6。由于该研究以 PICC 置管的肿瘤患者为针对性研究对象，且研究群体数量较大，对 PICC-CRT 风险评估极具重要的参考意义。但同时我们也应该看到，该量表同样存在很多模型的通病——虽然能有效避免高危患者的漏诊，但在高分段对高低危人群仍不能很好地进行区分（Ⅳ 级的 VTE 预测发生率只有 4.5%），容易造成低危群体的非必要性管理。目前该量表在国内尚未普及，其适用性及有效性有待后续研究的进一步探讨。

表 7.5　Michigan 评分风险分层及 VTE 事件发生率

风险分层	实际发生		期望发生	
	患者数量	VTE 发生率	*OR*	预测 VTE 发生率
Ⅰ（0分）	5377	47（0.9%）		0.9%
Ⅱ（1 ～ 2分）	7808	122（1.6%）	1.68（1.19，2.37）	1.5%
Ⅲ（3 ～ 4分）	7597	202（2.7%）	2.90（2.09，4.01）	2.6%
Ⅳ（>4分）	2228	104（4.7%）	5.20（3.65，7.42）	4.5%

表 7.6 针对 PICC 置管血栓的 Michigan 风险预测评分

预测变量	状态	*OR*（95%*CI*）	分数	P
置入 PICC 前存在另外的 CVC	是 *vs.* 否	1.43（1.14，1.79）	1	0.0022
置入 PICC 时的白细胞计数	> 12 *vs.* < 12	1.46（1.20，1.77）	1	0.0001
活动性肿瘤	是 *vs.* 否	1.97（1.47，2.65）	2	< 0.0001
PICC 的管腔数量	双 *vs.* 单 三 / 四 *vs.* 单	1.63（1.28，2.07） 1.98（1.45，2.71）	2 3	0.0025 0.0025
静脉栓塞病史	是 *vs.* 否 30 天内是 *vs.* 否	1.89（1.47，2.42） 2.19（1.50，3.18）	2 3	< 0.0001 < 0.0001

三、Maneval 风险评估量表

  Maneval 风险评估量表是 Maneval 等在 2014 年开发设计的一套用于评估 PICC 置管肿瘤患者 VTE 发生的风险评估工具，其是基于 Seeley 等于 2007 年建立的 PICC 置管患者上肢深静脉血栓形成的风险评估模型发展而来。该量表就患者基本情况、置管过程、置管后活动、置管后治疗及置管后临床体征五大方面共 45 个相关因素来评估不同时间截点（置管前、置管中、置管后 3 个时期）的 PICC-CRT 情况，纳入因素之多使得该量表具有更加系统全面的评估功能。它的特别之处还在于，不对各项风险因素进行赋分，只是设定选择是与否，重点在于及时发现患者所处风险，并判断预防血栓的相关措施以避免疾病的发生。国内有研究人员将该量表汉化为中文版并对其做了跨文化调试以方便国内临床应用，其汉化后的风险条目见表 7.7。另外，该研究团队还综合评估了该量表各项风险条目在实际临床应用中的灵敏度、特异度、阳性与阴性预测值、受试者工作特征曲线和曲线下面积等，研究表明，该量表对肿瘤患者 PICC-CRT 具有较好的早期预测能力，整体 AUC 值为 0.959，具有较高的临床应用价值，且适用于国内肿瘤患者 PICC-CRT 的风险评估。但其中条目如糖尿病、冠心病、近一个月手术史、年龄 > 60 岁、吸烟史、纵隔占位、放疗史、置管后尝试调整次数 ≥ 3 次等的表现不佳，并不具备诊断价值。当然，这可能是由于研究的样本量较小所导致，未来仍需更大样本量的前瞻性研究来验证该量表的实用性。

表 7.7　中文版 Maneval 风险评估量表风险条目

A 患者基本情况

A1 上腔静脉综合征；A2 高血压；A3 糖尿病；A4 高血脂；A5 冠心病；A6 恶性肿瘤；
A7 骨髓抑制；A8 近一个月有手术史；A9 深静脉血栓史；A10 抗凝药物使用史；
A11 年龄＞60 岁；A12 肥胖（BMI ≥ 28 kg/m²）；A13 感染引起的发热；A14 吸烟史；
A15 激素替代治疗；A16 血小板异常；A17 白细胞异常；A18 纤维蛋白原含量高；
A19 D- 二聚体浓度高；A20 CVC/PICC/ 输液港置管史；A21 放疗史；A22 化疗史；
A23 外伤史；A24 纵隔占位；A25 腋下淋巴结清扫术后

B 置管情况

B1 置管静脉较细、弹性差；B2 静脉选择（非贵要静脉）；B3 穿刺部位肘下；
B4 导管尖端位置未到达上腔静脉中下 1/3；B5 穿刺次数≥ 3 次；B6 术中异位次数≥ 3 次；
B7 置管后调整次数≥ 3 次

C 置管后活动情况

C1 置管侧肢体活动依从性差；C2 置管肢体随意自主活动受限；
C3 侧卧位置管侧肢体持续受压≥ 4 小时；C4 长期卧床≥ 72 小时

D 置管后治疗情况

D1 抗肿瘤药；D2 胃肠外营养；D3 血液制品；
D4 万古霉素使用；D5 抗凝药物使用；D6 激素代替治疗

E 置管后临床体征

E1 臂围＞置管前 3 cm；E2 臂围＞非置管侧 3 cm；E3 置管侧肢体肿胀或疼痛

第三节　鉴别诊断

CRT 形成的鉴别诊断需要考虑其他可能导致相似症状的疾病或并发症。以下是一些可能需要鉴别的情况。

一、局部感染或感染性血栓形成

导管周围的局部红肿、温度升高、分泌物增多等征象可能是导管相关感染的症状，需要与 CRT 形成相区别。

二、导管移位或阻塞

导管移位或部分阻塞可能导致类似的症状，如血流减慢或停滞、输液困难等。需要通过影像学检查确认导管位置和通畅性。

三、血栓栓塞性疾病

除了 CRT 形成外，患者还可能存在其他部位的血栓栓塞性疾病，如 DVT 或肺栓塞等，需要通过临床表现和影像学检查进行鉴别诊断。

四、其他血管并发症

如动脉瘤、静脉瓣膜功能异常等可能导致血管内血流异常和血栓形成，需要与 CRT 形成进行鉴别。

五、血液系统疾病

某些血液系统疾病，如凝血功能异常、血小板功能障碍等，也可能导致血栓形成的增加，需要进行相应的实验室检查以排除。

为了进行准确的鉴别诊断，医生可能会结合患者的临床症状、实验室检查和影像学检查等多种信息，以确定 CRT 形成的诊断并排除其他可能的疾病。在鉴别诊断过程中，及时、全面地评估患者的病史和临床表现是至关重要的。

第三部分

治疗篇

第八章　导管的管理

第一节　概述

近年来，各类输液导管在临床中的广泛应用显著提高了治疗的便利性，然而，与之相关的 CRT 的发病率也随之显著上升。CRT 作为 VTE 的一种特殊形式，其发生与置入导管紧密相关，是与使用中心静脉导管相关的最常见的非感染性并发症。因此，在处理 CRT 时需要特别考虑导管的临床应用特性。对 CRT 的不正确认知和不当处理，不仅会增加医务人员、患者及其家属的心理压力，还可能导致过度诊断与治疗，进而阻碍导管的合理使用。展望未来，我们有理由相信，导管相关研究在这一领域将持续深入。目前，研究的核心聚焦于：①在何种情况下适宜拔除导管？②拔管前需要进行哪些准备工作？③拔管过程中可能遭遇的困难有哪些？本章将针对这些问题，详细探讨肿瘤导管相关静脉血栓的拔除指征、拔管前的药物使用及拔管过程中可能遇到的困难及处理方法。

本文所探讨的输液导管主要分为两大类别：中心静脉通路装置（central venous access device，CVAD）和外周静脉通路装置。CVAD 特指那些导管末端位于上腔静脉或下腔静脉的输液设备，涵盖 CVC、PICC 及 PORT。而外周静脉通路装置则包括长度介于 8 ~ 10 cm 的短型外周导管（亦被称为"迷你中线导管"）及长度为 20 ~ 30 cm 的中等长度导管。这些导管在医疗实践中扮演着重要的角色，为患者的治疗提供了有效的输液途径。长度 < 6 cm 的外周静脉短导管不在本文讨论范围。

第二节 拔管时机

关于 CRT 的治疗，临床实践存在一定的差异，这主要源于患者病情的严重程度、基础疾病状况、导管类型及治疗目标等多种因素的差异。因此，医生在治疗 CRT 时，必须根据患者的具体情况制订个性化的治疗方案。

在 CRT 的治疗过程中，抗凝治疗是最常用的手段，其目的在于防止血栓的进一步发展和新血栓的形成。然而，抗凝治疗的选择、剂量和持续时间应根据患者的具体情况进行调整。例如，对于高龄、肾功能不全或出血风险较高的患者，抗凝治疗可能需要更加谨慎，以避免潜在的并发症。

除了抗凝治疗外，拔除导管也是 CRT 治疗的重要环节。拔管可以消除对血栓形成的刺激，并能在一定程度上恢复血液流动。这通常会迅速缓解上肢和颈部的疼痛或水肿，并可能加速血栓的组织化和内源性溶栓。然而，导管拔除会损伤皮肤，特别是对于存在中性粒细胞减少症的患者，拔管会增加患者感染的风险。

尽管有观点认为拔除导管可迅速缓解患者疼痛及水肿症状，但现有指南并不推荐这种做法。如果患者治疗仍需要该导管通路，可在抗凝治疗下继续保留并正常用于临床治疗，这种处理措施在恶性肿瘤患者中同样具有良好的预后。目前，公认的拔管指征如下：治疗已不需要该导管；导管功能丧失；导管位置异常；合并导管相关血流感染。

如前所述，拔管决策需要综合考虑患者治疗对导管的依赖程度、重新建立静脉通路的可行性及患者的整体健康状况等。在某些情况下，如导管位置异常或合并导管相关血流感染，可能需要尽早拔除导管。然而，对于高度依赖导管且新静脉通路建立困难的患者，保留导管可能是更合适的选择。

一、抗凝治疗与拔管时机

目前，抗凝治疗在 CRT 治疗中的重要性已得到广泛认可，多数指南推荐在 CRT 治疗中采用抗凝治疗。多个指南建议在保留导管期间一直使用抗凝治疗，至拔除导管后 3 个月，但目前指南推荐的疗程是基于下肢 DVT 治疗经验的推导，缺乏直接相关研究。然而，对于出血风险高的患者，则需要仔细权衡利弊后选择是否单独采用拔管治疗 CRT。

尽管如此，目前在 CRT 治疗中，关于拔管前所需的抗凝疗程的具体时长尚无统一明确的标准。为此，欧洲肿瘤内科学会建议，在拔除 CVC 前，应先进行为期 3 ~ 5 天的短期抗凝治疗，随后再进行拔管操作。通过上述方法，患者在拔管前可以得到充分的抗凝治疗，从而降低血栓形成风险，确保治疗过程的安全性和有效性。此外，一项针对 112 例肿瘤患者 CRT 治疗的回顾性研究，深入探讨了包括抗凝、再置管和拔管在内的联合治疗方式。该研究发现，有 4 例患者更换导管后，直至拔除导管症状才得以缓解。这一发现说明，在某些情况下，拔管治疗可能成为 CRT 治疗的最后手段。

而在处理 DVT 时，同样需要遵循与下肢 DVT 抗凝治疗相似的治疗原则，治疗时应确保使用相同剂量的抗凝药物，有利于血栓的稳定。然而，若患者存在抗凝禁忌证，比如患者存在活动性出血或正在发生的严重出血、凝血功能严重异常、严重肾功能或肝功能损害等，或在接受规范抗凝治疗后症状仍持续进展，则需认真考虑拔除导管的可行性。

综上所述，尽管抗凝治疗在 CRT 治疗中已被广泛推荐，但对于决定导管是否保留或拔除及确定抗凝时间，需根据患者具体情况，结合现有指南进行综合考虑。对于特定患者，如出血风险高者，则需要考虑单独采用拔管治疗 CRT。对于导管相关 DVT 的治疗，为确保治疗方案的个性化和有效性，医生也应根据患者具体情况和抗凝治疗效果，权衡利弊后决定是否拔除导管。未来，研究还应进一步探索 CRT 治疗及导管相关 DVT 治疗的最佳策略，以更好地满足患者需求。

二、CRT 体积与拔管时机

CRT 体积的大小对拔管时机的选择具有至关重要的影响。血栓体积不同，可能导致治疗策略出现差异，进而对患者的康复和预后产生深远影响。

当 CRT 体积较小时，通常意味着血栓形成的时间较短，尚未对导管周围的组织造成严重的压迫或损伤。与下肢深静脉血栓相比，CRT 的体积通常较小，即使完全脱落，也不太可能引起严重的症状性肺栓塞。在这种情况下，拔管时机的选择相对灵活。医生可能会选择在抗凝治疗一段时间后，当血栓体积明显缩小或稳定时，再进行拔管操作。这样做旨在避免拔管过程中血栓脱落导致栓塞的风险，同时降低拔除导管后出血和感染等并发症的发生率。

当 CRT 体积较大时，拔管时机的选择就需要更加谨慎。大体积的血栓往往意味着血栓形成的时间较长，可能已经对导管周围的组织造成了严重的压迫或损伤。在这种情况下，如果过早进行拔管操作，可能会导致血栓脱落，增加栓塞的风险。因此，医生可能会选择在抗凝治疗更长时间后，当血栓体积明显缩小且稳定时，再进行拔管。此外，医生可能还会考虑使用溶栓药物或机械取栓等辅助治疗方法，以加速血栓的溶解和排出。

除了血栓体积的大小影响拔管时机外，血栓的生长速度和稳定性也是决定拔管时机的重要因素。如果血栓在短时间内迅速增长或表现出不稳定性，即使血栓体积不大，仍需要更加谨慎地选择拔管时机。医生可能需要增加对血栓大小及稳定性变化的监测频率，并根据需要随时调整治疗方案。

综上所述，CRT 体积与拔管时机之间关系密切。医生在制订个性化治疗方案时，需要综合考虑患者的具体情况、血栓体积大小、生长速度和稳定性等因素。通过合理选择拔管时机，可以最大限度地降低栓塞风险，增强治疗效果，从而改善患者预后。

三、CRT 位置与拔管时机

众所周知，CRT 形成多与导管放置不正确或位置不稳定所致，可能增加导管与血管壁摩擦的可能性，使血管受到更多损伤，增加血栓形成的风险。导管放置位置的选择在 CRT 管理中是一个关键因素，它直接影响对拔管时机的决策。因此，NCCN《肿瘤相关静脉血栓栓塞症预防与治疗指南（2019 版）》指出，导管放置位置不同，CRT 形成的部位及其产生的风险、与之相应的治疗策略及拔管的最佳时机都会有相应的变化。

当导管置于较浅表的静脉，如上肢的浅静脉（如肘正中静脉、贵要静脉、头静脉）或下肢的浅静脉（如大隐静脉、小隐静脉）时，在这些位置形成的血栓通常较为局限，对周围组织的压迫影响较小。这意味着血栓的体积适中并且相对稳定。在这些特定情况下，如果临床评估认为静脉置管是导致血栓形成的主要原因，那么为了预防进一步的并发症，应当考虑拔除导管。这样的措施有助于减轻患者的不适，并降低血栓对周围组织的潜在影响。

当导管位于深静脉时，情况确实变得更为复杂。深静脉血栓由于其体积较大，往往会对周围组织产生显著的压迫甚至造成损伤，因此在处理时需要格外小心。在考虑拔管时机时，需要权衡多种因素。在拔管时机方面，对于导管相关深静脉血栓，建议在接受一段时间抗凝治疗之后再拔管，有利于血栓的稳定。而根据 NCCN 的指导原则，对于有深静脉血栓的患者，如果没有抗凝禁忌证，当血栓引起的症状持续不缓解、导管引起感染、导管功能出现障碍，或者当导管不再需要使用时，应当考虑拔除导管；如果存在抗凝禁忌证，那么应立即拔除导管以避免出现进一步的并发症。另外，如果导管功能良好且必须使用，同时没有发生感染，那么可以考虑不拔管，但必须继续进行抗凝治疗，以控制血栓的发展和预防新的血栓形成。对于使用 PICC 的患者，如抗凝治疗有效或症状缓解可不拔除PICC。总的来说，对于深静脉血栓的处理，需要根据患者的具体情况和导管的使用需求来制订个性化的治疗方案，并在必要时与医疗团队进行充分讨论和评估。

在更早的 2008 年静脉血栓相关指南也建议，如果满足以下所有条件则不建议拔除导管：远端导管尖端位置正确（位于上腔静脉与右心房的交界处）、导管功能正常（血液回流良好）、导管对患者是强制性的或至关重要的、没有发热或任何感染性血栓性静脉炎的迹象或症状。所以一旦出现 CRT，是否拔除导管需结合患者自身和导管的实际情况进行综合判断。

此外，CRT 的位置还可能受到患者解剖结构、血管条件及治疗需求的影响。例如，在某些特殊情况下，CRT 可能位于导管的狭窄段或血管存在多处弯曲处，这可能增加拔管的难度和风险。在这些情况下，医生可能需要结合影像学检查更加仔细地评估患者的具体情况，并选择更为保守的治疗策略，以确保拔管操作的安全性和有效性。

综上所述，CRT 的位置是拔管时机选择中的重要考虑因素。临床医生需要根据 CRT 的具体位置、血栓的体积和稳定性、患者的血管条件及治疗需求进行综合考虑，制订个性化的治疗方案。通过合理选择拔管时机，可以最大限度地降低并发症的发生风险，增强治疗效果，从而改善患者预后。

四、CRT 患者个体因素与拔管时机

在 CRT 的管理中，选择拔管时机不仅要考虑血栓本身的特点，还需综合考量患者的个体因素。患者的年龄、基础疾病、凝血状态、出血风险及整体健康状况等，都会对拔管决策产生重要影响。

首先，患者的年龄是一个不可忽视的因素。老年患者往往伴随着多种慢性疾病，他们的血管壁可能更为脆弱，凝血功能也可能相对较差。因此，对于老年患者，选择拔管时机需要更加谨慎，拔管动作也需更加轻柔。抗凝治疗则可能需要

持续更长时间以确保血栓的稳定，同时减少拔管后发生出血和感染等并发症的风险。而在儿童患者之中现有指南均不推荐常规拔除导管。当患儿治疗已不需要该导管；导管功能已丧失；导管位置异常；合并导管相关血流感染；当合并抗凝禁忌证或在规范抗凝治疗下，CRT症状仍持续进展，则需考虑拔管；如果仍需留置CVAD，相比移除旧的或插入新的导管更为复杂，首选挽救功能失调的导管。在拔管时机方面，建议在接受一段时间抗凝治疗之后，B超确认无漂浮血栓、血栓和导管与血管壁未黏附再拔管，防拔管中血栓脱落、拔管困难或出血。对于CRT形成且仍然需要CVAD的患儿，建议在开始的3个月治疗后，应用预防剂量的维生素K拮抗剂（vitamin K antagonist，VKA）或LMWH直至CVAD拔除。如果患儿在接受预防性抗凝治疗时又发生了复发性血栓，建议继续维持治疗剂量直至CVAD拔除，且拔管后至少继续抗凝3个月。

其次，患者的基础疾病也会对拔管时机产生影响。例如，恶性血液病患者的CRT治疗常伴有血小板减少症，在未接受抗凝治疗的CRT患者中发现血小板计数较低并不奇怪。他们的凝血状态可能存在异常，出血风险较高，且治疗过程中对导管的依赖程度较高。最近，在一项涉及663例患者的回顾性研究中发现，恶性肿瘤患者合并CRT时，未接受抗凝治疗的患者（仅拔除导管或未接受治疗）死亡和静脉血栓栓塞症复发的风险显著增加。而纪念斯隆·凯特琳癌症中心的一项队列研究报告，恶性肿瘤患者合并血小板减少时减少依诺肝素的剂量可降低出血率。故国际血栓与止血学会和意大利医学学会的指导声明表明，CRT具有较低的血栓复发风险，因此可以根据血小板减少的严重程度调整剂量或维持抗凝治疗。在这种情况下，医生可能需要更加谨慎地综合评估和讨论患者的凝血状态和出血风险，结合保留导管的获益情况与血栓形成的风险等因素以确定合适的拔管时机。

最后，患者的整体健康状况也是选择拔管时机的重要考量因素。如果患者整体健康状况较差，存在其他严重的并发症或合并症，那么拔管操作可能会增加风险。在这种情况下，医生可能需要综合考虑患者的整体状况，并与其他医疗团队成员进行充分讨论，以制订最适合患者的治疗方案。

综上所述，CRT患者个体因素与拔管时机的选择密切相关。医生需要综合考虑患者的年龄、基础疾病、凝血状态、出血风险及整体健康状况等因素，制订个性化的治疗方案。通过细致入微的评估和调整，可以确保拔管操作的安全性和有效性，为患者提供最佳的医疗服务。

五、CRT 新静脉通路建立与拔管时机

在 CRT 的治疗过程中，新静脉通路的建立与拔管时机是紧密相关的。这涉及患者的治疗需求、血管条件、预期恢复时间及医疗团队的判断。

首先，对于那些高度依赖导管进行持续治疗的患者，如透析、化疗、营养支持或长期抗生素治疗等，新静脉通路的建立就变得尤为重要。如果患者的血管条件良好，能够迅速并安全地建立新的静脉通路，那么拔管时机可能会相应提前。这是因为新的通路可以确保治疗不中断，从而减轻患者的痛苦和风险。然而，如果患者的血管条件较差，或者由于疾病、治疗等原因，新静脉通路的建立变得困难或风险较高，那么拔管时机可能需要推迟。在这种情况下，医生可能会选择保留导管，尽管它可能会增加血栓的发生风险，但同时也能保证治疗的连续性和患者的生存质量。

其次，预期恢复时间也是决定拔管时机的一个重要因素。如果患者的疾病状况或治疗计划预计会在短期内改善，使得新静脉通路的建立变得可行，那么医生可能会选择在此时进行拔管。相反，如果预期恢复时间较长，或者存在不确定性，医生可能会选择继续保留导管，以确保患者的治疗不受影响。

最后，医疗团队的判断也是决定拔管时机的关键因素。医生、护士和其他医疗专业人员需要综合考虑患者的整体状况，做出最有利于患者的决策。这可能需要多学科团队的协作和讨论，以确保患者得到最佳的医疗服务。

综上所述，CRT 新静脉通路建立与拔管时机选择是一个复杂而重要的决策过程。它需要医疗团队综合考虑患者的具体状况、治疗需求、血管条件及预期恢复时间等因素，以确保患者得到安全、有效的治疗。

六、CRT 新兴治疗方法与拔管时机

随着医学技术的不断进步，CRT 的治疗领域也涌现出了一系列新兴治疗方法。这些新方法为 CRT 的治疗提供了更多选择，同时也对拔管时机产生了新的影响。

首先，导管内溶栓治疗是一种通过向导管内注射溶栓药物来直接溶解血栓的治疗方法。它可以在不拔除导管的情况下快速有效地清除血栓，减轻患者的症状。然而，溶栓治疗需要一定的时间来发挥作用，因此，在接受溶栓治疗时，拔管时机可能需要推迟，以确保血栓得到充分溶解。

其次，机械取栓技术如导管抽吸、血栓切除术等，可通过物理手段直接清除血栓。这些方法通常适用于较大或难以通过药物溶解的血栓。在使用机械取栓技术时，医生可能会根据血栓清除的情况和患者的反应来调整拔管时机。如果机械取栓效果显著，血栓被迅速清除，那么拔管时机可能会相应提前。

最后，随着基因和细胞治疗的发展，一些新型的生物治疗方法也开始应用于CRT 的治疗。例如，基因编辑技术可用于调节患者的凝血状态，降低血栓形成的风险；细胞治疗则可通过向患者体内注入特定的细胞来促进血栓的溶解和血管修复。这些新兴的生物治疗方法通常需要较长时间来发挥作用，因此可能会延长拔管的时间。

在选择新兴治疗方法时，医生需要综合考虑患者的具体情况、血栓的特点及治疗目标。对于某些患者，新兴治疗方法可能能够提供更好的治疗效果，减少拔管后血栓复发的风险。然而，这些新兴方法也可能带来一些未知的风险和并发症，因此，医生需要在与患者充分沟通后，共同决策是否采用新兴治疗方法及相应的拔管时机。

总之，CRT 的新兴治疗方法为治疗提供了更多选择，同时也对拔管时机产生了影响。医生需要根据患者的具体情况和治疗目标，综合考虑各种因素，选择最适合患者的治疗方案和拔管时机。随着医学研究的深入和临床经验的积累，未来我们将有望更加精准地把握 CRT 患者的拔管时机，为患者提供更好的医疗服务。

七、CRT 拔管人员准备及拔管困难的处理

进行导管拔除的操作人员必须熟悉导管固定方式、正常长度、允许弹性形变范围等，以尽可能预防因操作不当造成的导管断裂，拔出后必须评估导管完整性；一旦发生拔管困难，应首先放弃即刻拔除导管的计划，根据实际情况将预期拔除导管的最后期限予以延长，积极寻找原因，有的放矢进行处理，并为患者和 / 或长期照护者提供充分的心理支持。可以尝试应用休息、热敷、应用血管解痉药物、改变体位等方式拔除。允许增加额外力量拔除导管，但操作过程中切忌暴力。操作者必须清楚导管允许的弹性形变范围，以及在长期使用后弹性形变范围下降的风险，最大限度地避免断裂。导管轻度形变可以帮助松解导管与血管壁周围组织的粘连，增加导管拔除的可能性。尝试反复多次使导管轻度形变优于持续不断增加力量的单次尝试。经多次尝试仍不能拔除时，应请血管外科或介入科医生会

诊，结合影像学检查来决定是否切开取出导管或在 DSA 引导下取出导管。当拟通过计划内导管断裂腔内介入或手术辅助分段取出导管时，应首先在导管管腔内置入导丝，并确保导丝尖端进入下腔静脉及更远的位置，以避免断裂后导管残端进入右心房及肺动脉。当导管已发生非计划断裂时，预估导管残端仍在上臂者可在上臂近腋窝处压迫，及时请血管外科或者介入科医生会诊，完善影像学检查明确残端部位，并根据结果决定具体处理方式。

八、CRT 患者的临床实践与研究展望

随着对 CRT 的深入研究，临床实践在不断地积累与更新，而未来研究的方向也愈发明确。CRT 患者的治疗与管理，尤其是拔管时机的选择，已成为当前研究的热点与难点。

在临床实践中，医生已经广泛地意识到 CRT 治疗的复杂性。拔管时机的选择不再是简单的基于血栓形成时间或大小的决策，而是需要综合考虑患者的整体状况、血栓的稳定性、新静脉通路的建立及其他治疗方法的应用。此外，随着医疗技术的进步，跨学科的合作与沟通变得尤为重要。血管外科、心血管内科、影像科等多个领域的专家需要共同参与到 CRT 患者的治疗决策中，确保患者得到最佳的治疗。

然而，尽管临床实践中积累了丰富的经验，但仍有许多未知领域需要探索。例如，对于某些特殊类型的 CRT，如难治性 CRT 或复发性 CRT，目前的治疗方法可能并不理想。这就需要研究者深入探索其发病机制，寻找新的治疗靶点和方法。

未来研究的方向之一是如何更加精准地评估 CRT 的稳定性和风险。通过分子生物学、基因学等手段，深入了解 CRT 的形成和发展过程，从而找到更加有效的预测指标。此外，随着大数据和人工智能技术的发展，我们也期待能够建立起更加完善的 CRT 数据库和预测模型，为临床实践提供更加科学、准确的决策支持。

另外，新兴治疗方法如导管内溶栓、机械取栓及生物治疗等在临床应用中的效果和安全性也是未来研究的重点。这些新方法是否能够改善 CRT 患者的预后，减少并发症的发生，都需要大量的临床数据来验证。

总之，CRT 患者的临床实践与研究展望紧密相连。通过不断的临床探索和研

究创新，我们有望为 CRT 患者提供更加精准、有效的治疗方案，提高患者的生活质量和预后。同时，也期待未来能有更多的跨学科合作和技术创新，推动 CRT 治疗领域的持续发展。

九、CRT 患者拔管决策

根据现有的医学指南，常规拔除导管并非首选。若患者的治疗仍需依赖该导管通路，则可在恰当的抗凝治疗下，继续保留导管并用于临床治疗。这种处理方式在恶性肿瘤患者中同样表现出良好的预后效果。公认的拔管指征主要包括治疗需求不再依赖该导管、导管功能完全丧失、导管位置异常影响使用效果及合并导管相关血流感染。在出现抗凝禁忌证或规范抗凝治疗但症状持续恶化的情况下，也应考虑拔除导管。

在临床实践中，拔管决策需综合考虑治疗对导管的依赖程度、重新建立静脉通路的可行性及患者的整体健康状况。对于高度依赖导管且新静脉通路建立困难的患者，应权衡保留导管的临床价值与血栓形成带来的潜在风险，并在严密的观察和随访机制下保留导管。

关于拔管时机，对于导管相关深静脉血栓患者，建议在接受一段时间的抗凝治疗后再行拔管，以确保血栓的稳定性并降低拔管过程中的风险。对于其他类型的 CRT，由于血栓体积相对较小，拔管时间通常不受此限制。然而，在实际操作中，医生应根据患者的具体情况和临床判断来确定最佳的拔管时机。

第三节　拔管准备

一、抗凝药物在拔管前的应用及其机制

抗凝药物的应用在医学领域发挥着重要作用，尤其是在 CVC 拔管前后的管理中。这些药物通过特定的机制作用于血液凝固过程，以减少血栓形成的风险，确保患者安全。其中，LMWH 和直接口服抗凝药（direct oral anticoagulation，DOAC）是最常见的两类抗凝药物。LMWH 通过加速天然抗凝物质抗凝血酶Ⅲ（antithrombin Ⅲ，AT-Ⅲ）的活性，直接抑制凝血酶和其他活化的凝血因子，尤

其是因子Ⅹa。这一作用机制有效降低了血液的凝固性,减少了血栓形成的可能性。相比之下,DOAC,因子Ⅹa抑制剂(如利伐沙班)或直接凝血酶抑制剂(如达比加群酯),通过阻断凝血过程中的关键步骤来发挥作用。这类药物的优势在于可以通过口服给药、固定剂量使用,且无需监测抗凝强度,极大地便利了临床应用。

在拔管前后应用抗凝药物,主要基于减少血栓形成、稳定已形成的血栓,以及降低拔管风险的考量。拔管前使用抗凝药物可减少导管附近血管内血栓的形成,减少导管堵塞和血管阻塞的风险。对于已经形成血栓的患者,抗凝治疗有助于稳定血栓,防止其进一步扩大或脱落引起肺栓塞。在拔管过程中,导管表面暴露在血管内可能成为血栓形成的核心,适时的抗凝治疗有助于降低此风险。实施抗凝治疗时,需综合考虑患者的整体状况、出血风险及抗凝禁忌证。拔管前后的抗凝治疗应在仔细评估患者的个体情况后进行,特别是对于那些有出血倾向或其他抗凝禁忌证的患者,选择合适的抗凝方案尤为重要。在拔管困难的情况下,如血管痉挛或血栓机化粘连,抗凝治疗的调整显得尤为关键。这可能涉及延长抗凝治疗的持续时间或调整抗凝药物的种类和剂量,以确保安全有效地解决拔管过程中可能遇到的难题。通过这种综合性的方法,医疗专业人员能够有效地利用抗凝药物,优化拔管过程,减少并发症,保障患者安全。

二、抗凝药物治疗的风险和限制

在现代医疗实践中,抗凝治疗是预防和管理血栓形成的重要策略,尤其是在CVC的拔管前后。然而,抗凝治疗的应用并非没有风险,其中最显著的是增加出血的风险。LMWH和DOAC通过抑制血液凝固过程中的关键因子,有效预防血栓,但同时也可能导致皮下出血、消化道出血甚至颅内出血等不良反应。特别是对于有出血倾向、胃肠溃疡或其他高出血风险的患者,抗凝治疗需要格外谨慎。

抗凝治疗还受到特定禁忌证的限制,包括药物过敏史、出血性疾病或即将进行的外科手术等。在这些情况下,抗凝药物的使用可能带来的风险远远超过其潜在益处。此外,抗凝治疗的有效性和安全性监测是其应用中不可或缺的一部分。对于使用LMWH的患者,可能需要定期监测活化部分凝血活酶时间(activated partial thromboplastin time,APTT)或特定的抗因子Ⅹa水平,而对于DOAC,虽然通常不需要常规监测,但在肾功能受损的患者中进行剂量调整是必要的,以避免药物积聚和增加出血风险。同时,抗凝药物与其他药物之间的相互作用可能影响其效果或增加出血风险，因此在开始治疗前，需仔细审查患者的用药情况，避免或调整可能产生不良相互作用的药物。患者的依从性也是抗凝治疗成功的关键因素，特别是对于需要长期抗凝治疗的患者。不恰当的用药行为，如漏服或随意停药，可能导致治疗失败或增加出血风险。

综上所述，在拔管前后使用抗凝药物时，医生需综合考虑患者的整体状况、出血风险、抗凝禁忌证及患者的依从性等因素。抗凝治疗虽然在预防和治疗导管相关血栓方面发挥着关键作用，但其应用需在仔细评估后进行，以确保治疗的最大效益和最小风险。在拔管困难的情况下，可能需要个体化调整抗凝策略，并密切监测患者反应，以安全有效地解决拔管过程中遇到的挑战。

第四节　拔管困难

一、拔管困难的常见原因分析

在医疗实践中，CVC 的拔除是一项常规但有时充满挑战的工作。拔管困难不仅延长了医疗时间，也增加了患者的不适和并发症风险。理解和应对拔管过程中可能遇到的障碍至关重要。以下是拔管困难的几个常见原因。

首先，血管痉挛是拔管过程中的一个常见问题。当导管从血管中移除时，物理刺激可能导致特别是较小或较敏感血管的痉挛。血管痉挛不仅增加了拔管时的困难，还可能引起患者的疼痛和不适，从而增加了拔管失败的风险。其次，血栓的机化粘连也是导致拔管困难的一个重要原因。长期留置的 CVC 容易导致血栓形成，这些血栓随时间机化，并与血管壁形成粘连。这种粘连使得导管难以被顺利拔出，有时甚至需要借助外科手术或介入放射科手段来安全移除导管。再次，导管与血管壁之间的粘连也会导致拔管困难。长期留置的导管可能会与血管壁形成粘连，尤其是在出现局部感染或炎症的情况下。这种粘连同样使得拔管过程复杂化，增加了拔管的难度。最后，导管在拔除过程中的损伤或断裂也是一个不容忽视的问题。如果在拔管过程中使用不当的力量，可能会导致导管损伤或断裂。这不仅增加了患者的风险，还可能导致需要进一步的干预以完全移除导管的碎片。拔管过程中可能遇到的挑战需要医疗专业人员高度注意并做好准备。

通过理解拔管困难的常见原因，医疗团队可以采取适当的预防和应对措施，以确保拔管过程的顺利进行，减少患者的不适和并发症风险。在特别困难的情况下，可能需要额外的医疗干预，如外科手术或介入放射科手段，以安全有效地完成拔管。

二、解决拔管困难的技术和方法

为了有效地应对 CVC 拔管过程中可能遇到的困难，医疗专业人员可以采取多种技术和方法，包括影像引导和手术干预，以确保安全且有效地移除导管。这些方法的选择和应用需基于患者的具体情况和潜在风险进行个性化考量。

在影像引导技术方面，超声引导是一种常用的技术，它允许医生实时监测导管与血管壁之间的关系，识别周围是否有血栓形成或粘连。超声引导的优势在于能够减少对血管壁的损伤，同时评估血管是否存在痉挛情况，从而提高拔管的安全性和成功率。此外，X 线或 CT 引导技术在处理导管断裂或部分残留的情况时尤为有用，能够帮助确定导管残留的具体位置和大小，为后续的处理提供精确的指导。

手术干预也是解决拔管困难的重要手段。在某些复杂情况下，如导管无法通过常规方法安全拔除、存在导管断裂或血栓机化粘连等，可能需要进行外科手术。外科手术能够在直视下精确处理导管与血管壁的粘连问题，安全移除导管及周围的血栓。

此外，介入放射学技术，如经皮导管取出术，通过局部麻醉和影像引导精准定位，可以有效移除导管或导管碎片，特别适用于处理导管残留或断裂的情况。

在进行拔管之前，采取适当的预防措施和术前准备是至关重要的。适当的抗凝治疗可以减少血栓形成的风险，减轻导管与血管壁的粘连，为拔管创造更有利的条件。同时，为患者提供心理支持，解释拔管过程和可能遇到的困难，可以有效减轻患者的焦虑和恐惧。适当的疼痛管理措施也非常重要，它可以提高患者在拔管过程中的舒适度。此外，充分评估患者的整体状况和潜在风险，准备好必要的设备和药物，确保在遇到紧急情况时可以迅速应对，也是成功拔管的关键。

三、预防和管理拔管困难的策略

在 CVC 的管理过程中，拔管困难的情况不仅是一项技术挑战，也是对医疗团队综合策略应用的考验。要成功应对这一挑战，需要资深血管外科医生的高超技术及一系列预防和管理策略的有效执行。

为预防拔管困难，首先，确保CVC的精确放置至关重要。采用影像引导技术，如超声或X线，不仅可以减少导管放置位置错误的风险，还能避免后续导管移位，从而降低拔管过程中遇到难题的可能性。其次，对 CVC 进行定期评估和维护，包括检查导管的位置、通畅性及是否有感染迹象，是及早发现并解决潜在问题的关键。最后，根据患者的出血风险和抗凝需求定制个体化的抗凝方案，对预防导管相关血栓形成同样重要。

在管理拔管困难的策略上，血管超声检查在拔管前的应用为评估导管周围是否有血栓形成及导管与血管壁之间的关系提供了重要信息，有助于制订拔管计划。在拔管过程中，应温柔操作，避免使用过多力量，遇到阻力时应暂停操作，评估情况并考虑其他干预措施。对于轻度血管痉挛或粘连导致的拔管困难，药物干预如使用血管扩张剂或局部注射肝素溶液，可能是有效的解决方案。在更复杂的情况下，如血栓机化粘连或导管损伤，介入放射科或外科手术干预可能是必要的。

解决拔管困难的过程应是多学科团队共同努力的结果，包括血管外科医生、介入放射科医生、感染病专家和护理团队的紧密合作。

此外，向患者提供详细信息，解释拔管过程可能遇到的困难及应对策略，不仅有助于减轻患者的焦虑和恐惧，也增强了患者的合作性。

最终，为每位患者制订个体化的治疗计划，考虑其整体状况、并发症风险和治疗需求，是确保拔管过程安全性和有效性的关键。通过这些综合性的预防和管理措施，医疗团队可以有效应对拔管困难，确保患者治疗的顺利进行。

第五节　病例分享与思考

病例：患者，男性，6岁。因血液肿瘤的化疗需要，左前臂留置PICC。先前曾报告导管远端皮肤处反复折叠，但因导管功能正常，继续化疗直至疗程结束。化疗结束准备拔除导管时，导管输入端折断，残留导管回缩至体内。医护人员立即压住上臂以防导管深入，急诊请血管外科会诊。本病例的难点在于导管残端可能滞留在原位、卡在胸廓出口或随血流进入肺血管，可能导致灾难性后果，如大面积肺栓塞或严重感染，因此需尽快取出。

手术经过：因属急诊情况，无须术前影像证实导管位置，直接送杂交手术室同步诊治。在DSA透视下，发现导管已脱落至右肺动脉主干并盘旋（图8.1）。主要难题是完整取出PICC，避免相关不良事件。在经验丰富的血管外科医生操作下，通过腔内方法迅速取出导管（图8.2），未发生并发症，手术顺利，患儿生命体征稳定。

尽管手术顺利，术后仍建议行预防性抗凝治疗，疗程至少1个月。

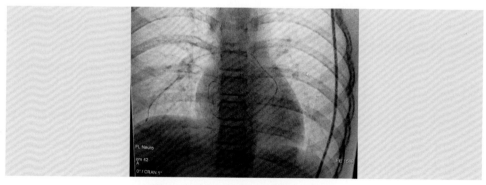

图 8.1　DSA 监测下导管脱落情况

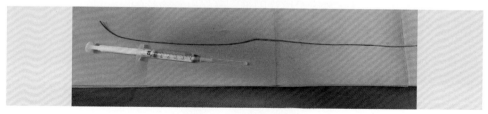

图 8.2　导管成功拔出

病例提供：中山大学孙逸仙纪念医院。

病例思考：本例强调了术前充分评估和拔管困难后应急响应的重要性，尽管事先预料到导管折叠风险，实际操作中未能避开折叠点，导致导管断裂，但是在导管脱落后，快速而有效的应急处理避免了严重并发症。此案例突显了导管管理和维护的重要性，对于长期留置的导管，应定期检查和维护，尤其是需对可能出现的折叠和磨损情况及时处理，避免进一步的损伤和潜在风险。多学科协作，从急诊反应到血管外科手术，展示了多学科团队协作在处理复杂病例中的重要性，快速有效的协作不仅提高了治疗成功率，也减少了患者的痛苦和风险。尽管手术顺利，术后预防性抗凝治疗是必要的，以防止血栓形成和其他并发症出现，定期随访和监测确保患者的长期健康。这些经验为今后类似病例的管理提供了参考和借鉴。

第九章　药物治疗

第一节　抗凝治疗

  CVC 在肿瘤患者群体中具有广泛的临床应用，包括化疗、骨髓移植及输血，并可以保护外周静脉免受反复静脉穿刺的伤害。但是，除外导管等因素，肿瘤本身即是一个促进高凝状态的重要因素。研究表明，CVC 是使癌症患者 VTE 风险增加 8.5 倍的独立因素。所以，在肿瘤患者置管群体中，凝血状态的监测及抗凝药物剂量和疗程的选择极为重要。但是如今国内外对于 CRT 的预防，抗凝治疗仍没有明确统一的定论。

  抗凝是防治 VTE 的基石，而 CRT 是 VTE 的一种，在肿瘤 CRT 的防治中，抗凝同样发挥了重要的作用。随着抗凝药物及凝血监测状态的不断发展和进步，对于患者的抗凝药物管理也逐渐向着精确简易的趋势进展。在未来，相信有越来越多的抗凝药物研究在这个领域不断展开。如今研究聚焦的主要问题如下：①对于肿瘤 CVC 置管患者，是否需要进行抗凝预防？证据如何？②对于 CRT 形成的患者，需要选择何种抗凝药物？③对于 CRT 形成的患者，抗凝时间应如何判断？④ CRT 引发的导管失功，拔管后是否需要持续抗凝？抗凝时间多长？

  带着这些问题，本节将详细地介绍当今临床常用的各种抗凝药物，指南对于抗凝药物的种类及疗程的选择，抗凝监测，以及本中心经验：如何通过多种抗凝药物监测的方法获得更好的精准抗凝效果。

一、常用的静脉血栓抗凝药物

（一）肝素类药物：间接Ⅱ因子抑制剂

  肝素是最早推出的针对静脉血栓的抗凝药物，其是一种硫酸化的葡萄糖胺聚糖。肝素具有很强的抗凝作用，但其机制是通过增强抗凝血酶的活性起到抗凝作用。当没有肝素存在时，或在正常生理状态下，血浆中肝素含量甚微，AT-Ⅲ的功能位点没有充分暴露，其结合凝血因子十分缓慢。而当肝素浓度提升后，其通过高亲和力结合 AT-Ⅲ中的赖氨酸残基，使 AT-Ⅲ暴露功能位点从而加速抑制凝血因子。所以，当 AT-Ⅲ活性下降的时候，即使提升肝素的输注剂量仍无法增强抗凝效果。低分子肝素（LMWH）相比于普通肝素，其分子量较小，大部分糖基侧链不到 18 个碳原子，所以其不能结合凝血酶，但仍具有 AT-Ⅲ结合的功能位点，所以 LMWH 与普通肝素抗凝机制相似，但抗凝作用较普通肝素弱。

在直接口服抗凝药物（DOAC）上市之前，治疗 VTE 的一线药物包括肝素注射液和维生素 K 拮抗剂。所有需要抗凝治疗的 VTE 患者应至少抗凝治疗 3 个月，及时给予肠道外抗凝药（普通肝素、LMWH 和磺达肝癸钠）。普通肝素具有半衰期短、可迅速被鱼精蛋白中和的优点，推荐用于拟直接再灌注治疗及严重肾功能不全［肌酐清除率（Ccr）< 30 mL/min］或重度肥胖患者。而 LMWH、磺达肝癸钠抗凝疗效优于普通肝素，发生大出血、肝素诱导的血小板减少症（HIT）的风险较低。如今，越来越多的指南推荐 LMWH 为肿瘤相关血栓的基础治疗药物，大量的随机对照试验（RCT）证据指出，相比于华法林，LMWH 减少了复发性 VTE 的发生风险，并且没有增加大出血的风险。但是，研究也发现由于需要注射，并且价格较贵，患者对于 LMWH 的依从性较差。

（二）华法林：维生素 K 拮抗剂

在 DOAC 上市之前，华法林是唯一的口服抗凝药，同时也与肝素类药物同为抗凝的一线药物。华法林通过抑制维生素 K 环氧化物还原酶发挥作用，这种酶可以将维生素 K 转化为肝脏产生活性凝血因子所需的形式。当这种酶被抑制时，维生素 K 依赖的凝血因子（Ⅱ、Ⅶ、Ⅸ和 X）产生功能性缺陷。但是华法林的抗凝作用受到同时发生的药物-食物相互作用、维生素 K 摄入量及遗传多态性的影响。因此华法林在不同患者中使用的剂量不同，需要常规的凝血功能监测，以确保达到治疗性抗凝效果及预防出血。但是我国目前还是个发展中国家，患者群体中不乏许多农村或山区群体，他们医疗卫生知识较为薄弱，地方医院宣传力度较小，患者无法自觉到医院监测凝血功能、调整相应抗凝剂量，造成了一定的抗凝药物误用，从而造成脑卒中、大出血及相关死亡等不良事件。另外，随着我国人口老龄化加剧，基础疾病及肿瘤的发病率也在不断增高，华法林的使用剂量在这些特殊人群中也需要进行一定的调整，从而造成了临床路径的冗杂。

（三）磺达肝癸钠：间接 X a 因子抑制剂

磺达肝癸钠是一种单靶点的间接 X a 因子抑制剂，分子量为 1725 kD。它通过催化丝氨酸蛋白酶抑制剂 AT- III 的构象变化，使凝血通路内的重要因子 X a 的自杀灭活加速 340 倍以上，进而抑制了凝血酶在凝血信号传导途径中的生成。磺达肝癸钠不抑制凝血酶活性，不影响凝血酶的功能，具有皮下完全的生物利用度，由于分子量小而容易进入栓塞部位，因而起效时间短，经过 2 小时即可达到药效高峰。并且它经过肾脏即可完全清除而不经过肝脏代谢，药物半衰期时间为 17 ~ 21 小时，用药安排更为灵活，抗凝个体差异小，药动学可预测。由于磺达肝癸钠依赖与 AT- III 的结合（摩尔比 1 ：1），AT- III 的血浆浓度可能是药物效用的限速因素。

磺达肝癸钠于 1983 年合成后迅速引入临床使用。在过去十年内，磺达肝癸钠已广泛用于治疗 VTE、DVT、急性冠脉综合征等。对 2002 年的四项随机双盲研究的 Meta 分析显示，与依诺肝素相比，磺达肝癸钠在预防 DVT 方面疗效更好，术后服用磺达肝癸钠疗效优于依诺肝素，总体 DVT 的风险降低了 50% 以上且不增加临床相关出血的风险。一项研究表明，磺达肝癸钠 / 依度沙班与磺达肝癸钠 / 维生素 K 拮抗剂治疗症状性 DVT 一样有效，在治疗血栓方面可能具有优势。在 2001 年的一项对于髋关节置换术后患者的多中心临床试验研究中，与 LMWH 相比，磺达肝癸钠可以显著降低 VTE 的发生率，使相对风险降低 82%。PENTHIFRA 研究是在 99 个中心进行的大型临床试验，共包含 1711 位因股骨骨折而进行手术的患者，研究表明磺达肝癸钠较依诺肝素预防 VTE 的效果更好，在第 11 天时磺达肝癸钠预防 VTE 的相对风险降低了 56%，并且两组的主要出血情况相近。

（四）阿加曲班：II 因子抑制剂

阿加曲班于 1990 年 2 月在日本上市，最初适应证为慢性动脉闭塞症或闭塞性动脉硬化，2000 年美国食品药品监督管理局（Food and Drug Administration，FDA）批准用于治疗及预防血栓形成及肝素诱导的血小板减少症。阿加曲班是一种凝血酶直接抑制剂，可以可逆地与凝血酶活性位点结合，并且由于分子量比较小而容易进入血栓，直接灭活与纤维蛋白结合的凝血酶。通过静脉推注后阿加曲班可立即产生抗凝作用，30 分钟后活化部分凝血活酶时间即达到高峰。并且其药物半衰期短（39 ~ 51 分钟），但其抑制凝血酶产生的活性作用可以持续较长时间。但是如今指南对于阿加曲班在肿瘤相关 VTE 治疗中的推荐较少。

（五）DOAC

近年来 DOAC 发展迅速，主要包括凝血因子 Xa 抑制剂（利伐沙班、阿哌沙班、依度沙班等）、凝血因子 IIa 抑制剂（达比加群酯等）。DOAC 具有快速起效、与食物药物相互作用少、无需监测、剂量固定及用药方便等优点，这为患者的院外治疗提供了便利与可能性。类似 LMWH 这样的间接抑制剂无法直接抵达凝血结合结构，而 DOAC 则可以抑制凝块内的纤维蛋白原活化并防止血栓扩张。最新的观点认为，凝血酶是催化直接纤维蛋白生成和激活血小板的主要酶。X 因子与辅因子 FVa 结合，并通过内源性或外源性凝血途径激活 FXa，导致血栓激酶原的生理性激活。通过 DOAC 抑制 Xa 和凝血酶可以调节血凝块的形成，防止出现 VTE。达比加群酯对凝血酶具有高亲和力和特异性，可使纤维蛋白结合型和非结合型凝血酶失活。利伐沙班和依度沙班直接抑制因子 Xa，可逆性地与其活性部位结合，特异性高。而阿哌沙班则同时抑制游离因子 Xa 和纤维蛋白结合因子 Xa 并激活凝血酶原酶。DOAC 的作用机制不需要任何生物转化作用或辅助因素。与华法林相比，DOAC 起效快且具有较短的半衰期，可以固定剂量给药而不需要进行凝血监测。然而，由于药物之间潜在的相互作用，DOAC 的使用也存在局限性。DOAC 均是外排转运蛋白 P-糖蛋白（P-gp）的底物。P-gp 控制着它们在胃肠道的吸收和肝肾的排泄。利伐沙班的代谢途径主要有细胞色素 P450、CYP3A4、CYP2J2 和 CYP 非依赖性机制，而依度沙班和阿哌沙班仅通过 CYP3A4 依赖性机制代谢。因此，影响上述机制的药物可能会影响 DOAC 的药物代谢动力学。

DOAC 可以弥补 LMWH 的部分缺陷，如 DOAC 便宜、口服并且不需调整剂量，便于院外治疗；与其他药物作用小；经临床研究证实可以更有效地预防血栓的复发。但值得注意的是，DOAC 相较于 LMWH 却增加了大出血及临床相关非大出血的风险。我们汇总了 DOAC 的相关特征，见表 9.1。常用 VTE 抗凝药物特征见表 9.2。抗凝药物作用靶点模拟图见图 9.1。

表 9.1 DOAC 相关特征

特征	达比加群酯	阿哌沙班	利伐沙班	依度沙班
靶点	IIa	Xa	Xa	Xa
到达峰值时间	1.5 ~ 3 小时	1.5 ~ 3.5 小时	2 ~ 4 小时	1 ~ 2 小时

续表

特征	达比加群酯	阿哌沙班	利伐沙班	依度沙班
半衰期	12～17 小时	12～15 小时	5～13 小时	10～14 小时
剂量	每日 2 次	前 7 天每日 2 次，10 mg；接着每日 2 次，5 mg	前 21 天每日 2 次，15 mg；接着每日 1 次，20 mg	每日 1 次，60 mg
延展期治疗剂量	无	6 个月后每日 2 次，2.5 mg	6 个月后每日 1 次，10 mg	无
肾清除率	80%	27%	35%	50%
药物相互作用	决奈达隆酮康唑利福平抗酸剂圣约翰草米非司酮环孢素考比司他	卡马西平去纤苷地塞米松磷苯妥英苯妥英利福平	阿哌沙班克拉霉素考比司他康尼伐坦依度沙班 X 因子艾代拉利司茚地那韦	P-gp 抑制剂
拮抗剂	依达赛珠单抗	经氨基酸修饰的人类基因重组因子 Xa 诱饵蛋白	经氨基酸修饰的人类基因重组因子 Xa 诱饵蛋白	经氨基酸修饰的人类基因重组因子 Xa 诱饵蛋白
注意事项	以下人群避免使用：4 期肾病（Ccr < 30 mL/min），透析，妊娠，母乳喂养，化疗（评估化疗药物与 DOAC 相互作用），抗磷脂综合征，体重超过 120 kg	以下人群避免使用：4 期肾病（Ccr < 25 mL/min），透析，妊娠，母乳喂养，化疗（评估化疗药物与 DOAC 相互作用），抗磷脂综合征，体重超过 120 kg	以下人群避免使用：4 期肾病（Ccr < 15 mL/min），透析，妊娠，母乳喂养，胃肠肿瘤，化疗（评估化疗药物与 DOAC 相互作用），抗磷脂综合征，体重超过 120 kg	以下人群避免使用：4 期肾病（Ccr < 30 mL/min），透析，妊娠，母乳喂养，胃肠肿瘤，化疗（评估化疗药物与 DOAC 相互作用），抗磷脂综合征，体重超过 120 kg

表 9.2　VTE 常用抗凝药物特征

药品	用法	起效	半衰期	监测	代谢	安全性	评价
普通肝素预处理 100 U/kg	静脉注射	最快	1～5 小时	APTT，PLT	肾	出血，骨质疏松，血小板减少	需要注射，出血风险高
LMWH（0.1 mL/ 10 kg，每 12 小时 1 次）	皮下注射	快（3 小时）	4～6 小时	PLT，抗 Xa	肾	出血，骨质疏松，血小板减少	需要注射，局部并发症及出血

续表

药品	用法	起效	半衰期	监测	代谢	安全性	评价
华法林	口服	3~5天	44~60小时	INR, PT	肾	出血	需要监测,出血风险高
DOAC	口服	1~2小时	8~12小时	抗Xa	肾、肝、大便	出血	除达比加群酯外,国内尚无拮抗剂
磺达肝癸钠	皮下注射	30分钟	17小时	无	肝、肾	肝素诱导的血小板减少症也适用	国内尚无拮抗剂

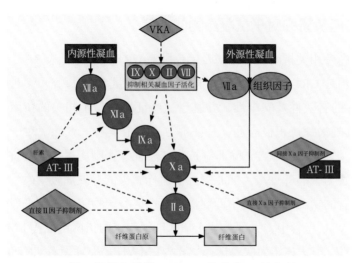

AT-Ⅲ,抗凝血酶Ⅲ;VKA,维生素K拮抗剂。

图9.1 常用抗凝药物的作用靶点

(六)可能含有抗凝成分的中药与中成药

中药治疗在我国同样为一种重要的治疗方法,为了弘扬我国优秀传统文化,在此介绍几种可能具有抗凝成分的中药与中成药。中医对于血栓的认识是基于对血瘀证的认识。中医认为,血瘀的发生病机主要为阳气虚损,鼓动无力,血行滞缓,留而成瘀;或肝气郁结,疏泄不利,气滞血瘀;或寒入经脉,血液凝涩,停而为瘀;或热入营血,血热互结为瘀。治疗总则为活血化瘀。活血化瘀药的主要作用为疏通血瘀、促进血液流通及消散淤血。丹参是现在临床上最常用的活血化瘀中药。与其配伍作为活血化瘀药对的有红花、牡丹皮、三七、葛根、黄芪、川芎及当归等。丹参有抗血小板聚集、扩张冠脉及外周血管的作用。红花则具有一定的抑制血管壁炎症的作用，其药理机制可能是抑制 NF-κB 通路。丹参与牡丹皮配伍具有清凉活血的作用，其被证明在家兔模型中可以降温及缩短凝血酶时间（thrombin time，TT）及凝血酶原时间（prothrombin time，PT）。其他具体中药作用可参考王雅莉等撰写的综述"活血化瘀中药丹参药对的研究进展"。但是，在静脉血栓形成急性期，仍然应该使用西药进行治疗，中药可作为西药治疗外的辅助治疗，作为长期预防保健，治疗慢性血栓形成及血栓后综合征。在使用中药治疗过程中应注意中药成分是否影响西药抗凝药物的作用，是否增加出血风险，如丹参可影响华法林的抗凝作用，脉络疏通丸可与华法林相互作用造成肌间血肿。

二、指南及研究对于抗凝药物的推荐

当前国内外相关指南对于预防及治疗肿瘤 CRT 的推荐见表 9.3。

抗凝是治疗 CRT 的基石及重要手段。先前大量 RCT 探究了多种抗凝药物对于 CRT 治疗的有效性及安全性，并基于这些证据编写了相关的指南。当前指南对 CRT 的抗凝治疗持积极态度，且在部分推荐上具有一致性。对于上肢近端深静脉（腋窝、锁骨下）CRT，除非有抗凝禁忌证，否则应尽早进行抗凝而不是拔除导管。尽管与腋静脉远端（如肱静脉）血栓相关的并发症较少发生，但是在不考虑拔除导管的情况下，应使用低剂量预防性抗凝药物防止血栓进展。

在癌症 VTE 患者中，大部分基于临床证据制定的指南均推荐 LMWH 作为主要的抗凝选择，华法林作为次要选择。虽然 LMWH 是癌症患者 CRT 的首选药物，但 LMWH 桥接到华法林仍是一个较能被临床接受的选择。而如果抗凝治疗无法使 CRT 部位症状改善或存在导管相关感染的时候，则应考虑尽早拔除导管。并且，当发生 CRT 后，无论导管是否取出，指南均推荐进行至少 3 个月的抗凝治疗。如果导管没有拔除，那么抗凝时间应该持续到拔管被拔除之后。

然而，LMWH 仍具有很大的局限性，需要每日注射，并且价格较为昂贵。大部分的患者都希望在初期治疗的 3 ~ 6 个月转为口服抗凝药物从而避免反复注射的痛苦，故依从性较差，这也在一定程度上造成了 VTE 的复发。21 世纪新兴的 DOAC 则具有更多优点，可以弥补 LMWH 的部分缺陷，如便宜、口服并且不需调整剂量，便于院外治疗；与其他药物作用小；经临床研究证实可以更有效地预防血栓的复发。如今越来越多的指南推荐在非癌症 VTE 患者中使用 DOAC 进行抗凝。一项纳入四个探究 DOAC 治疗 VTE 的大型 RCT 的 Meta 分析证明 DOAC 在癌症患者中治疗的有效性和安全性。Posch 等通过网络 Meta 分析提供了 LMWH 和 DOAC 在癌症 VTE 患者中治疗的相对有效性。DOAC 的疗效与 LMWH 相当（$RR=1.08$，95% CI 0.59 ~ 1.95，$P=0.81$），安全性提高无显著性差异（$RR=0.67$，95% CI 0.31 ~ 1.46，$P=0.31$）。而自从两大探究 DOAC 在肿瘤 VTE 治疗疗效及安全性的临床研究 Hokusai-VTE 及 SELECT-D 发表后，各大指南不约而同地根据最新研究更新了对于 DOAC 及 LMWH 在肿瘤 VTE 治疗中使用的最新规范。2019 年 NCCN 指南将利伐沙班列为 LMWH 初始治疗后的单药治疗。2018 年国际血栓与止血学会（International Society on Thrombosis and Haemostasis，ISTH）的科学标准化委员会则直接推荐在出血风险低、与现肿瘤系统治疗无相关药物作用的确诊 VTE 肿瘤的患者中使用 DOAC（利伐沙班或依度沙班）治疗，而将 LMWH 作为可替代药物。由 10 位加拿大专家组成的团队提出了一个风险分层的分级及治疗方案：在有高出血风险、活跃性的消化道或尿道肿瘤及与 DOAC 有相互作用风险的患者群体中应使用 LMWH 治疗，DOAC 作为替代药物。并且，指南建议患者在每 3 个月的治疗疗程后，重新评定患者的获益风险比，当肿瘤不再活跃时应考虑停止抗凝。2019 年国际血栓与癌症协会指南还建议若没有强烈的药物相互作用、胃肠道吸收障碍或泌尿生殖道高出血风险，可在没有初始胃肠外抗凝治疗的情况下使用利伐沙班或在胃肠外抗凝至少 5 天后开始使用依度沙班。

但是，如今仍缺乏使用 DOAC 治疗肿瘤患者 CRT 的证据。一项单中心回顾性研究分析了使用利伐沙班治疗 83 例肿瘤 CRT 患者的结果，大部分患者（73%）为晚期癌症，大约有一半人被发现有 CRT，93% 的 CRT 与输液港相关。在 90 天的随访期内，有 6 例死亡，3 例发生不同部位复发性 VTE，2 例大出血（2.4%），1 例由于非临床相关大出血引起利伐沙班停用。Catheter 2 研究是一个多中心前瞻性队列研究，使用利伐沙班治疗 70 例癌症 CRT 患者。经过 12 周的治疗，全部患者的导管得到再通，保留住了导管的功能，仅发生 1 例复发性 VTE（1.43%；致命性肺栓塞），7 例大出血事件（10%）。DOAC 存在的问题是相比于 LMWH，可能会增大患者的出血风险，特别是在胃肠道恶性肿瘤患者中，其使用安全性更应受到关注。未来应该展开更进一步的研究探究利伐沙班在肿瘤 CRT 治疗中的安全性及有效性。

目前，根据现有研究及指南推荐，可以得出的较为一致性的临床建议是：

①对于无抗凝禁忌证的患者，推荐使用 DOAC、LMWH、磺达肝癸钠、普通肝素等抗凝药物对 CRT 进行抗凝；②对于无抗凝禁忌证的患者，推荐将 DOAC、LMWH 作为一线的抗凝药物，在高出血风险如胃肠道肿瘤患者中，应该使用 LMWH 而非 DOAC；③对于无抗凝禁忌证的患者，当 CRT 发生后，应持续抗凝至少 3 个月，并持续到导管移除之后；④对于有抗凝禁忌证的患者，考虑移除导管或者持续观察症状是否进展，当禁忌证消失后进行至少 3 个月的抗凝治疗。目前指南未对 DOAC 种类做出选择，在 DOAC 及 LMWH 之间未做出更优选择，具体的临床方案制订，需要根据临床上的实际情况，如患者的需求、相关禁忌证等。

表 9.3　指南对于防治肿瘤导管相关血栓的推荐

指南	预防	治疗
ACCP-9（2012）、ACCP 2016	对于留置 CVAD 的肿瘤患者，建议使用 LMWH 或低剂量 UFH（分级：2B）或 VKA 进行常规预防（分级：2C）	对于上肢急性深静脉血栓形成的患者 - 推荐肠外抗凝（LMWH、磺达肝癸钠、普通肝素）优于不抗凝（分级：1B） - 推荐 LMWH 和磺达肝癸钠优于静脉注射普通肝素（分级：2C）和皮下注射普通肝素（分级：2B） - 推荐单抗凝治疗优于溶栓（分级：2C） （1）如果进行了溶栓治疗，同样需要服用相同剂量和疗程的抗凝药物（分级：1B） （2）如果 CVAD 有功能并需要持续使用，建议不移除（分级：2C） （3）如果 CVAD 被移除，推荐进行 3 个月的抗凝治疗优于长期治疗（分级：2C） （4）如果 CVAD 没有被移除，推荐癌症患者在抗凝后 3 个月停止治疗（分级：1C）
ASCO 2013	对于留置 CVAD 的肿瘤患者 - 不推荐常规预防血栓 - 推荐常规生理盐水冲管 - 不推荐常规溶栓预防导管堵塞	对于肿瘤 CRT 患者 - 推荐使用 t-PA 疏通管道及保留导管功能 - 当溶栓治疗无效时或者患者有抗凝溶栓禁忌证时，推荐移除 CVAD - 推荐使用 3～6 个月的 LMWH 抗凝治疗或 LMWH 桥接华法林治疗症状性 CRT
ESMO 2015	对于留置 CVAD 的肿瘤患者 - 不推荐常规预防血栓 - 推荐常规生理盐水冲管 - 不推荐常规溶栓预防导管堵塞	对于肿瘤 CRT 患者 - LMWH 优于 VKA［级别：ⅡA］ - 在使用导管时应持续抗凝［级别：ⅢA］ - 当导管失功的时候，应在短疗程（3～5 天）抗凝后取出［级别：ⅠA］ - 抗凝至少需要持续 3～6 个月［级别：ⅠC］ - 治疗 CRT 后，在使用导管时应持续抗凝［级别：ⅠC］ - 不推荐常规溶栓［级别：ⅠB］

续表

指南	预防	治疗
ISTH 2013	对于留置 CVAD 的肿瘤患者 - 不推荐常规预防血栓（分级：1A） - 导管应放置在右侧颈静脉，导管尖头应该留置在上腔静脉和右心房交界处（分级：1A）	对于肿瘤 CRT 患者 - 抗凝至少需要持续 3 个月 - 推荐 LMWH 治疗 - 如果 CVAD 仍保留功能，位置良好且无感染，则不需要移除
NCCN 2022	对于留置 CVAD 的肿瘤患者 - 不推荐常规预防血栓	对于肿瘤 CRT 患者 1. 无抗凝禁忌证 - 至少抗凝 3 个月或使用导管时持续抗凝 - 考虑症状持续、导管感染、导管失功或不需要时拔除导管 - 移除导管后持续抗凝 3 个月 - 考虑在特定病例里进行腔内治疗（药物机械溶栓或机械取栓） 2. 有抗凝禁忌证 - 移除导管或持续观察 - 禁忌证消失后进行至少 3 个月的抗凝治疗
输液导管相关静脉血栓形成防治中国专家共识（2020 版）	CRT 作为 DVT 的一种，其预防不应与患者整体 VTE 预防割裂，尤其下肢 DVT 可能比 CRT 产生更大危害。因此，对于血栓高危患者，仍有必要针对 VTE 风险采取相应预防措施	对于 CRT 形成的患者 - 目前缺乏足够的临床研究指导 CRT 抗凝药物选择。临床上最常使用 LMWH 和 DOAC - 多数指南推荐 LMWH 作为初始抗凝药物，但是否需要在保留导管期间一直使用该剂量，目前缺乏严谨的临床证据 - 国际和国内指南陆续将 DOAC 列为肿瘤患者静脉血栓治疗的一线用药或首选用药。在利伐沙班标准治疗方案（15 mg，每日 2 次，3 周；之后 20 mg，每日 1 次，6 个月）基础上联合微粉化地奥司明（2 片，每日 1 次，6 个月）可提高静脉再通速度，降低 6 个月内静脉血栓右综合征发生率，且不增加出血风险 - 目前，多个指南建议在保留导管期间一直使用抗凝治疗，至拔除导管后 3 个月。但目前指南推荐的疗程是基于下肢 DVT 治疗经验的推导，缺乏直接相关研究

三、凝血相关监测

（一）凝血常规

凝血过程是一系列血浆凝血因子相继酶解激活的过程，一般分为内源性凝血途径、外源性凝血途径和凝血共同途径。目前，临床主要用 PT、APTT、TT、纤维蛋白原测定来反映体内凝血系统的状况。其中 PT 测定是外源性凝血系统较为敏感和常用的筛选试验，反映血浆中凝血因子 Ⅱ、Ⅴ、Ⅶ、Ⅹ 和 Ⅰ 的总体活性；APTT 测定是内源性凝血系统较为敏感和常用的筛选试验，能反映血浆凝血因子 Ⅷ、Ⅸ、Ⅺ、Ⅻ 的水平；TT 测定主要反映凝血共同途径纤维蛋白原转变为纤维蛋白的过程中，是否存在纤维蛋白原异常、是否发生纤溶和是否存在抗凝物质。纤维蛋白原主要由肝脏合成，是凝血酶作用的底物，在凝血酶水解下形成肽 A 和肽 B，最后形成不溶性的纤维蛋白以起到止血作用。另外纤维蛋白原也是一种急性时相反应蛋白，除作为凝血因子 Ⅰ 直接参与凝血过程外，还具有其他多种功能，与血小板膜糖蛋白膜 Ⅱ b/ Ⅲ a 结合，介导血小板聚集反应而影响血流黏滞度，最终形成血栓，故纤维蛋白原水平升高是血栓形成及心血管疾病的重要危险因子。

另外，纤维蛋白的降解产物 D- 二聚体也是临床上常用的一种凝血标志物，在 VTE 的诊治中，D- 二聚体是血栓形成的敏感标志物，但缺乏特异性。许多因素诸如肿瘤、妊娠、炎症以及手术创伤均会使 D- 二聚体水平升高。因此，临床上常用正常阈值内的 D- 二聚体水平排除 VTE 从而避免不必要的影像学诊断。近来研究表明，根据年龄及 VTE 风险评分（Wells 评分或 Geneva 评分）调整 D- 二聚体阈值水平是提高 D- 二聚体诊断 VTE 特异性的有效方法。D- 二聚体持续性升高被认为提示血栓急性进展，可以从一定程度上指导抗凝，并预测复发风险。在抗凝治疗中或停止治疗后测定 D- 二聚体有助于对复发性 VTE 进行风险分层从而提供个性化的治疗。D- 二聚体试验阳性的 VTE 患者复发率为阴性患者的 2 倍。在停止抗凝治疗后 1 个月，D- 二聚体试验阳性的男性患者 1 年内复发风险为 15% ~ 18%，而阴性患者的复发风险为 8% ~ 10%。常用的凝血常规监测试验的种类和应用见表 9.4。

表 9.4　常用的凝血常规监测试验的种类和应用

试验名称	意义与应用
PT	反映外源性凝血系统活性：F Ⅶ，F Ⅹ，F Ⅴ，F Ⅱ，纤维蛋白原。可用于监测华法林治疗
APTT	反映内源性凝血系统活性：激肽释放酶原，高分子量激肽原，F Ⅻ，F Ⅺ，F Ⅸ，F Ⅷ，F Ⅹ，F Ⅴ，F Ⅱ，纤维蛋白原。可用于监测普通肝素治疗
TT	反映纤维蛋白原水平和功能
D- 二聚体	提示体内高凝状态或血栓进展。可作为 VTE 的筛查试验，指导抗凝药物使用的疗程及剂量

（二）抗Xa监测

色素生成抗Xa监测是目前监测 LMWH 和磺达肝癸钠治疗的金标准。但是现在通常认为在普通患者中，接受 LMWH 或磺达肝癸钠治疗并不需要常规监测抗Xa水平。反对这一观点的理由是皮下注射后的高生物利用度和可预测的剂量反应，出血风险和抗凝疗效与抗Xa水平之间缺乏相关性，临床研究表明抗Xa水平调整剂量并不能改善预后结局，以及以体重为标准调整剂量方法具有安全性。但是在特殊人群中，如妊娠、儿童、肥胖及肾衰竭患者中，使用抗Xa水平监测 LMWH 和磺达肝癸钠有助于提升抗凝疗效。

同样，对于 DOAC 而言，在特殊人群中如老年、肥胖、需要使用影响代谢途径药物的人群、肾衰竭及反应不良者，药物监测是必要的。使用 DOAC 的患者在特殊干预或紧急情况下（出血、急性脑卒中、创伤、手术）需要做监测，评估其抗凝效果以指导后续治疗时，也需要做监测。使用抗Xa活性监测来监测抗Xa的 DOAC 结果相对稳定，可以用于评估大出血、怀疑抗凝效果不佳时的血浆相对药物浓度，用于指导临床是否需要抗凝逆转。

（三）遗传性易栓症监测

易栓症是指人体凝血系统存在某些获得性或遗传性缺陷，使得血液高凝，从而具有高血栓栓塞发生倾向的一种病理状态。研究表明，伴有遗传性凝血系统异常的患者在暴露于获得性危险因素中时，其发生 VTE 的风险显著高于无易栓症人群。对于没有 VTE 个人史但有 VTE 家族史的血栓形成倾向的女性，在妊娠期间其 VTE 发生的风险会增加 2 ~ 4 倍，且其具体取决于患病亲属的数量；伴有先天性抗凝血酶缺陷可使得 VTE 发生风险增加 5 ~ 50 倍；而遗传性蛋白 C 缺乏、蛋白 S 缺乏，可使得 VTE 发生风险增加 6 ~ 11.3 倍，若同时口服避孕药，VTE 发生风险甚至可增至 600 倍。这些都表明，遗传性因素在 VTE 发生中扮演着非常重要的角色。以往研究证实，遗传性易栓症具有明显的种族差异。据报道，多达 6% 的白种人会受 F Ⅴ Leiden 突变的影响，2% 受凝血酶原基因突变的影响，而抗凝血酶、蛋白 C 和蛋白 S 缺乏则较少见，发生率分别不超过 0.02%（抗凝血酶）、0.4%（蛋白 C）和 0.13%（蛋白 S）；在黑种人中，有研究表明多达 35% 的 VTE 患者会出现易栓症，其中凝血因子Ⅷ水平升高是其罹患易栓症的最主要原因；在我国，过往研究指出凝血酶原基因突变，F Ⅴ Leiden 突变的发生率很低，而在一项纳入 3493 名汉族志愿者的研究中，则发现蛋白 C、蛋白 S 和抗凝血酶缺乏的总发生率分别达到 1.15%、1.49% 和 2.29%，即蛋白 C，蛋白 S 和抗凝血酶缺乏是汉族人群患易栓症的主要原因。

目前指南推荐遗传性易栓症的筛查对象为：①血栓发生年龄 < 50 岁；②少见栓塞部位的静脉血栓（如内脏静脉血栓、腔静脉血栓、颅内静脉血栓）；③弱致病因素相关的 VTE（如小手术、口服避孕药、雌激素替代治疗）或特发性 VTE；④口服华法林抗凝治疗中发生双香豆素性皮肤坏死；⑤ 2 次以上复发性 VTE，尤其是在年轻时出现静脉血栓栓塞；⑥ ≥ 2 个父系或母系家族成员发生有 / 无诱因的 VTE，尤其是直系亲属较年轻时出现静脉血栓栓塞；⑦妊娠相关 VTE；⑧反复不良妊娠（复发性流产、死胎、早产等）；⑨新生儿发生内脏血栓、暴发性紫斑、皮肤出血性坏死者。遗传性易栓症的 VTE 患者，其一级亲属在发生获得性易栓症或存在获得性易栓因素时，建议进行相应遗传性缺陷的检测，但检测人群不应常规扩大至其他非一级亲属。不推荐对合并 VTE 的肿瘤患者进行易栓症的筛查。且当前正在进行抗凝治疗的 VTE 患者或者急性 VTE 患者，体内抗凝蛋白水平降低，不推荐进行抗凝蛋白活性检测，但可进行相关基因检测。

传统的实验室诊断手段如下。①凝血因子浓度检测：F Ⅷ、F Ⅸ、F ⅩⅠ、F ⅩⅡ、纤维蛋白原、凝血酶 – 抗凝血酶复合物；②抗凝因子检测：抗凝血酶活性、蛋白 C、蛋白 S、TFPI；③血管内皮功能检测：血栓调节蛋白、血管性血友病因子；④凝血活化和纤溶标志物：D- 二聚体（阴性排除指标）、纤维蛋白降解产物、血栓前体蛋白、纤维蛋白单体、t-PA、PAI、PIC、纤溶酶原；⑤血小板功能试验：血小板功能、GMP-140、血栓弹力图；⑥其他异常遗传背景：高同型半胱氨酸血症、F V Leiden（APC-R 阳性）、凝血酶原 G20 210A 突变、PAI-1 基因多态性；⑦排除获得性易栓症指标：抗心磷脂抗体、狼疮抗凝物、抗 $β_2$-GP1、肿瘤抗原系列、自身抗体系列、肾功能、骨髓形态学、病理组织活检、JAK2-V617F、CD59 等。

而得益于基因检测的进步及高通量测序的发展，基因检测也在易栓症的诊治中发挥着越来越重要的作用。其实诊断遗传性易栓症的金标准即为基因诊断。易栓症基因 DNA 检测不受疾病状态、所用药物的影响，干扰因素少，且用血量少（约 4 mL），阳性率远高于实验室诊断（40% ~ 70%）；另外，基因 DNA 检测可以直接确诊及了解病因分子学机制，减少漏诊和误诊率，有助于明确传统实验室抗凝蛋白检测方法难以发现的抗凝异常，指导抗凝疗程、药物治疗的决策及家族成员早期预防。

（四）新型凝血标志物

对于其他科室的临床医生来说，更为关心使用抗凝药物的安全性（主要为出血事件），所以常规的凝血功能监测，更多聚焦于调控抗凝剂量以预防出血。但是对于血管外科的医生来说，对 VTE 形成机制的了解和用药经验的成熟，使得其在保证安全性用药的情况下，还可以参考一些凝血指标来判断抗凝的有效性。传统常用的临床指标为 D- 二聚体，D- 二聚体持续上升被认为是血栓形成的重要因素，是需要抗凝的标志。但是 D- 二聚体也在越来越多的研究中被指出特异性较差，受到其他因素的影响过多，可能会造成一些假阳性结果。并且，从早期诊断监测的角度来说，生化标志物的出现时间越早，越有利于我们诊断血栓前状态并及时给予预防性的治疗，以获得更好的预后结局。而在凝血级联瀑布中，D- 二聚体位于纤维蛋白原降解之后，在时间线上较晚，无法及时与灵敏地反映凝血亢进状态（图 9.2）。凝血酶是血栓形成前的重要一环，但是由于凝血酶半衰期短，我们难以在血液中对其进行检测。所以人们把目光聚焦到 TAT 上。TAT 是人体内凝血和抗凝血功能相互作用以维持生理平衡的产物，是凝血系统激活的分子标志物，提示体内凝血酶的活化。TAT 的升高提示凝血酶正在生成，抗凝血酶不断被消耗，故 TAT 是凝血激活和抗凝血酶消耗的直接证据。因此，TAT 含量的检

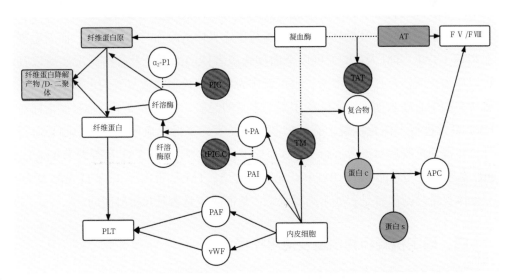

黄色、蓝色代表传统检测项目，红色代表新型凝血指标。

图 9.2　新型凝血指标（TAT、PIC 及 TM）在凝血瀑布中的位置

测可以为预测血栓形成提供一个良好的指标，其产生时间较早这一特点也决定了 TAT 可能比 D- 二聚体更加具有超前诊断血栓发生的临床意义。2017 年 JSTH 将 TAT 纳入了弥散性血管内凝血的诊断标准；一项纳入 870 例肿瘤患者（82 例发生 VTE）的研究表明 TAT 对肿瘤患者的 VTE 具有良好的诊断意义，其曲线下面积（area under the curve，AUC）可达到 0.875；PIC 次之，为 0.739；TM 则为 0.714；D- 二聚体较差，仅为 0.637。

TM 是内皮细胞表面一种具有强抗凝活性的糖蛋白，当内皮细胞损伤时，TM 大量释放，其可结合并抑制凝血酶，形成的复合物可进一步激活凝血抑制因子蛋白 C 发挥抗凝作用，TM 的含量检测也可以帮助我们预判内皮细胞的损伤情况及血栓形成的可能。

我们在考虑血栓形成时，除了凝血系统，还需要考虑纤溶系统的影响。肝脏产生的 α_2- 纤溶酶抑制物是纤溶酶最重要的抑制因子，α_2 纤溶酶抑制物与血液中存在的纤溶酶 1 ：1 迅速结合，形成 PIC 抑制纤溶。因此 PIC 是忠实反映纤溶系统最终阶段的纤溶酶分子标志物，是抗凝治疗疗效和防止再栓的重要指标之一。有研究提出，PIC 与 TAT 可以联合用于监测溶栓治疗疗效，并且 PIC 可以作为预测心肌梗死患者再栓塞的独立指标，TAT 与 PIC 的比值也可作为血栓形成的重要指标。PIC 同样可以作为癌症中反映血栓形成前高凝状态的客观指标，并且可以与 D- 二聚体联合预测 VTE 的形成，其单独诊断 VTE 的 AUC 可达 0.739。

对于抗凝而言，其最终目的是平衡与稳定人体的凝血与溶栓系统，而新型凝血指标（TAT、TM 及 PIC）可以全面反映患者体内的凝血及纤溶状况。所以其可以作为抗凝治疗疗效的参考，也可以作为预测血栓形成或复发的重要指标。笔者所在的中心在长期临床实践中积累了丰富的经验，并初步使用新型凝血指标对 DVT 患者进行个体化抗凝，有效抑制血栓复发，降低出血风险。本中心心血管外科在常规抗凝后对患者进行"静脉血栓组合"监测，根据 TAT 是否大于 4 ng/L，PIC 是否大于 0.8 μg/mL，TAT/PIC 是否大于 5，TM 是否大于 13.3 TU/mL 及 D- 二聚体含量判断患者是否处于高凝状态，从而决定是否延长抗凝时间。

四、确定抗凝药物剂量及使用疗程

由于肿瘤相关 CRT 也是 VTE 的一种，所以其抗凝药物的剂量及疗程选择与 VTE 防治相似。由于越来越多的指南推荐使用 LMWH 及 DOAC 对肿瘤 VTE 进行治疗，且这两种药物在我国越来越普及，利伐沙班也逐渐开始国产化并投入医院使用。故在此处仅对这两种药物进行详细解析。如今许多科室的医生甚至血管外科的医生仍对抗凝药物的使用及相关的指标缺乏深刻的认识，在临床上存在误用、不敢用或者滥用的误区，在用药过程不懂得如何通过多方面评估调整药物的剂量及总的抗凝疗程，对于究竟何时需要停药、什么作为停药指征也不甚了解。如今，抗凝越来越趋向于个体化及精准化，以求达到抗凝的最佳有效性及安全性。为了达到这种效果，我们必须对凝血过程有详尽的了解，并综合各方面辅助检查，对患者的凝血及纤溶状态有良好的评估，才能更好地确定患者使用抗凝药物的剂量及疗程。

当前指南推荐对于发现 CRT 后，在无抗凝禁忌证的情况下，至立刻开始抗凝管理，此期称为急性治疗期（1～21 天）。推荐使用的抗凝药物如下。

1.DOAC

阿哌沙班，10 mg 每日 2 次，7 天；5 mg 每日 2 次，14 天。达比加群酯（150 mg 每日 2 次，如果 Ccr 为 30～50 mL/min 或年龄≥80 岁则使用 110 mg，每日 2 次）需要先用 LMWH 桥接 5～10 天。依度沙班（60 mg 隔日 1 次，如果 Ccr 为 30～50 mL/min 或使用强效 P-gp 抑制剂或体重＜60 kg 则使用 30 mg 隔日 1 次）需要先用 LMWH 桥接 5～10 天。利伐沙班，15 mg 每日 2 次，21 天。

2.LMWH

伊诺肝素，1.5 mg/kg 每日 1 次或 1 mg/kg 每日 2 次，需根据患者体重调整用量。治疗时间不超过 10 天，继而桥接 DOAC。在指南推荐的基础上，临床医生应该注意其他需要评估的要点，从而调定 LMWH 的具体用量。① AT-Ⅲ 及抗Ⅹa 浓度检测；②新型凝血标志物检测如 TAT、TM 和 PIC；③血管专科彩超；④特殊人群中易栓基因筛查。

接着，指南推荐应持续抗凝 3～6 个月，此期称为主要治疗期。推荐使用抗凝药物 DOAC：阿哌沙班，5 mg 每日 2 次；达比加群酯（150 mg 每日 2 次，如果 Ccr 为 30～50 mL/min 或年龄≥80 岁则使用 110 mg 每日 2 次）需要先用 LMWH 桥接 5～10 天；依度沙班（60 mg 隔日 1 次，如果 Ccr 为 30～50 mL/min 或使用强效 P-gp 抑制剂或体重＜60 kg 则使用 30 mg 隔日 1 次）需要先用 LMWH 桥接 5～10 天；利伐沙班，20 mg 隔日 1 次。

主要治疗期结束后，医生应根据表 9.5 中的诱因将患者分为三组，判断患者是否需要延展抗凝：①由重大一过性危险因素（在 VTE 诊断前 3 个月内出现）诱发的 VTE，如全身麻醉手术时间超过 30 分钟、因急性病在医院卧床超过 3 天、剖宫产、重大创伤等；②由轻微一过性危险因素（在 VTE 诊断前 2 个月内出现）诱发性的 VTE，如全身麻醉手术时间短于 30 分钟、因急性病住院时间短于 3 天、雌激素治疗、妊娠、产褥期、因急性病于院外卧床超过 3 天、腿部受伤致行动不便超过 3 天等；③由持续性危险因素诱发及无诱因的 VTE，如癌症、置管（所以置管应继续抗凝）、抗磷脂综合征。

表 9.5 近端深静脉血栓形成中停用抗凝剂后静脉血栓栓塞性疾病复发的估计风险

预估复发风险	危险因素分类	范例
低（每年小于3%）	重大一过性危险因素引起	全身麻醉手术大于 30 分钟
		因急性病或慢性病急性恶化在医院卧床至少 3 天
		骨折创伤
中（每年3% ~ 8%）	轻微一过性危险因素引起	小手术（麻醉手术小于 30 分钟）
		因急性病住院小于 3 天
		肥胖
		持续雌激素治疗
		妊娠
		急性病至少 3 天不能出院
		与行动不便相关的腿部损伤至少 3 天
		长途飞行
高（每年大于6%）	持续危险因素引起	非短暂或可逆性因素引起的一次或多次 VTE 事件
		活动性肿瘤
		置管（发生 CRT 后抗凝应持续到拔管后）
		抗磷脂综合征
		遗传性易栓症
		栓塞家族史
可变异因素	无明显诱因	高复发因素：男性、近端 DVT、DVT 合并肺栓塞、抗凝停药时 D- 二聚体高、年龄

在诱因筛查之外，还需要做 AT-Ⅲ 及抗 X a 浓度检测；新型凝血标志物检测如 TAT、TM 和 PIC；血管专科彩超；特殊人群中易栓基因筛查。医生应根据以上指标对患者体内的凝血状态进行全方位的评估，从而决定是否要对患者进行延展抗凝。

如果医生认为患者需要延展抗凝，那么在这一期中，指南推荐 DOAC：①阿哌沙班，5 mg 每日 2 次或超过 6 个月后 2.5 mg 每日 2 次；达比加群酯（150 mg 每日 2 次，如果 Ccr 为 30 ~ 50 mL/min 或年龄 ≥ 80 岁则使用 110 mg 每日 2 次）需要先用 LMWH 桥接 5 ~ 10 天；②依度沙班（60 mg 隔日 1 次，如果 Ccr 为 30 ~ 50 mL/min 或使用强效 P-gp 抑制剂或体重 < 60 kg 则使用 30 mg 隔日 1 次）需要先用 LMWH 桥接 5 ~ 10 天；③利伐沙班，20 mg 每日 1 次或超过 6 个月后 10 mg 每日 1 次。

延展抗凝判断是否停药需要在诱因筛查之外做 AT-Ⅲ 及抗 X a 浓度检测；新型凝血标志物检测如 TAT、TM 和 PIC；血管专科彩超；特殊人群中易栓基因筛查。抗凝流程模式图见图 9.3。

当前指南较有争议的是，CRT 拔管后的患者，是否需要持续抗凝 3 个月？此时使用的抗凝药物剂量应为多少？我们认为，置管是一个持续性的因素，当导管去除后，由于肿瘤患者自身危险性因素持续存在，所以应该继续抗凝，但是需要同时对出血风险进行评估。此时新型凝血标志物的检查可以有效帮助我们进行判断，TAT/PIC 可以辅助判断患者体内是否高凝，PIC 可以判断患者的纤溶状态，同时结合出血风险评估判断未来使用抗凝药物的获益风险比，从而决定是否对患者进行延展抗凝。

抗凝是治疗肿瘤 CRT 的重要基石。本节重点论述了治疗 CRT 的药物，指南中对于抗凝药物的推荐，相关凝血及抗凝指标的监测及如何确定抗凝药物的剂量和疗程。随着抗凝药物及凝血监测状态的不断发展进步，对于患者的抗凝药物管理也逐渐向着精确简易的趋势进展。我们应该顺应这个潮流，继续推动研究的进展及指南的修订。目前，仍有几个问题悬而未决，一是 DOAC 在肿瘤 CRT 中的预防作用，二是拔管后的抗凝剂量及疗程选择等。希望本节能够起到抛砖引玉的作用，启发诸君的思路，有望在未来解决这一领域的众多问题。

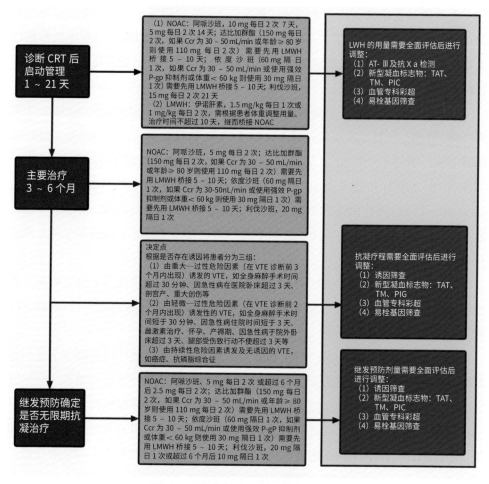

图 9.3 肿瘤相关 VTE 抗凝模式图

第二节 溶栓治疗

CRT 是肿瘤患者临床上常见的血管并发症之一，大多数患者由于化疗、输血、骨髓移植等原因，需要置入 CVC 或 PICC。CVC 通常由于导管长时间留置、血流动力学改变或患者肿瘤原因引起自身血液高凝状态等因素很容易引起继发性血栓。针对血栓的治疗，抗凝是基础，但是难以使血栓溶解，恢复血流。溶栓治疗是针对血栓形成的治疗方法，通过给予溶栓药物，使血栓溶解，恢复血流。对于 CRT，是否需溶栓治疗目前尚无定论，有学者认为，静脉血栓后综合征（PTS）

的风险更低，一般不倾向于积极溶栓。《肿瘤相关静脉血栓栓塞症预防与治疗指南（2019版）》指出，确诊CRT的患者，若无抗凝或者溶栓禁忌证，可考虑导管接触性药物或机械溶栓。因此，针对CRT是否需要积极溶栓，目前尚无统一定论，目前聚焦的问题主要在：①是否需要溶栓？②使用接触性溶栓还是系统性溶栓？③如何选择溶栓药物？相信随着越来越多的溶栓药物临床研究的开展，这些问题会有更明确的答案。本节主要介绍如今常用的溶栓药、溶栓方式的选择、溶栓药物选择及监测指标，结合目前指南和本中心的经验，抛砖引玉。

一、常用的溶栓药物

自1933年Tillett和Garner在处理发热患者血液样本时偶然发现溶血型链球菌可以降解纤维蛋白以来，溶栓治疗的概念逐渐浮出水面。这种降解纤维蛋白的能力为后来的血栓治疗提供了新的思路。随后，这种来源于溶血型链球菌的产物被命名为链激酶。1956年，Cliffton首次阐述了链激酶在血管内溶栓治疗中的初步应用，然而，这种方法也带来了一些出血的不良事件，使得其应用受到一定的限制。与此同时，1947年Macfarlane和Pilling发现了人的尿液具有溶解纤维蛋白的功能。1952年，这种有效成分被成功分离并命名为尿激酶。与链激酶相比，尿激酶的来源更为广泛，为溶栓治疗提供了更多的可能性。

在随后的研究中，Mc Namara和Fischer证实了使用高剂量尿激酶进行动脉内溶栓治疗的有效性。他们的研究显示，血栓完全溶解率高达83%，这一成果为尿激酶在溶栓治疗中的广泛应用奠定了基础。

随着技术发展，t-PA也被发现并应用于溶栓领域。t-PA是一种天然存在的蛋白质，能够转化纤溶酶原为纤溶酶，从而降解纤维蛋白，起到溶栓作用。目前，t-PA已成为临床上广泛使用的溶栓药物之一，尤其是在心肌梗死和脑卒中的治疗中发挥着重要作用。1987年，FDA正式批准t-PA用于治疗急性心肌梗死（acute myocardial infarction，AMI）及肺栓塞。这一里程碑式的批准为溶栓治疗领域带来了新的曙光。

然而，随着需求的增加，t-PA的传统培养方式在生产上遇到了瓶颈，极大地限制了其供应数量。为了解决这个问题，科学家们开始寻找新的生产方法。仓鼠卵细胞系基因克隆技术的出现为重组t-PA的大规模生产提供了可能。

借助这一新技术，重组t-PA得以广泛生产，并在1996年被FDA批准用于

AMI、大面积肺栓塞及急性缺血性脑卒中（acute ischemic stroke，AIS）的溶栓治疗。这一规定不仅缓解了药物供应的压力，还扩大了 t-PA 在临床治疗中的应用范围（图 9.4）。

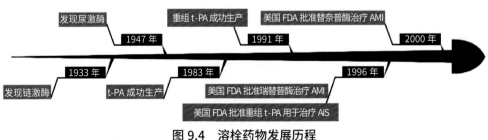

图 9.4　溶栓药物发展历程

随着生物工程技术的不断进步，科研人员开始对 t-PA 的结构进行改良，旨在提高其药效和安全性。经过努力，他们成功研发出了半衰期更长、纤维蛋白特异性更高的新一代溶栓药物，如替奈普酶、瑞替普酶等。这些药物的问世为溶栓治疗提供了更多的选择，也为血栓患者带来了更好的治疗前景。

正常情况下，血栓的溶解依赖于纤溶系统。纤溶酶原在激活物的作用下生成纤溶酶，将纤维蛋白分解为可溶性产物。内源性纤溶酶原激活物主要有来自血管内皮细胞的 t-PA 和来自肾小管及集合管上皮细胞的 u-PA。同时体内多种物质可抑制纤溶系统的活性，主要包括 PAI-1 和 α_2- 纤溶酶抑制剂。无论是链激酶、尿激酶，还是 t-PA 及其衍生物，均不能直接作用使纤维蛋白溶解，而是通常作为辅酶或其他酶激活内源性纤溶系统。

按照溶栓药的发展历程，大致可以归纳如下。

（一）第一代溶栓药物

第一代溶栓药物无纤维蛋白特异性，典型代表为链激酶、尿激酶等，但其作用机制并不完全相同。链激酶不直接激活纤溶酶原，而是通过形成 1∶1 的链激酶 – 纤溶酶原复合物，使纤溶酶原转化为纤溶酶。尿激酶具有激酶活性，不仅可直接激活纤溶酶原使之转化为纤溶酶，还能提高血管腺苷二磷酸（adenosine diphosphate，ADP）酶活性，抑制 ADP 诱导的血小板聚集。但此类药物在溶栓的同时会降低血液中纤维蛋白原及凝血因子的数量，导致出血等严重不良事件的发生。

1. 链激酶

链激酶是一种溶血性链球菌合成的蛋白水解酶，其自身不是纤溶酶原激活物，但可快速结合循环系统中的游离纤溶酶原或纤溶酶，从而启动纤溶系统溶解血栓，是机体内纤溶酶原最有效的激活剂之一。链激酶在血浆中的半衰期为 25 分钟，但其中游离链激酶（约 15%）的半衰期可达 80 分钟。链激酶是第一个用于临床的溶栓药物，优点是效果好、价格低廉，但由于该酶产自于链球菌，所以具有一定的抗原性，易使患者产生过敏反应。该酶可产生纤溶亢进而增加出血的危险。此外，制备时残存的细菌溶血素对心肌和肝脏具有损害作用。这些限制了链激酶的临床应用。

2. 尿激酶

尿激酶是一种从人尿中提取的丝氨酸蛋白酶，具有强大的溶栓能力。它能直接作用于内源性纤维蛋白溶解系统，通过裂解纤溶酶原转化为纤溶酶来实现溶栓效果。纤溶酶不仅能迅速降解纤维蛋白凝块，还能降解纤维蛋白原、凝血因子 V 和 Ⅷ，从而抑制 ADP 诱导的血小板聚集。这些作用共同发挥了溶栓及预防血栓形成的作用，使尿激酶成为临床上应用最广泛的溶栓药物。尿激酶的半衰期短，约为 15 分钟，主要在肝脏进行代谢。这使得它在体内的作用时间相对较短，但能够快速溶解新鲜血栓。此外，尿激酶无抗原性，因此可以重复使用，而不会引发免疫反应。然而，与链激酶相似，尿激酶也可能导致全身纤溶系统亢进。这可能会增加出血并发症的风险，因此在使用时需要谨慎评估患者的凝血状态，并密切监测任何出血倾向。尿激酶作为一种快速、有效的溶栓药物，在血管疾病的治疗中发挥着重要作用。然而，其潜在的出血风险也需要在临床应用中予以充分考虑。

（二）第二代溶栓药物

第二代溶栓药物以 t-PA 为代表，与第一代溶栓药物相比，t-PA 表现出一定程度的纤维蛋白特异性，这意味着它能够更加精准地针对血栓进行溶解，减少了对全身纤溶系统的影响。t-PA 主要通过激活纤溶酶原，使其转化为纤溶酶来发挥作用。纤溶酶是一种能够高效、特异地溶解血栓的酶，而不会对全身纤溶系统造成过度的激活。由于其高效的血栓溶解能力和较低的全身纤溶作用，t-PA 在临床应用中显示出比第一代溶栓药物更低的出血风险。t-PA 的一个主要限制是其具有相对较短的半衰期。这意味着在治疗过程中需要连续滴注以保持药物在血液中的有效浓度。t-PA进入血液系统后，容易与PAI-1结合，从而迅速失去活性。

1. 阿替普酶

阿替普酶是一种与野生型t-PA相似的药物，属于第一代重组t-PA。在体内，t-PA主要由血管内皮细胞合成并分泌到循环系统中，发挥着生理性的溶栓作用，有助于防止血栓的形成和增大。阿替普酶在急救部门中极为常用，是治疗冠脉血栓、肺血栓形成及AIS的首选溶栓药物。由于其具有独特的溶栓机制，主要作用于血栓表面，实现精准溶栓。尽管理论上阿替普酶具有靶向溶栓的特性，但在实际应用中，它仍可能引起全身溶解状态，导致中等程度的循环中纤维蛋白降解，并伴随严重的出血风险。然而，值得庆幸的是，阿替普酶没有抗原性，因此不会引发过敏反应，且必要时可以重复应用，虽然此类药物溶栓作用强于链激酶和尿激酶，但半衰期短，短时间内需大量用药，且价格昂贵，亦有一定的出血不良反应，这些都限制了其在临床中的应用。直至今日，阿替普酶仍然是FDA唯一批准用于治疗AIS的溶栓药物，这进一步证明了其在溶栓治疗领域的重要地位。

2. 其他的第二代溶栓药

如阿尼普酶、重组葡激酶及其衍生物、单链-PA等第二代溶栓药有大量的报道，但与阿替普酶相比还没有大型的临床试验证明它们有绝对优势，有些药也还只是处在动物实验或个案研究的阶段。

（三）第三代溶栓药物

第三代溶栓药物是借助现代分子生物学和生物工程技术对t-PA进行结构改进而得到的创新药物。相较于传统的t-PA，这些新型药物在纤维蛋白特异性、半衰期及溶栓效果上均有了显著的提升。其中的代表药物包括重组t-PA、替奈普酶和瑞替普酶等，它们均具备直接激活纤溶酶原的能力。尽管过去有研究将重组t-PA归类为第二代溶栓药物，但考虑到重组t-PA是通过基因重组技术对t-PA进行的再生产，本文更倾向于将其归入第三代溶栓药物范畴。当这些溶栓药物通过静脉给药后，它们在血液中保持相对非活性的状态。然而，一旦与纤维蛋白结合，它们就会被激活，进而诱导纤溶酶原转化为纤溶酶。这一过程导致纤维蛋白栓的降解，从而实现溶栓效果。这些药物的特性使得它们在临床上具有广泛的应用前景。

1. 瑞替普酶

运用遗传工程修饰的一种非糖基化组织纤溶酶原激活物，是t-PA的单链缺失突变体，能自由地扩散到血栓中，促使纤溶酶原转化为有活性的纤溶酶，以降解血栓中的纤维蛋白，发挥溶栓作用。瑞替普酶具有半衰期较长（14～18分钟）、血浆清除率低、纤溶作用强、无抗原性、在体内对纤维蛋白的结合具有选择性、出血并发症少等特点，是一种长效、专一性强的溶栓药，在临床上应用广泛。

2. 替尼普酶

一种野生型 t-PA 的突变体，对纤维蛋白的特异性比阿替普酶强14倍，对 PAI-1 的耐受性增加了80倍。该药物纤维蛋白特异性高，溶栓作用强，出血发生率低；半衰期长，血浆清除率低，可实现单次给药；无抗原性，不发生过敏反应。

（四）其他溶栓药物

除上述三代溶栓药物外，还有一些非 t-PA 来源的基因工程药物。这些药物包括葡激酶、尿激酶原和去氨普酶等（表9.6）。葡激酶的作用机制与链激酶类似，它需要与纤溶酶原形成1：1复合物，从而促进纤溶酶的生成，降解纤维蛋白栓。葡激酶对纤维蛋白的选择性较高，但其一个主要缺点是容易产生抗体，这可能限制其在临床上的长期应用。尿激酶原（pro-UK）是另一种值得关注的溶栓药物。它在体内蛋白酶的作用下可以分解成有活性的尿激酶。与尿激酶相比，尿激酶原对纤维蛋白的特异性更强，这使得它在治疗血栓性疾病时可能具有更好的效果。去氨普酶（吸血蝙蝠唾液纤溶酶原激活物）是一种由哺乳动物培养产生的溶栓药物。它与 t-PA 具有85%的同源性，并且作用机制类似。然而，去氨普酶的溶栓能力更强，对纤维蛋白有高度特异性。这使得去氨普酶成为一种非常有潜力的溶栓药物，特别适用于需要快速、特异性溶栓治疗的情况。

总之，随着科学技术的进步，溶栓药物的研发也在不断深入。除了传统的溶栓药物外，这些非 t-PA 来源的基因工程药物为治疗血栓性疾病提供了新的选择。尽管这些药物在临床应用中还面临一些挑战，如抗体产生、出血并发症等，但它们的优势和潜力使得它们在未来可能成为治疗血栓性疾病的重要药物。

表9.6　几种常见溶栓药的特点

项目	链激酶	尿激酶	阿替普酶	替尼普酶	瑞替普酶
分子量（D）	47 000	54 000	65 000	65 000	40 000
纤溶酶原激活类型	间接	直接	直接	直接	直接
直接纤维蛋白特异性	----	+	+++	++	+++

续表

项目	链激酶	尿激酶	阿替普酶	替尼普酶	瑞替普酶
血浆半衰期（分钟）	20	10～15	4～6	15～19	14～18
溶栓速度	++	+	+++	++++	++++
全身反应	++++	++	+	———	————
静脉合用肝素	不可以	可以	可以	可以	可以
抗 PAI-1 作用	无	无	无	有	无
低血压不良反应	有	无	无	无	无
过敏反应	有	无	无	无	无
价格	++	+	++++	++++	++++
适应证 *	AMI 等血栓性疾病	AMI、急性广泛性肺栓塞、AIS、视网膜动脉栓塞等	无	AMI	AMI

注：* 适应证均为国内批准。

二、溶栓方式的选择

系统性溶栓和接触性溶栓是两种不同的溶栓治疗方法，两种溶栓方式各有优缺点。

系统性溶栓也称为全身溶栓，是指通过静脉注射溶栓药物，药物随血液循环到达血栓部位，从而溶解血栓的方法。这种方法主要用于治疗全身性的血栓性疾病，如 AMI、肺栓塞等。系统性溶栓的优点是药物可以迅速作用于全身，对于多部位或广泛性的血栓有较好的治疗效果。然而，其缺点也较为明显，由于药物需要经过血液循环才能到达血栓部位，因此溶栓速度相对较慢。此外，由于药物在全身范围内分布，可能增加发生出血等不良反应的风险。

接触性溶栓也称为局部溶栓，是指通过导管或者直接于 CVC 推注溶栓药等介入手段，将溶栓药物直接送达血栓部位，使药物在血栓局部发挥作用的方法。

这种方法主要用于治疗下肢深静脉血栓、脑血管血栓等局部性血栓性疾病。接触性溶栓的优点是药物可以直接作用于血栓，溶栓速度较快，且药物在局部浓度较高，可以提高溶栓效果。此外，由于药物只在局部发挥作用，因此可以减少发生全身不良反应的风险。然而，接触性溶栓需要介入操作，对患者有一定的创伤性，且对医生的技术水平要求较高，溶栓产生的治疗费用也较单纯抗凝治疗的要高。

总的来说，系统性溶栓和接触性溶栓各有优缺点，应根据患者的具体病情和医生的建议选择合适的治疗方法。同时，无论采用哪种溶栓方法，都需要密切监测患者的凝血功能和出血情况，确保治疗的安全性和有效性。针对 CRT 患者，由于血栓局限于局部，接触性溶栓可以局部灌注溶栓药物，能提高局部血栓部位药物浓度，从而提高溶栓效果。同时，全身的药物浓度低，降低了溶栓的出血风险。脉冲-喷射式溶栓对血栓有冲刷作用，可使溶栓药物渗透到血栓内 4.0 mm 的范围，使高浓度药物持续保留在血栓内，增加药物与血栓的接触面积，加快其溶栓进程，进一步提高溶栓效率，能显著提高血栓的溶解率，降低 PTS 的发生率，治疗时间短，并发症少，是临床首选的溶栓方法。临床通常借用接触性溶栓的方法来尝试溶解 CRT。目前有研究证实，应用第一代及第二代溶栓药都能有效溶解导管内血栓及导管头附壁血栓，而第二代溶栓药溶解成功率更高。

对于存在以下情况的患者，禁止使用溶栓药物，避免发生严重的大出血：①溶栓药物过敏；②近期（2～4周）有活动性出血，包括严重的颅内、胃肠、泌尿道出血；③近期接受过大手术、活检、心肺复苏、不能实施压迫的穿刺；④近期有严重的外伤；⑤有严重的、难以控制的高血压（血压＞160/110 mmHg）；⑥严重的肝肾功能不全；⑦细菌性心内膜炎；⑧有出血性或缺血性脑卒中病史；⑨动脉瘤、主动脉夹层、动静脉畸形；⑩年龄＞75岁和妊娠者慎用。

三、溶栓药物选择及监测指标

目前溶栓药物种类繁多，比较常用的是尿激酶，尿激酶对急性期血栓的治疗具有起效快、效果好、过敏反应少的特点。溶栓剂量至今无统一标准，一般首剂 4000 U/kg，30 分钟内静脉注射，继以每日 60 万～120 万 U，维持 72～96 小时，必要时延长至 5～7 天。重组链激酶的溶栓效果较好，但过敏反应多，出血发生率高。重组组织型纤溶酶原激活物溶栓效果好，出血发生率低，可重复使用。新型溶栓药物包括重组 t-PA、替尼普酶等，溶栓效果好，单次给药有效，使用方便，不需调整剂量，且半衰期长，但在国内使用时需要注意药物适应证问题。

接触性溶栓时尿激酶的给药方法：先快速给予首剂，然后每日的剂量有快速泵入和持续泵入两种。前者是每天的尿激酶总量，分 2 ~ 4 次快速泵入（1 小时内）；后者是每天的尿激酶总量，24 小时持续均匀泵入。两种给药方式在溶栓效率、并发症的发生率等方面的差异无统计学意义。

使用尿激酶，需要定期监测 APTT 及纤维蛋白原，需要控制 APTT 在 1.5 ~ 2.5 倍，过高需要降低肝素用量，过低需要增加肝素用量。纤维蛋白原应该不低于 1.5 g/L，如果纤维蛋白原低于 1.5 g/L，需降低尿激酶用量；如果持续降低低于 1 g/L，则需要暂停尿激酶的使用。

溶栓治疗可以溶解血栓，使血流复通，达到良好的治疗效果，但无可否认，其并发症也较明显。作为一把双刃剑，我们在使用过程中需要注意监测，降低并发症的发生率。目前主要会出现以下并发症。

（一）出血

无论是系统性溶栓还是接触性溶栓，治疗中最常见的并发症是出血，与用药剂量、方式和时间有关，剂量越大、治疗时间越长，出血风险越高，全身用药比局部用药出血的危险性更大。按照严重程度分为轻微出血和严重出血。轻微出血通常表现为穿刺点的渗血或皮下瘀斑，一般不需特殊治疗；严重出血，即发生于颅内、腹膜后、胃肠或泌尿系统的出血，应停用溶栓药物，必要时需输血或外科干预治疗。溶栓治疗中主要的监测指标如下。

1. 纤维蛋白原

含量低于 1.5 g/L 时应减少药物剂量，低于 1.0 g/L 时，停止溶栓治疗。

2. 血小板计数

低于 $80 \times 10^9/L$ 或较基础值降低超过 20%，应注意出血风险的增加；低于 $50 \times 10^9/L$ 时，应停用溶栓及抗凝药，并根据有无出血决定进一步治疗措施。

3.D- 二聚体

常常能够灵敏地反映溶栓治疗是否有效，如果 D- 二聚体值由治疗中的高点降低并逐渐趋于正常，或维持较低水平而不再升高，提示溶栓药物不再对残存血栓起效，此时可考虑停用溶栓药物，避免因延长的无效治疗而增加出血的风险。

4.APTT

需要控制 APTT 在 1.5 ～ 2.5 倍，过高需要降低肝素用量，过低需要增加肝素用量。

（二）肺栓塞

应用接触性溶栓治疗过程中是否会增加肺栓塞发生的风险，目前还存在争议。接触性溶栓治疗中发生肺栓塞的原因主要是在溶栓过程中，大块血栓裂解成多块血栓，或是较新鲜、不稳定血栓从血管壁脱落。为预防或减少接触性溶栓治疗过程中肺栓塞的发生，在插入溶栓导管前预先置入腔静脉滤器是安全、有效的办法；随着临时性滤器和可回收滤器性能的不断改进，滤器置入术已经成为接触性溶栓治疗的重要辅助手段。

（三）过敏反应（溶栓药物相关）

目前国内常用的静脉溶栓药物中，重组链激酶是异种蛋白，具有抗原性，过敏发生率为1% ～ 18%，体温升高是其常见表现，可同时出现低血压、腹痛等症状，同时应用糖皮质激素药物也不能完全预防，近年来重组链激酶的应用逐渐减少。应用尿激酶出现发热等过敏反应少见，但仍有严重的过敏致休克的情况发生，应引起注意。治疗前应详细询问患者过敏史，治疗中对患者仔细观察，如皮肤荨麻疹，结膜及口腔黏膜水肿，呼吸、心率及血压变化等，及早发现过敏反应，积极应用皮质类激素治疗，避免休克等严重情况的发生。

CRT 作为 DVT 的一种，其治疗应考虑患者全身情况，肿瘤患者的肿瘤分泌因子引发全身高凝状态，在长期留置 CVC 的情况下，更容易引起血栓。在抗凝基础下，如果能清除血栓，对后续的康复及生活状态改善有更好的作用。《肿瘤相关静脉血栓栓塞症预防与治疗指南（2019 版）》中指出，对于合适的患者考虑应用导管接触性药物或者机械溶栓，以提高患者的生活质量，特别是下肢深静脉血栓患者。因此，发生 14 天之内的急性期 CRT，经评估出血风险低、基础原发疾病远期预后好、患肢严重影响患者生活及工作且无溶栓禁忌证、可耐受溶栓的患者，建议首选尿激酶行导管接触性溶栓，如联合性机械性溶栓，可缩短溶栓周期，降低出血风险。溶栓过程中注意监测，避免出现出血、过敏等并发症。希望本节能够起到抛砖引玉的作用，启发诸君的思路，为解决患者的血栓疾病得出更多的方案。

第三节　抗凝预防

尽管置入 CVC 的肿瘤患者发生 VTE 的风险更高，但针对 CRT 的抗凝预防是不常规推荐的。对于这一问题，仍然存在较大的争议，仅有 ACCP-9（2012）、ACCP 2016 指南推荐对于留置 CVC 的肿瘤患者，建议使用 LMWH 或低剂量普通肝素（分级：2B）或 VKA（分级：2C）进行常规预防，以及《输液导管相关静脉血栓形成防治中国专家共识（2020 版）》推荐对于血栓高危患者，仍有必要针对 VTE 风险采取相应预防措施。其他指南均不推荐对 CRT 进行常规抗凝，而是针对其他危险因素，如导管放置位置及预防性冲管防止感染等，降低 CRT 的发生风险。

一项系统评价及 Meta 分析通过纳入 13 个 RCT 研究，3420 例携带 CVC 的肿瘤患者详细地探究了 LMWH 及 VKA 对于 CRT 的抗凝预防作用。

首先，研究通过纳入 6 个 RCT，1537 例患者探究使用 LMWH 相比无抗凝对于 CRT 的预防作用。结果表明 LMWH 相比于无抗凝，可能降低 3 个月内的症状性导管相关 VTE 的发生率（$RR=0.43$，$95\%CI\ 0.22 \sim 0.81$；中等确定性证据）。但是，LMWH 并没有显著降低 3 个月内的死亡率（$RR=0.82$，$95\%CI\ 0.53 \sim 1.26$；低确定性证据），没有显著增加大出血（$RR=1.49$，$95\%CI\ 0.06 \sim 36.28$；极低确定性证据）、轻度出血（$RR=1.35$，$95\%CI\ 0.62 \sim 2.92$；低确定性证据）及诱发血小板减少（$RR=1.03$，$95\%CI\ 0.80 \sim 1.33$；低确定性证据）。

其次，研究纳入 5 个 RCT，1599 例患者探究使用低剂量 VKA 相比无抗凝对于 CRT 的预防作用。结果表明低剂量的 VKA，相比于无抗凝在死亡率（$RR=0.99$，$95\%\ CI\ 0.64 \sim 1.55$；低确定性证据）、与导管相关的症状性 VTE（$RR=0.61$，$95\%\ CI\ 0.23 \sim 1.64$；低确定性证据）、大出血（$RR=7.14$，$95\%\ CI\ 0.88 \sim 57.78$；低确定性证据）、小出血（$RR=0.69$，$95\%\ CI\ 0.38 \sim 1.26$；低确定性证据）、导管早期拔除（$RR=0.82$，$95\%\ CI\ 0.30 \sim 2.24$；低确定性证据）及导管相关感染（$RR=1.17$，$95\%\ CI\ 0.74 \sim 1.85$；低确定性证据），并没有展现出有益或有害的作用。

最后，研究纳入 3 个 RCT，641 例患者探究使用 LMWH 相比于 VKA 对于 CRT 的预防作用。结果表明 LMWH 相比于 VKA，在死亡率（$RR=0.94$，$95\%\ CI\ 0.56 \sim 1.59$；低确定性证据）、与导管相关的症状性 VTE（$RR=1.83$，$95\%\ CI\ 0.44 \sim 7.61$；极低确定性证据）、肺栓塞（$RR=1.70$，$95\%\ CI\ 0.74 \sim 3.92$；

低确定性证据）、大出血（RR=3.11，95% CI 0.13 ~ 73.11；极低确定性证据）及小出血（RR=0.95，95% CI 0.20 ~ 4.61；极低确定性证据）中并没有展现出有益或有害的作用。但是，LMWH 可能增加 3 个月内的血小板减少发生风险（RR=1.69，95% CI 1.20 ~ 2.39；中等确定性证据）。

另外一项针对儿童人群的 Meta 分析深入探究了 LMWH 对于 CRT 的预防作用。研究纳入了两项 RCT 研究，但是同样没有获得足够的证据支持对置入 CVC 的儿童使用 LMWH 进行预防性抗凝（低确定性证据）。同时，研究也不足以证实或排除 LMWH 抗凝预防组与低剂量普通肝素抗凝预防组在大出血和小出血等并发症事件上具有差异性（分别为低确定性和极低确定性证据）。并且总体死亡率没有明显差异。但是在这一群体中，还未有肿瘤亚组的结果分析。

综上所述，可以看出如今已有的研究并没有在 CRT 抗凝预防上得出较为积极的结论，大多数指南也对 CRT 预防性抗凝持保守或否定态度。但是，现在还仍没有研究提出使用 DOAC 或者其他新型抗凝药物对 CRT 进行预防。低剂量的 DOAC 是否对低出血风险的肿瘤置管患者 CRT 具有较好的预防作用仍未明确。未来的研究可从这一点切入进行研究。

在特定人群、特定环境下，抗凝会发挥出较好的预防作用，也具有良好的安全性。正如《输液导管相关静脉血栓形成防治中国专家共识（2020 版）》里提到的预防举措一样，CRT 作为 DVT 的一种，其预防不应与患者整体 VTE 预防割裂，尤其是下肢 DVT 可能比 CRT 产生更大危害。因此，对于血栓高危患者，仍有必要针对 VTE 风险采取相应预防措施。如今针对 CRT 的国内外指南，大部分均是根据国外的研究证据编订的。但是这些措施，是否适用于我国人群还未有定论。我国人群体质与欧美国家具有一定的差异，如我国人群的 VTE 发生率整体低于西方人群，这有可能与基因相关；如我国易栓症的基因突变较多为蛋白 C、蛋白 S 及抗凝血酶突变，而西方国家则为 F V Leiden 及凝血酶原 G20 210A 突变，也有可能与体质及经济水平有关；美国人的 BMI 偏高，并发心血管疾病的概率较大，发生血栓的风险也较高。血栓的预防应该具有个体化与精准化，并不能说对于 CRT 的常规抗凝即是一刀切，否定所有预防性抗凝，应该结合患者自身肿瘤情况、一些危险评分及凝血指标，判定患者体内是否存在凝血功能亢进。另外，需结合预防下肢 DVT 及肺栓塞的给药方案，同时对 CRT 进行预防才是正确的方向。

第四节 其他药物治疗

治疗肿瘤合并CRT的其他药物包括静脉活性药、类肝素药、中药及消炎药等。静脉活性药包括七叶皂苷类、黄酮类等。

迈之灵是马栗树种子提取物，主要有效成分是七叶皂苷，它有利于组织灌注，可以改善局部微环境，还能发挥抗炎和抗氧化等多种作用。研究指出，七叶皂苷能抑制血清溶酶体活性，稳定溶酶体膜，阻碍蛋白酶的代谢，从而减少周围组织渗出，提升静脉血管壁的弹力和张力。同时还能促进血液循环和血管收缩，从而减少曲张静脉的容积和血液沉积。马栗种子提取物片的主要成分是七叶素，它能增加前列腺素的合成、释放，同时抑制溶酶体透明质酸酶活性，降低毛细血管脆性和通透性。主要药理作用是收缩静脉，提高静脉张力和流速，改善静脉功能，减轻静脉淤积，而且可以改善微循环，促进淋巴液回流，加速组织液回流从而减少组织液渗出等。

草木犀流浸液片有效成分为黄酮类、鞣酸等，有镇痛、消肿、利尿等功效。主要机制是抑制白细胞浸润，抑制炎症介质释放，预防血管内皮损伤，减少渗出，改善微循环，增加静脉血管张力，对抗静脉高压，可保护静脉，预防和治疗静脉曲张。由于它还能促进淋巴回流，在一定程度上可以减轻患肢肿胀的症状。柑橘黄酮片也是一种黄酮类药物，每片中含 500 mg 微粒化和纯化的黄酮，其中包含橙皮苷 50 mg、地奥司明 450 mg。柑橘黄酮片同样被证明是治疗下肢静脉功能不全的有效药物，能有效缓解临床症状。

舒洛地特是一种类肝素药，主要成分包含低分子量肝素和硫酸皮肤素，作用于血管内皮，有较强的抗血栓作用，主要机制是抑制血小板聚集和 Xa 凝血因子，激活纤溶系统，降低高纤维蛋白原和极低密度脂蛋白，改善血液循环，降低血栓形成高危风险患者的血液黏稠度；在降低出血风险的前提下能有效发挥抗血栓作用，同时在血液流变、内皮修复等方面有突出效果。内皮糖萼位于血管内皮，是一层带负电荷的网状胶质结构，由多糖蛋白、葡糖胺聚糖、蛋白多糖和相关的血浆蛋白组成，功能为隔绝红细胞。完整的糖萼可维持内皮细胞基本功能，达到抑制炎症和保护内皮细胞通透性等作用。破坏糖萼会激活炎症反应，血栓形成风险增加。舒洛地特可被血管内皮细胞吸附，从而修复糖萼，构成负电荷屏障，有效阻止高分子蛋白渗漏，减少炎症因子粘连，还能抑制肝素酶，防止糖萼被分解破坏，重建血管内皮负电荷屏障，从而恢复血管通透性，促进下肢血液回流，改善下肢肿胀。研究指出，舒洛地特和迈之灵联用能起到协同作用，达到显著改善血流动力学指标的效果。

在浅表血栓性静脉炎的治疗方面，初期治疗推荐抬高患肢、热敷及使用消炎药。对于严重血小板功能障碍、血小板计数 $< 50 \times 10^9/L$ 的患者，应该避免使用非甾体抗炎药。而且抗炎药物仅推荐用于浅表性血栓性静脉炎对症治疗，不作为深静脉血栓的预防性治疗。对于简单而自限性的浅表血栓性静脉炎，不建议预防性抗凝治疗。

多磺酸黏多糖乳膏主要成分是多磺酸黏多糖，通过化学和组织化学分析法研究得出，多磺酸黏多糖渗透性强，能作用于更深的皮下组织，但对血液系统无任何影响。多磺酸黏多糖乳膏已被广泛用于治疗静脉炎症或损伤，作用于血液凝固和纤维蛋白溶解系统，有抗血栓形成作用。它通过抑制各种参与分解代谢的酶及影响补体系统和前列腺素，同时具备抗炎作用。国内外报道证实多磺酸黏多糖乳膏可以改善局部血液循环，治疗静脉炎症或损伤效果较好。

硫酸镁热敷不仅可以改善局部血液循环，同时促进营养代谢，还可以提高血管收缩、舒张能力及抗感染能力。除此之外，在硫酸镁热敷的基础上再配合适当活动，可以有效提高PICC相关静脉血栓治疗效果。静脉血栓在得到控制或消除时，患者疼痛程度也明显下降。硫酸镁中的镁离子和硫酸根离子化学性质较活泼，可以利用渗透压差减轻患肢局部水肿。镁离子和热敷可以扩张毛细血管，从而缓解组织缺血、缺氧症状。研究证实硫酸镁热敷可以有效降低 PICC 相关静脉血栓严重程度。温热敷可以缓解局部肌肉痉挛，促进炎症和淤血的吸收。硫酸镁渗透性较高，可以加快患肢局部炎症、水肿消退。热敷可以使得硫酸镁经皮肤吸收后到达皮下，使血管平滑肌松弛，从而达到消除血管痉挛、扩张毛细血管、改善血液循环的目的。且热敷对皮肤穿透力较高，可以扩张血管、加速局部血液体循环和新陈代谢，增加血流量，从而改善组织缺血、缺氧，减少炎症因子产生，从而减轻 CVC 对血管的刺激，提高患者修复和抵抗能力。热敷的温热作用也可以降低患者痛觉神经兴奋性，减轻神经末梢刺激性和压迫性，减轻静脉血栓引起的疼痛，达到消炎、消肿和镇痛作用，提高患者舒适度，缓解临床症状，减轻经济负担和心理压力，提高患者的生活质量。硫酸镁热敷治疗肿瘤患者 PICC 相关血栓，不仅可以提高抗感染能力，改善血液循环，还可以促进营养代谢，增强血管收缩和舒张能力。

中医学治疗此类疾病历史悠久，经验丰富，疗效肯定，方法甚多，不良反应少，因此受到广大医患的青睐。《肘后备急方》有云："恶脉病，身中忽有赤络脉起如蚓状。"而《医宗金鉴·杂病心法要诀》有云："以夏时遇此邪为脉痹，则脉中血不流行，而色变也。"中医认为，本病多因湿热蕴结、寒湿凝滞、脾虚失运、痰浊瘀阻、外伤血脉等因素，致气血运行不畅，留滞脉中而发病。早期多见湿热型，治以清热利湿为主；后期多见血瘀型，治以活血散结为主。血热瘀结型，治以清热利湿、活血通络，方用苍术、黄檗、栀子、土茯苓、泽泻、牡丹皮、玄参、丹参、红花、赤芍、桃仁、川芎、当归、牛膝等，水煎服，1剂/日；中药外洗可用蒲公英、连翘、金银花、白芷、夏枯草、黄檗、土茯苓、泽泻、牡丹皮、赤芍、当归、鸡血藤、路路通等，水煎外洗，2次/日。瘀阻脉络型，治以活血化瘀、通脉散结，方用丹参、红花、赤芍、桃仁、当归、牛膝、忍冬藤、地龙、水蛭、莪术、土鳖虫等，水煎服，1剂/日；中药外洗可用当归、透骨草、红花、威灵仙、牛膝、乳香、没药、羌活、海桐皮、鸡血藤、路路通等，水煎外洗，2次/日。临床研究证实中医药综合治疗血栓性浅静脉炎疗效显著，优于单纯西药治疗。

以中医药为主的序贯治疗方案，具有一定的创新性。分阶段序贯治疗首先接受疗程为10天的如下治疗方案：清络通脉饮（水煎服，1剂/日）+消肿散（外敷患肢）+丹参粉针（0.8 g，静脉点滴，1次/日）+曲克芦丁（0.48 g，静脉点滴，1次/日）。完成上述治疗方案后进入疗程为20天的第二阶段治疗，接受以下治疗方案：活血祛瘀饮（水煎服，1剂/日）+活血消肿散（外敷患肢）+血栓通（4 mL，静脉点滴，1次/日）。

肢体血栓性浅静脉炎属中医学"恶脉""青蛇毒""赤脉""黄鳅痈""脉痹"等范畴。中医学认为，血栓性浅静脉炎的发生主要与患者久居湿地、冒雨涉水或外伤后感受湿毒邪气，湿邪外侵；或饮食不节，损伤脾胃，运化失司，湿浊内生，郁久化热，湿热蕴结；或情志失调，肝失疏泄，气滞血瘀，经络阻滞等有关。其病机主要是湿热蕴结，瘀血阻滞经络。肢体血栓性浅静脉炎不同阶段，病机侧重可有不同，初期起病急，以湿热蕴结为主，患者主要表现为沿浅静脉红、肿、热、痛，有条索状或硬结节状物，压痛明显，伴发热，舌红，苔黄腻，脉滑数；慢性期以瘀血阻滞经络为主，患者主要表现为患处局部遗留有硬结节或条索状物，周围皮肤有色素沉着，无红、肿、热，多伴有针刺样疼痛，舌黯红，或有瘀点，脉沉涩。因此，在治疗上，以清利湿热、活血化瘀为治疗总则，急性期重在利湿热，慢性期重在化瘀血，结合临床症状，可酌加疏肝健脾、软坚通络、解毒化痰之品，以提高整体疗效。亦可配合中医外治法，中医外用药膏如金黄膏、大青膏、冲和膏等弥久常新，在血栓性浅静脉炎的治疗中沿用至今，疗效较好。清络通脉饮中金银花、马齿苋、豨莶草具有清热解毒、凉血止痛的作用；当归、赤芍、牛膝、牡丹皮清热凉血、活血散瘀；山栀子、黄檗具有清热燥湿的作用。现代药理研究证明，金银花、山栀子、豨莶草、马齿苋、黄檗均有抗菌、消炎、解热、镇痛的作用；当归、赤芍、牛膝、牡丹皮等则具有抗血小板聚集、抗血栓和改善外周微循环的作用。消肿散由冰片、芒硝组成，冰片通诸窍、散郁火、清热止痛，芒硝泄热止痛、消肿软坚。二者合用，外敷于患肢，共奏清热、消肿、止痛之功效。活血祛瘀饮中当归、路路通、赤芍、丹参、玄参、牛膝等活血化瘀、通络止痛；茯苓、薏苡仁、泽兰等利湿消肿，现代药理研究证明上述诸药具有改善血液流变学、抗血小板聚集、抗炎、抗菌、镇痛、免疫调节、利尿等多方面的作用。活血消肿散是在消肿散基础上按比例加入红花，增强活血散瘀之力。

脉络舒通颗粒主要成分为金银花、水蛭、白芍、甘草等。水蛭直入血络，逐瘀散结；金银花清热解毒；白芍活血止痛。全方共奏清热解毒、化瘀通络、祛湿消肿之效，方简效捷。现代药理研究认为，水蛭中的多肽类、抗血栓素、肝素等成分，抗凝血酶作用较强；金银花有抑制多种细菌的作用，抗内毒素作用也较强，可减轻病变组织炎症反应。脉络舒通颗粒能通脉消瘀，加快静脉血回流，改善血液循环，以促进病变的消除；改善血液理化性质，调整凝血与抗凝系统的功能，降纤、溶栓、防止血栓形成；抗感染，降低炎症区毛细血管的通透性，改善局部血液循环。

丹参酮ⅡA是丹参中最具生物活性的化合物，是从丹参中分离出二萜醌类化合物丹参酮后经磺化得到的水溶性物质，具有抗氧化、抗炎、抗内皮细胞凋亡、降低血液黏稠度以促进纤溶、抑制凝血、抑制血小板聚集和血栓形成及促进血栓溶解等多种药理作用。丹参酮ⅡA可通过改善血液淤滞及高凝状态、降低炎症反应、改善血管内皮功能等，在静脉血栓治疗中能发挥一定的作用。

第十章　物理治疗

一、超声治疗

超声治疗是一种利用超声波进行治疗的方法，可用于多种疾病的治疗，包括肿瘤、结石、血栓等。它通常通过超声波的热效应或机械效应来破坏异常组织或血栓，达到治疗的目的。超声治疗已被广泛应用于临床实践中，成为许多疾病的有效治疗手段之一。

（一）CRT 与超声治疗的关系

1. 超声治疗在 CRT 患者中的应用

超声治疗可以作为治疗 CRT 的一种选择。通过超声波的机械效应或热效应，可以破坏血栓的结构，促进血栓溶解或降解，从而改善患者的症状并预防血栓栓塞的发生。在一些研究和临床实践中，超声治疗已经被证实对 CRT 患者具有一定的疗效。

2. 超声治疗对血栓的治疗作用机制

超声治疗对血栓的治疗作用主要包括以下几个方面。

（1）机械效应：超声波的机械效应可以产生微小气泡，破坏血栓的结构，促进血栓的溶解或降解。

（2）热效应：超声波的热效应可以提高血栓溶解酶的活性，加速血栓的溶解过程。

（3）局部血流改善：超声治疗还可以改善血液循环，促进局部血流的畅通，有助于预防血栓的形成和复发。

（二）CRT 的超声治疗方法

1. 超声治疗的方法

超声治疗通常由专业医生进行操作，使用专用的超声治疗设备，将超声波传导到患者体内的目标区域进行治疗。在治疗过程中，需要控制超声波的参数，如频率、功率、持续时间等，以确保治疗的安全性和有效性。

超声激励微泡空化是一种技术，可以作为未来下肢 DVT 或 CRT 的重要治疗手段。它涉及使用超声波能量来激发液体中的微小气泡（称为空化核）经历一系列的动力学过程。这些过程包括气泡的振动、膨胀、收缩，直至崩溃爆裂。微泡造影剂，作为人为引入的空化核，可以增加体内空化核的浓度，从而增强空化效应，并减少产生这种效应所需的超声能量。当这些微泡在超声波的作用下发生空化时，它们可以增加细胞膜的通透性，增加细胞内药物的浓度，介导基因转染，开放组织屏障，栓塞肿瘤滋养血管，以及促进溶栓等。这种技术具有安全、靶向和无创的特点，因此在超声医学研究中受到了广泛的关注。

回顾性研究显示，超声消融技术在治疗深静脉血栓方面显示出相当的优势。超声消融技术能够通过靶向结合血栓，利用空化效应破坏微泡，加速血栓斑块软化、溶解，从而达到治疗血栓的目的。此外，彩色多普勒超声作为无创诊断下肢深静脉血栓形成的手段，具有很高的敏感性和特异性，能为临床诊断和治疗提供重要依据。

2. 综合治疗策略和护理实践

在处理 CRT 的过程中，综合治疗策略和护理实践至关重要。除了针对血栓形成的特定治疗外，还应考虑患者的整体情况和护理需求。超声治疗作为一种重要的治疗手段，可以在预防和处理 CRT 的过程中发挥积极作用。

（三）小结

CRT 和超声治疗是两个在医学领域中具有重要意义的概念。了解它们的含义、临床意义、治疗方法及它们之间的关系，有助于医护人员更好地应对 CRT 等血栓形成的挑战，提高患者的治疗效果和生活质量。在实际临床工作中，医护人员应结合患者的具体情况和需求，制订个性化的治疗方案，最大限度地提高治疗的成功率和患者的满意度。

二、磁场治疗

磁场治疗是一种利用磁场进行治疗的方法，通过将患者置于恒定或变化的磁场中，以达到治疗的目的。磁场治疗已被广泛应用于多种疾病的治疗中，包括疼痛管理、炎症控制、组织修复等。

（一）CRT 与磁场治疗的关系

1. 磁场治疗在 CRT 患者中的应用

磁场治疗可以作为治疗 CRT 的一种选择。通过恒定或变化的磁场对患者进行治疗，可以改善血液循环、促进血栓溶解或降解，从而改善患者的症状并预防血栓栓塞的发生。在一些研究和临床实践中，磁场治疗已经被证实对 CRT 患者具有一定的疗效。

2. 磁场治疗对血栓的治疗作用机制

磁场治疗对血栓的治疗作用机制主要包括以下几个方面。

（1）改善血液循环：磁场治疗可以促进血液循环，增加血流速度，减少血栓形成的风险。

（2）控制炎症：磁场治疗可以减轻血管壁炎症反应，降低血栓形成的可能性。

（3）溶解血栓：磁场治疗可以促进纤溶酶的释放，加速血栓的溶解过程。

（二）CRT 的磁场治疗方法

1. 磁场治疗的方法

磁场治疗通常由专业医生进行操作，使用专用的磁场治疗设备，将患者置于恒定或变化的磁场中进行治疗。在治疗过程中，需要控制磁场的参数，如强度、频率、持续时间等，以确保治疗的安全性和有效性。目前来说，暂时没有大型的研究报道磁场治疗应用于 CRT 的临床诊治，但是这种概念性的技术在未来仍有广阔的前景。

2. 综合治疗策略和护理实践

在处理 CRT 的过程中，综合治疗策略和护理实践至关重要。除了针对血栓形成的特定治疗外，还应考虑患者的整体情况和护理需求。磁场治疗作为一种重要的治疗手段，未来可以在预防和处理 CRT 的过程中发挥积极作用。

（三）小结

CRT 和磁场治疗是两个在医学领域中具有重要意义的概念。了解它们的含义、临床意义、治疗方法及它们之间的关系，有助于医护人员更好地应对 CRT 等血栓形成的挑战，提高患者的治疗效果和生活质量。在实际临床工作中，医护人员应结合患者的具体情况和需求，制订个性化的治疗方案，最大限度地提高治疗的成功率和患者的满意度。

第十一章 手术相关出血的评估与处理

第一节 CRT 患者手术出血风险评估

CRT 作为 VTE 的一种，在无抗凝禁忌证的情况下，患者往往需要立即进行抗凝治疗。对于确诊为 CRT 的患者，通常需要 3 个月的规范抗凝，而对于合并活动性肿瘤的 CRT 患者，还需要考虑是否需要在 3 个月的抗凝治疗基础上进行延展抗凝。

对于肿瘤患者，如条件允许，应力争完整切除及彻底清扫，肿瘤的根治性切除术大都为限期手术。也就是说，应在尽可能短的时间内完善术前准备，在肿瘤病程发生进展前进行根治。另外，一些恶性肿瘤合并的并发症往往需要急诊手术处理，如肝癌的破裂出血，结直肠肿瘤合并严重的肠梗阻等。因此，对于合并 CRT 的患者，完成长达 3 个月的抗凝治疗后再进行针对肿瘤的手术治疗并不现实。患者的择期或者急诊手术往往需要在抗凝治疗过程中进行，因此做好手术的出血风险评估尤为重要。

一、限期手术出血风险评估

对于需进行限期手术的 CRT 患者，在手术治疗前应该充分评估出血风险，明确出血风险可控方可进行手术治疗，具体评估方案如下。

（一）停用抗凝药物的时间

不同的抗凝药物，其半衰期不同，因此术前停用时间也不同。对于口服华法林抗凝治疗的患者，应在术前 5 天停药，另外应在术前 1 天进行国际标准化比值（international normalized ratio，INR）测定，如 INR 小于 1.5 通常提示手术出血风险可控。另外对于 INR 未达标的口服华法林患者，可考虑小剂量维生素 K 进行抗凝剂的耦合，减少患者出血风险。

113

DOAC 因其无创，起效快，无需桥接等优点已经逐渐成为主流抗凝药物。对于使用 DOAC 进行抗凝治疗的肿瘤导管相关静脉血栓患者，术前停药时间应全面考虑药物的半衰期、患者的肾功能及手术本身的出血风险。例如，在肾功能正常的患者中，达比加群酯的半衰期为 15 小时左右，口服达比加群酯的患者如需要进行出血风险较高的手术（如肝癌根治术），则需停药 4 ~ 5 个半衰期，使得药物的抗凝作用维持在 3% ~ 6% 才足够安全；反之，如果患者需要进行出血风险较低的手术（如腋窝淋巴结清扫术），则需停药 2 ~ 3 个半衰期，使得药物的抗凝作用维持在 25% 即可。应用新型口服抗凝药的患者术前停药时间见表 11.1。

另外，LMWH 半衰期较短（3 小时），一般应于术前 24 小时停用。

表 11.1   应用新型口服抗凝药的患者术前停药时间

药物	肾功能及药物半衰期	末次给药时间	
		低出血风险手术	高出血风险手术
达比加群酯（150 mg，每日2次）	肾功能正常或轻度损害（Ccr > 50 mL/min），$t_{1/2}$ = 14 ~ 17 小时	术前 2 天（跳过 2 次给药）	术前 3 天（跳过 4 次给药）
	肾功能中度损害（Ccr30 ~ 50 mL/min），$t_{1/2}$ = 16 ~ 18 小时	术前 3 天（跳过 4 次给药）	前 4 ~ 5 天（跳过 6 ~ 8 次给药）
利伐沙班（20 mg，每日1次）	肾功能正常或轻度损害（Ccr > 50 mL/min），$t_{1/2}$ = 8 ~ 9 小时	术前 2 天（跳过 1 次给药）	术前 3 天（跳过 2 次给药）
	肾功能中度损害（Ccr30 ~ 50 mL/min），$t_{1/2}$ = 9 小时	术前 2 天（跳过 1 次给药）	术前 3 天（跳过 2 次给药）
	肾功能重度损害（Ccr15 ~ 29.9 mL/min），$t_{1/2}$ = 9 ~ 10 小时 此时患者应减少利伐沙班剂量至 15 mg，每日 1 次	术前 3 天（跳过 2 次给药）	术前 4 天（跳过 3 次给药）
阿哌沙班（5 mg，每日2次）	肾功能正常或轻度损害（Ccr > 50 mL/min），$t_{1/2}$ = 7 ~ 8 小时	术前 2 天（跳过 2 次给药）	术前 3 天（跳过 4 次给药）
	肾功能中度损害（Ccr 30 ~ 50 mL/min），$t_{1/2}$ = 17 ~ 18 小时	术前 3 天（跳过 4 次给药）	术前 4 天（跳过 6 次给药）

注：对于行低出血风险手术的患者，停药时间的目标是在手术时残余轻度至中度抗凝作用（25%）。对于行高出血风险手术的患者，停药时间的目标是在手术时没有或最小限度地残留抗凝作用（3% ~ 6%）。

（二）患者凝血功能的评估

无论肿瘤患者是否合并 CRT，如果需行手术治疗均应该在术前常规进行凝血功能的评估，以避免术中出现不可控的大出血。凝血功能的评估不应只限于常规的血液学检查，而应该综合手术患者的病史、体格检查进行全方位的评估。

血液学检查方面最常见的为凝血筛查试验、血小板数量及功能试验。凝血筛查试验包括 APTT、TT、纤维蛋白原、INR 等。但应考虑凝血筛查试验可能受到标本留取、所用试剂及检测仪器等体外因素的影响而出现的假性延长。对于手术患者的血小板检查，应该充分考虑患者的血小板数量及手术出血风险的评估，对于出血风险较小的手术，应该保证患者血小板计数 $\geqslant 50 \times 10^9/\text{L}$；而对于出血风险较大的手术，应保证血小板计数 $\geqslant 80 \times 10^9/\text{L}$；对于硬膜外麻醉手术，应保证血小板计数 $\geqslant 50 \times 10^9/\text{L}$。另外，对于血小板数量下降的患者，应同时关注血小板是否合并功能障碍，以避免血小板功能障碍导致的出血。

病史采集应该充分询问患者既往的出血性疾病病史，包括：①异常的出血病史，包括口鼻出血、皮肤瘀斑、大小便带血、关节或软组织出血、颅内或者内脏出血、自发性出血或轻微外伤后的显著出血；②可影响凝血功能及抗凝药物代谢的疾病，如肝肾疾病及结缔组织疾病；③若为女性患者应关注其月经周期，避免月经期间凝血因子消耗导致的手术出血；④有无合并需要进行抗凝或者抗血小板治疗的疾病，如心房颤动、冠心病及下肢动脉闭塞等；⑤有无出血性疾病家族史。

体格检查亦是排除凝血异常的关键，如果患者存在皮肤瘀斑、瘀点，则应排查血小板数量及功能的缺陷，表皮的毛细血管扩张应警惕遗传性毛细血管扩张症，而关节肿胀和畸形可能提示关节血肿，此时应除外血友病等凝血因子缺乏的疾病。

二、急诊手术出血风险评估

如果 CRT 患者在抗凝期间出现肿瘤的严重并发症，如肝癌破裂出血、结直肠肿瘤、急性肠梗阻，需要进行急诊手术处理。此时患者常常无法在术前保证足够的停用抗凝药物时间，其出血风险较限期手术患者大大增高。因此，除了进行常规的限期手术的术前血液学检查、体格检查及病史采集，还应密切关注患者应用抗凝药物的种类及末次给药时间，以评估患者的出血风险，做好抗凝药物的耦合、术前备血等关键术前准备。

第二节　CRT 患者手术相关出血的处理

术前预防出血是 CRT 患者进行手术治疗的关键，同时也是减少患者出血的重点。术前预防出血除停用足够时间的抗凝药物及完善凝血功能的评估外，还应针对患者的凝血及血小板缺陷进行针对性治疗，以完善凝血储备，预防术中出血。

一、血小板及凝血因子的补充

如本章第一节所示，针对不同类型的手术或有创操作，有建议的血小板安全计数水平。对于不同原因导致血小板未达标的患者，可考虑术前予预防性的血小板输注，使患者血小板计数达到上述的安全水平。输注血小板的疗效判定，应在输注血小板后 10 分钟进行血小板计数。对于合并自身免疫性血小板减少症的 CRT 患者，术前可考虑应用激素、免疫球蛋白冲击治疗，以提升血小板数量。另外，对一些术前已经被证实合并凝血功能不全的患者，对患者进行凝血因子的补充可能是有益的。常见的用于临床的凝血因子补充剂包括纤维蛋白原、新鲜冰冻血浆（fresh frozen plasma，FFP）、凝血酶原复合物（prothrombin complex，PCC）、重组活化人凝血因子Ⅶ（recombinant human factor Ⅶ，rhF Ⅶ a）等。进行凝血因子输注的同时应注意监测患者的凝血因子水平，避免过度输注凝血因子所导致的血栓形成倾向。

二、抗凝药物拮抗剂的应用

对于使用抗凝药物的 CRT 患者，若需进行急诊手术，应考虑在术前应用抗凝药物的拮抗剂，以对抗抗凝药物所导致的出血倾向。对于使用华法林进行抗凝治疗的 CRT 患者，若需在 24 小时内行急诊手术，可考虑静脉输注维生素 K 进行拮抗，同时输注凝血酶原改善凝血。

鱼精蛋白是肝素的特异性拮抗剂，通过与肝素分子结合，解离肝素 - 抗凝血酶Ⅲ复合物，进而拮抗肝素的抗凝作用。应用 LMWH/ 肝素进行抗凝的 CRT 患者，若需要进行急诊手术，且预计出血风险较大，应该考虑在术前静脉应用鱼精蛋白进行拮抗，但鱼精蛋白本身亦有弱抗凝的作用，因此要避免应用过量的鱼精蛋白。

另外，达比加群酯的特异性拮抗剂依达赛珠单抗，以及利伐沙班和阿哌沙班的特异性拮抗剂安得塞奈（Andexanet alfa）都应该考虑应用于使用相应抗凝药物的 CRT 患者的术前准备。

三、术中控制出血

虽然 CRT 患者进行手术治疗减少出血的关键在于术前预防，但术中控制出血同样重要。术中应注意精细操作，避免组织及血管损伤所带来的大出血。多学科诊疗（multi-disciplinary treatment，MDT）模式对于 CRT 患者的手术治疗同样至关重要，血管外科及肿瘤外科的协作手术将有助于术中控制出血，麻醉科对术中患者的血压控制有助于减少术野出血的风险，同时术前对患者凝血功能的测定也有助于控制术中出血。

四、术后出血的控制

无论是哪种手术术后，都需要评估患者术后的血栓危险程度及出血风险。如果为高出血风险的手术，术后有出血倾向或引流、血红蛋白等提示出血时，血栓的预防以基础预防及机械预防为主；对于 CRT 合并出血的案例，除非 CRT 已导致不良事件，否则暂不处理 CRT 而优先处理出血。此时，可以按术后出血的一般原则进行处理（图 11.1）。合并出血的患者，若临床提示 CRT 进展并可能影响患者的预后，建议请血管外科会诊，及时处理导管相关的并发症。

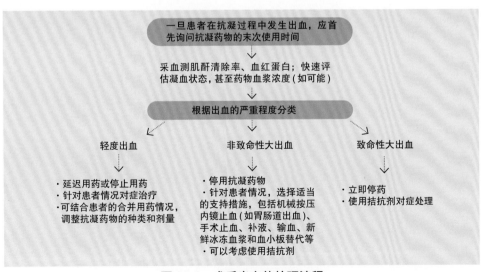

图 11.1　术后出血的处理流程

第四部分

疑难病例篇

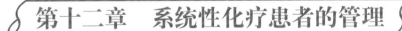

第十二章　系统性化疗患者的管理

第一节　系统性化疗与 CRT 概述

系统性化疗是一种重要的癌症治疗方法，使用能够杀死快速分裂的癌细胞的化疗药物。这些药物可以通过血液流动到身体的所有部位，从而治疗已经扩散到身体其他部位的癌细胞。然而，化疗过程中可能会出现CRT。CRT可引起局部肿胀、不适，堵塞导管，影响化疗的顺利实施，降低治疗效果。

一、CRT 的类型与临床

绝大多数患者在接受系统性化疗时，CRT 表现为无症状性血栓，以附壁血栓为主，患者无任何临床表现，多是在检查中无意发现。据研究表明，在系统性化疗期间出现 CRT 的概率为 7.82%。有部分患者表现为血栓性浅静脉炎，沿血管走行的皮肤出现红、肿、热、痛和可触及的条索状硬结，最常见的导管为 PICC 或者输液港；有部分患者表现为血栓性导管失功，由纤维蛋白鞘、导管腔内血栓形成或导管尖端血栓形成导致的导管输液不畅或完全堵塞，是导致导管感染最主要的原因，也是导致拔管困难的主要原因。比较少的患者发展为深静脉血栓形成，表现为导管所在侧肢体、颈部、肩部、胸部、颜面部出现疼痛、肿胀、皮肤颜色改变、皮温升高和肢端麻木等，这类人群可能出现肺部问题，如菌栓脱落导致肺部感染、血栓脱落导致肺栓塞，最常见于拔管的时候，所以拔除导管时，建议重视 CRT 的评估，必要时请血管外科会诊处理。

二、系统性化疗患者发生 CRT 的常见因素

导管相关因素与患者自身因素的相关内容于此不再赘述，详见第三章。本节内容主要围绕恶性肿瘤自身对血栓形成的促进作用，以及肿瘤相关治疗因素的影

响进行论述。总体可以分为以下 3 点。

（一）恶性肿瘤所引发的血液高凝状态

恶性肿瘤导致高凝状态的机制主要是由于体内抗凝和促凝系统之间的平衡被打破。肿瘤细胞不仅能够直接激活促凝血系统，还通过细胞间的相互作用释放促凝血因子，如组织蛋白、癌促凝物质、黏蛋白等。此外，肿瘤细胞可以直接侵袭血管，或通过分泌血管穿透性因子损伤内皮细胞。此外，不同类型的肿瘤对高凝状态的影响并不一致，多种外在因素也能促进肿瘤患者体内的凝血过程。大多数恶性肿瘤多见于老年患者，机体老化、血管弹性下降、红细胞老化等因素均易导致血栓形成。肿瘤患者的恶病质及化疗后的消化道反应使得摄入营养和水分不足，导致血容量减少、血流缓慢、血液黏稠度增高，易形成血栓。晚期肿瘤患者长期卧床，活动量减少，加之中心静脉置管后因担心导管脱落而减少肢体活动，导致血液黏稠度改变和静脉血流淤滞，这些均是血栓形成的重要因素。

（二）治疗相关药物的影响

化疗药物如顺铂、环磷酰胺和来那度胺等对血管内皮的损伤会使癌症患者更容易发生血栓。研究表明，正在接受化疗的肿瘤患者发生 PICC 相关血栓的风险显著增加。具体而言，接受化疗的肿瘤患者在置入 PICC 后，血栓的发生率是非肿瘤患者的 7 倍。尽管进行抗凝药物预防，但这种风险依然居高不下，这可能与化疗药物的高毒性导致血管内皮损伤并影响血流动力学有关。

化疗导致的骨髓抑制也可能增加血栓的发生风险。许多患者在化疗后需要补充促红细胞生成素以应对贫血。然而，一项回顾性分析发现，促红细胞生成素治疗可能是 PICC 相关血栓的一个危险因素。其机制可能是由于红细胞快速再生增加了血液黏滞度，从而加剧了肿瘤患者的高凝状态。

因此，化疗药物对血管内皮的损伤及随之而来的高凝状态增加了癌症患者发生血栓的风险。有效的管理策略应包括对这些患者进行密切监测，及时调整抗凝治疗方案，以减轻血栓形成的风险。

（三）其他治疗因素的影响

恶性肿瘤手术和放疗均可能显著增加 CRT 的发生风险。手术过程中，直接的组织损伤、血管损害及手术应激导致的促凝血因子释放均会引发高凝状态。术后活动受限、静脉血流缓慢进一步增加血栓形成风险。放疗可能通过对血管内皮细胞的辐射损伤，导致内皮功能障碍和血管炎症反应，促使血栓形成。此外，放疗引起的局部组织炎症和纤维化也可导致血流动力学改变，增加 CRT 的发生风险。

三、CRT 的诊断

诊断 CRT 需要进行一系列的医学检查，具体如下。

（一）静脉造影

静脉造影是诊断 CRT 的金标准。静脉造影是一种介入检测方法，用于检查血管病变的部位和程度。通过注射造影剂，可以利用 CT 技术清晰显示出血管结构及血流情况，帮助医生确定血栓的位置及分布情况，从而及时制订相应的治疗方案。

（二）血管加压超声检查

血管加压超声检查是一种常用的非侵入性影像学检查方法，易于执行并且允许进行系列评估，因此是目前血管血栓检测的首选技术。

（三）D- 二聚体检测

D- 二聚体是纤维蛋白溶解产物，通常用作血栓形成的重要参考指标。在血液系统肿瘤患者中，D- 二聚体含量常常升高。Dinisio 等的研究表明，D- 二聚体对 DVT 诊断的敏感性为 95% ~ 97%，特异性仅为 42% ~ 52%，而对肺栓塞诊断的敏感性为 96% ~ 99%，特异性也仅为 38% ~ 41%。但是，D- 二聚体水平升高与多种疾病状态下的死亡率增加和随后的 VTE 独立相关。因此，在实验室检查中，D- 二聚体水平升高并非代表了患者 CRT 的形成。然而，对 D- 二聚体的动态监测，根据上述研究的讨论，也是患者 VTE 的重要参考指标。越来越多的证据表明，对于临床概率较低或中等且 D- 二聚体呈阴性（＜ 500 ng/mL）的患者，无须额外检查即可安全排除 DVT 的诊断。

四、系统性化疗患者合并 CRT 的治疗原则

CRT 的治疗原则主要包括预防和治疗两方面。预防策略包括在置管前评估和准备，如选择适当的导管规格和置管位置，以尽量减少 CRT 的发生概率。在置管过程中，必须严格遵守无菌操作规范，并将导管尖端准确放置于上腔静脉心房入口处，以降低血栓形成的风险。置管后，预防措施包括鼓励患者进行功

能锻炼，但不建议常规使用抗凝治疗。一旦发生血栓，若无抗凝禁忌证，应尽早开始抗凝治疗，并持续至导管拔除后 3 个月。不建议放置上腔静脉滤器或进行导管溶栓。在抗凝治疗 2 周后，建议分次拔除导管，以减少血栓脱落导致肺栓塞的风险。

五、相关伦理与法律问题

在处理恶性肿瘤相关 CRT 病例时，必须考虑伦理和法律问题，包括患者的自主决策权、知情权、生命权、健康权及隐私权。医生有责任向患者提供清晰、全面的信息，并以易于理解的方式解释这些信息，以确保患者能够在知情的情况下做出决定。患者有权了解并决定是否接受导管置入和相关治疗。他们应被充分告知可能出现的并发症、治疗方案、潜在风险和预后，以便做出知情决策。当患者无法自行决策时，需根据法律和伦理原则合理分配决策权。医生应在患者无法表达意愿时，确定合法代理人或医疗代表，并由其代为决策。在患者及其代理人均无法表达意愿时，医生应根据患者的最佳利益权衡治疗的利弊，并选择最适合患者的治疗方案。在此过程中，医疗团队需详细记录决策过程及理由，确保公正与透明。此外，医疗机构和医生需保护患者的个人信息和隐私，严格遵守相关隐私法律。

在患者治疗和康复阶段，医护人员应提供必要的心理支持和人文关怀，关注患者的心理需求，帮助患者应对恐惧、焦虑和抑郁等情绪问题。

第二节　系统性化疗患者并发 CRT 的管理

化疗期的肿瘤患者面临着独特的管理挑战，CRT 是其中的一个重要方面。在对化疗患者进行处理时，需要综合考虑患者的安全。

深静脉置管（deep venous catheter，DVC）是肿瘤患者化疗选择的重要治疗通路，不同置管类型因穿刺部位不同各有优劣，在临床中均得到了广泛应用。然而，基于肿瘤疾病本身、抗肿瘤治疗药物、生活方式及导管置入等原因，CRT 成为置管最常见的并发症之一。CRT 具有治疗时间较长、起病隐匿、发生率较高等特点，甚至部分患者因此延迟抗肿瘤治疗，给临床医生带来了一些困扰。

化疗期间特殊的生理学变化，各种化疗药物会导致血管内皮功能障碍、血小板聚集、一氧化氮（NO）水平降低、活性氧（ROS）水平升高和血管痉挛。这些变化大大增加了凝血的风险。

一、预防

对于化疗患者的管理，预防 CRT 至关重要。这包括选择适当类型和大小的导管，定期检查导管的通畅性，保持导管周围皮肤的清洁和干燥，尽量避免长时间使用导管。这些内容与之前内容基本相同，这里不再重复。

（一）导管尖端定位方法的优化

近几年，导管尖端最佳定位法是一个研究热点，定位方法主要有胸部 X 线片、超声、腔内心电图。目前临床上应用最广泛的定位方式为胸部 X 线片定位，但胸部 X 线片定位有一定的局限性，无法直接显示上腔静脉与右心房上壁交界处的具体位置，只能依据骨性标志判断导管尖端的位置，且目前尚无统一的骨性标志作为标准。使用胸部 X 线片定位还会使医务人员与患者暴露于辐射中。使用超声和心电图定位法不仅方便、安全，还能减少患者的医疗费用。

（二）导管涂层

在导管表面添加含氟聚合物涂层可以提高其生物相容性，从而减少炎症反应和血栓形成。虽然早期体外试验证明有效，但尚未经多中心的临床试验来确定这类导管的效果和安全性。

（三）冲管、封管

影响输液港维护的因素主要包括冲管时机、冲管液的量、冲管方向、冲管方式和封管液的选择。治疗期间，冲管时机为每次输液后、抽血后、输注高黏滞性液体（血液、肠外营养液等）后、输注沉淀风险高的药物后及有配伍禁忌的药物之间。非治疗期间，对输液港也应定期进行维护。对于封管液浓度和类型的选择，目前主要包括不同浓度的肝素溶液和生理盐水，国内医疗机构一般选择肝素溶液进行封管。然而有研究对比肝素溶液和生理盐水封管效果发现，肝素的使用可能是没有必要的，因为目前的证据并不能表明肝素溶液的封管效果优于生理盐水，并且使用肝素还会增加成本。先前的许多研究提供的证据质量较低，未来还需要许多高质量的研究进一步验证。此外，还有其他类型的封管液也可供选择，至于哪种封管液更为有效需要开展更多的临床研究来证明。

（四）非治疗期间维护间隔

很多复发风险高的肿瘤患者，在全部化疗周期完成后仍然选择保留输液港，并定期维护，以便在疾病复发后再次使用。对于非治疗期间导管维护的间隔时间，不同的学者持有不同的观点，各指南推荐在化疗间歇期应每个月进行 1 次导管维护，以防止导管堵塞。而国内外有些研究将输液港维护间隔时间延长到 6 周至 4 个月，结果显示，输液港相关并发症的发生率并无明显差异，且减少了患者往返医院的时间及交通、输液港维护费用，增加了患者的满意度。针对延长化疗间歇期输液港维护时间的国内外研究较少，且研究样本量不足，多中心、大样本的此类研究应合理开展。

二、诊断与监测

对于系统性化疗患者，定期对导管进行位置、功能和潜在并发症的监测与评估至关重要。医护人员应密切关注导管使用情况，及时发现并处理与导管相关的问题。

（一）静脉造影

在 CRT 的诊断方面，静脉造影是首选方法，但其有创性操作可能引发患者对造影剂的过敏反应或造成造影剂肾病等并发症。在操作过程中，必须密切监测患者的身体状况，一旦出现不良反应，应立即停止操作，并采取措施以防病情进一步恶化。

（二）血管彩超检查

系统性化疗 CRT 患者也可选择血管彩超。血管彩超具有无创性、方便快捷、廉价且无放射性的特点。对于 CRT，彩超检查能够提供高度敏感性和特异性的诊断标准，如无法压缩的静脉、管腔内实性回声等，有助于及早发现并评估血栓情况。

（三）D- 二聚体检测

D- 二聚体检测也是常用的检测方法。其敏感性较高但特异性较差，通常不作为 CRT 诊断的唯一参考指标。然而，在静脉血栓的诊断中，其阴性预测值高达 95% 以上，因此阴性结果有助于排除该诊断，但仍需要结合其他相关检查来确认诊断。

三、抗凝

（一）系统性化疗期间抗凝药物的选择

1. 肝素类药物

建议在门诊接受低风险 VTE 癌症化疗的患者中，避免使用血栓预防措施，而选择 LMWH 进行 VTE 的初始治疗。肝素类药物包括 LMWH 及普通肝素，其中 LMWH 的半衰期长、耐受性更好，不需常规检测 APTT，导致肝素诱导的血小板减少症（HIT）的风险较低。罕见不良作用为 HIT，其发生率低于 0.1%。对于使用肝素后出现 HIT，但仍然有抗凝需求的患者，可酌情给予皮下注射磺达肝癸钠。磺达肝癸钠是一种人工合成戊糖，通过选择性抑制凝血因子 Xa 的活性发挥抗凝作用。有研究结果表明，使用 LMWH 患者的不良反应总发生率为 6.67%，原因为 LMWH 能够抑制体内外血栓及静脉血栓，不会影响血小板结合纤维蛋白原及血小板聚集，一方面能够发挥高效抗血栓作用；另一方面还具有极低的出血概率。同时，经皮下注射能够避免其他肝素制剂的主要不良反应。但是，出血仍然是抗凝药物最主要的并发症，因此应该高度警惕、有效预防。如果患者的抗 Xa 浓度 > 0.5 U/mL，则应该严密监测其活化部分凝血活酶时间。对于需要住院治疗的癌症患者，特别是手术患者，建议实施血栓预防措施，可以选用 LMWH 或磺达肝癸钠。

2.VKA

VKA 如华法林、醋硝香豆素、苯丙香豆素等。VKA 的抗凝效果毋庸置疑，但是在临床应用中仍存在诸多限制因素，如受各种药理学参数的影响、与多种药物及食物相互作用、出血风险较大、治疗窗窄，以及需要通过频繁的抗凝监测来调整服药剂量。因此在临床中较少使用 VKA。

3. 新型口服抗凝药

新型口服抗凝药如利伐沙班、达比加群酯、依度沙班等（不同口服抗凝药物的使用方法不同，应遵照说明书使用）。使用过程中应密切观察有无活动性出血征象，监测血细胞计数、血红蛋白浓度、红细胞压积，注意每日尿量，监测肝肾功能。

对于门诊癌症患者中接受高风险全身治疗的个体，推荐使用 LMWH 或 DOAC 进行血栓预防。在对 VTE 进行初始治疗时，同样推荐使用 LMWH 或 DOAC，而在短期治疗方面，则优先考虑 DOAC。

（二）抗凝药物的使用

目前已有的研究并没有在 CRT 抗凝预防方面得出较为积极的结论，大多数指南也对 CRT 预防性抗凝持保守或否定态度。尽管置入 CVC 的患者有发生 VTE 的风险，但针对 CRT 的抗凝预防不作为常规推荐。正如《输液导管相关静脉血栓形成防治中国专家共识（2020 版）》里提到的预防举措一样，CRT 作为 DVT 的一种，其预防不应与患者整体 VTE 预防割裂，尤其是下肢 DVT 可能产生比 CRT 更大的危害。因此，对于血栓高危患者，仍有必要针对 VTE 风险采取相应预防措施。

1.LMWH 的抗凝预防方案

根据不同剂量的适用范围，可分为标准性预防剂量、高预防剂量及治疗性剂量。目前，针对最佳剂量方案的研究数据有限，不同地区使用的最佳剂量方案标准不一。对体重过轻（＜ 50 kg）或过重（＞ 130 kg）人群的标准性预防剂量和高预防剂量进行了推荐（表 12.1）。建议此部分人群咨询专家后进行预防。亚洲人群肥胖人数相对较少，对于该部分人群的循证医学证据不足。

表 12.1　预防 VTE 的药物及推荐的标准性预防剂量和高预防剂量

目前体重 (kg)	组别	预防药物		
		达肝素	依诺肝素	肝素钠
＜ 50	1	2500 U qd	20 mg qd	考虑减少用量
	2	2500 U bid	40 mg qd	考虑减少用量（5000 U bid）
50 ~ 90	1	5000 U qd	40 mg qd	5000 U bid
	2	2500 U bid	80 mg qd	7500 U bid
91 ~ 130	1	7500 U qd	60 mg qd	7500 U bid
	2	5000 U bid	80 mg qd	7500 U bid
131 ~ 170	1	10 000 U qd	80 mg qd	7500 U bid
	2	7500 U bid	60 mg bid	7500 U tid
≥ 171	1	75 U/kg qd	0.5 mg/kg qd	7500 U bid
	2	7500 U bid	60 mg/kg bid	7500 U tid

注：1 表示标准性预防剂量；2 表示高预防剂量；qd 表示每日 1 次，bid 表示每日 2 次，tid 表示每日 3 次。

2. 肝素抗凝治疗方案

对于已经发生 CRT 的化疗患者，抗凝治疗是必要的。然而，在化疗期间使用抗凝药物需要进行出血风险评估，并根据患者的具体情况和血栓的严重程度进行个体化的治疗决策。

在接受化疗的癌症患者中，预防性的抗凝治疗仍然存在争议，然而却是有必要的。但应在导管去除后改为预防剂量抗凝，并且同时对出血风险进行评估。动态检测 TAT/PIC 可以辅助判断患者体内是否高凝，PIC 可以判断患者的纤溶状态，从而决定是否延展抗凝时间。

（1）LMWH：每种 LMWH 产品的规格和剂量不同，不应对所有的 LMWH 采取相同的用法。以依诺肝素钠为例，预防剂量：100 AxaIU/kg 皮下注射，每日 1 次；治疗剂量：100 AxaIU/kg 皮下注射，每 12 小时 1 次，2 周后改 100 AxaIU/kg 皮下注射，每日 1 次维持。

（2）普通肝素：普通肝素大多应用于腹部手术之后 VTE 的预防。预防剂量：术前 2 小时 5000 U 皮下注射，5000 U/（8 ~ 12）h；治疗剂量：深部皮下注射，第一次 5000 ~ 10 000 U，以后每 8 小时 8000 ~ 10 000 U 或每 12 小时 15 000 ~ 20 000 U，每 24 小时总量 30 000 ~ 40 000 U；静脉注射，首次 5000 ~ 10 000 U，或按体重每 4 小时 100 U/kg，用氯化钠注射液稀释后应用；静脉滴注，每日 20 000 ~ 40 000 U，加至氯化钠注射液 1000 mL 中持续滴注，滴注前可先静脉注射 5000 U 作为初始剂量。

（3）使用时间：相关指南推荐使用 3 ~ 6 个月的 LMWH 来治疗与癌症相关的静脉血栓。这期间随访 D- 二聚体和静脉超声，在停药前需要充分评估血栓复发风险和出血风险，并告知患者。如果存在易栓症等高危血栓复发因素，则建议长期使用抗凝药物。

第三节　病例分享与思考

病例：患者，女性，54 岁。因"发现右颈内静脉血栓进行性增大伴右颈部疼痛 2 周"入院。既往乳腺癌综合治疗后行化疗，于 1 年前经右颈内静脉植入输液港。经 8 个疗程化疗后，肿瘤控制良好。2 周前冲管并复查输液港，彩色多普勒超声检查发现输液港导管头附壁血栓，大小为 20 mm×20 mm。予利伐沙班 20 mg 每日 1 次抗凝治疗，3 日后复查 D- 二聚体变化不大，基本控制在 2.3 ~ 3.5 mg/mL，彩色多普勒超声检查发现血栓呈增大趋势。遂改用达比加群酯 110 mg 每日 2 次方案，抗凝效果仍不佳。3 天前彩色多普勒超声检查发现血栓仍呈增大趋势，进展至 40 mm×21 mm，可疑活动性。查体：右颈部稍肿胀，局部红肿（图 12.1），无明显压痛，未见胸部浅静脉扩张。颈动脉搏动可及。考虑主要诊断：右颈内静脉血栓；右颈内静脉输液港植入后。患者目前诊断为右颈内静脉漂浮性血栓，结合输液港后续已不再需要，考虑予以拔除。然而，彩色多普勒超声检查提示血栓不稳定，有脱落的风险。因此，在移除输液港时，需谨防血栓脱落引起的不良事件。

在经过中山大学孙逸仙纪念医院心血管外科医生的讨论后，决定予经皮输液港拔除＋经右股静脉、上腔静脉球囊扩张，备右颈内静脉血栓抽吸治疗。手术经过：先经右股静脉将导丝及大球囊送至上腔静脉，打开球囊后短暂阻断上腔静脉，给予开放手术拔除右颈内静脉输液港，拔除后复查造影及彩色多普勒超声检查（图 12.2），发现血栓附于颈内静脉，头端随血流明显漂动。立即经超声穿刺后，引入 8F 抽吸导管，在超声引导下进行抽吸（图 12.3）。抽吸效果明显，复查超声及造影，未见血栓或静脉充盈缺损，故收回球囊。将抽吸出的血栓（图 12.4）送病理检查。患者手术顺利，术后安返病房，无特殊不适。病理回报，考虑为血栓。

出院采用口服利伐沙班 15 mg 每日 1 次方案预防血栓复发，1 个月后复诊未见明显并发症。

病例提供：中山大学孙逸仙纪念医院。

病例思考：本例反映了血栓管理中的挑战与复杂性。患者在乳腺癌的系统性化疗后，因右颈内静脉血栓住院，抗凝治疗效果不佳，最终需通过手术解决问题。这提示我们，对于恶性肿瘤患者，尤其是接受长期输液港置入的病例，血栓形成风险需持续关注。同时，抗凝药物的选择和效果评估也需谨慎，必要时应结合介入治疗手段。

本例还强调了以下几点：恶性肿瘤患者治疗期间易发生血栓，需持续进行血栓风险评估并采取预防措施；抗凝治疗中严格监测的重要性，定期复查 D- 二聚体和血管彩色多普勒超声，灵活调整治疗方案；此外，综合多学科团队的讨论，也对患者的预后有重要的影响。本例强调了个体化治疗方案、严格监测和多学科协作在复杂病例管理中的重要性，为类似病例的诊疗提供了参考。

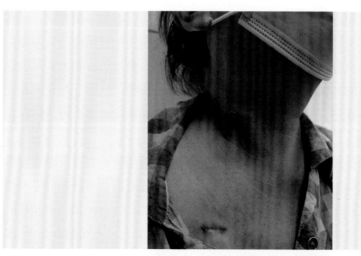

图 12.1　术前患者颈部肿胀情况

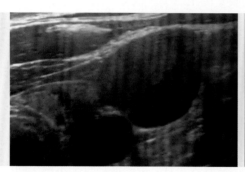

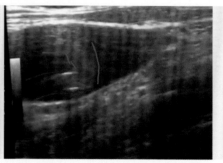

去除输液港后，提示有漂浮性血栓，大小约
40 mm×20 mm。

图 12.2　术中即时彩色多普勒超声检查情况

抽吸导管（红）吸取颈部残留血栓（蓝）。

图 12.3　血栓抽吸情况

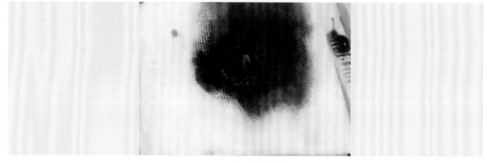

血栓可见陈旧性成分。

图 12.4　抽吸所得的血栓

第十三章　妊娠肿瘤患者的管理

第一节　妊娠与肿瘤概述

妊娠与肿瘤看似是两个相互独立的状态，但在实际情况中，它们有时会同时出现在同一个个体中。尽管这种情况较为罕见，但了解和管理妊娠合并肿瘤是临床医疗中的一项重要任务。妊娠与肿瘤之间的相互影响是一个复杂而多变的主题。肿瘤在妊娠期的发生和发展，以及妊娠对肿瘤的影响，都是医生和患者需要深入了解的问题。妊娠期肿瘤的特殊性在于它涉及母儿的双重健康，需要综合考虑生理、病理和治疗的多方面因素。妊娠期肿瘤主要包括子宫肌瘤、卵巢肿瘤、乳腺癌等。这些肿瘤的发生率可能受到多种因素的影响，包括遗传、激素水平、生活方式和环境因素等。

一、妊娠期肿瘤的类型

根据相关研究，妊娠期间发生肿瘤的风险相对较低，为0.02% ~ 0.1%。妊娠期可能发生的良性肿瘤包括子宫肌瘤、乳腺肿瘤和黑色素瘤等。其中子宫肌瘤是最常见的妊娠期肿瘤。妊娠期间可能发生的恶性肿瘤包括乳腺癌、宫颈癌、卵巢癌、甲状腺癌、恶性黑色素瘤等。最常见恶性肿瘤为乳腺癌，在正常妊娠女性中的发病率为1/10 000 ~ 1/3000；其次是宫颈癌，白血病，淋巴瘤，恶性黑色素瘤。肺部、胃肠道、泌尿系统等恶性肿瘤少见。

二、肿瘤与激素水平的关系

许多肿瘤的发生和发展与激素水平有着密切的关系。在妊娠期，激素水平显著变化，一些肿瘤可能会受到影响。例如，妊娠合并乳腺癌（pregnancy-associated with breast cancer，PABC）是一种发病率较低且类型特殊的乳腺癌，在正常妊娠女性中的发病率为 1/10 000 ~ 1/3000。近年来女性生育年龄不断推迟，PABC 的发病率也呈上升趋势，可能与以下激素因素有关。

（1）妊娠及哺乳期雌激素、孕激素、催乳素均升高，引起乳腺微环境改变，进而促进恶性肿瘤生长。

（2）妊娠使乳腺对生长因子的敏感性增加，促进肿瘤的生长和转移。

（3）乳腺相关巨噬细胞分泌生长因子，促进肿瘤生长；未成熟巨噬细胞抑制 T 细胞功能，局部免疫抑制。

（4）HER-2 在妊娠期可在胚胎组织中合成。一些与激素相关的妇科肿瘤也可能会在孕期出现或恶化。

三、妊娠期肿瘤的诊断

从诊断和治疗的角度来看，妊娠期间的肿瘤处理面临着一些挑战。首先，妊娠本身可能会影响肿瘤的诊断和评估。其次，在妊娠期间，医生需要权衡利弊，选择对母儿影响较小的诊断方法。最后，在诊断过程中，医生还需要密切监测胎儿的状况，以确保母儿健康。诊断妊娠期肿瘤需要进行一系列的医学检查。

（一）超声检查

超声检查具有无辐射、操作简便、快捷、准确率高的特点，为临床常用手段，其安全性已得到证实，母亲或胎儿的不良结局与妊娠期超声暴露无明确相关性。临床上常将注意力集中在妊娠部位，忽视其他部位的检查，进而造成病情延误。并且超声检查难以观察胸部肿瘤且易受腹部脏器及肠气影响。

（二）磁共振成像（MRI）

MRI 检查具有无创、无辐射、软组织分辨率高等特点，因而是肿瘤早期诊断及确定病变范围的重要手段。MRI 检查中最常用的造影剂为 GdDTPA（Gd^{3+}，钆），动物实验结果显示钆可通过胎盘并诱导胎儿肾脏系统性纤维化，大剂量且反复静脉注射钆可导致胎儿畸形。因此妊娠期可行 MRI 检查，但禁止注射钆。

（三）X 线相关检查

胸部 X 线检查、乳腺钼靶、肺通气 / 灌注（V/Q）扫描及 CT 都是放射性检查，由于妊娠 33 天至 12 周末是胎儿致畸的敏感时期，该孕期胎儿的大量器官开始发育，只有部分器官发育会持续至妊娠晚期，此时接受 X 线相关检查可能会增加妊娠相关风险，因此不作为妊娠早期患者的首选检查。除非在患者高度怀疑恶性肿瘤但其他方法不能确诊的情况下，建议在详细告知母儿风险及潜在危害的基础上进行选择。低剂量辐射（＜ 50 mSv）不会增加胎儿死亡率或致畸率。胎儿的暴露剂量在胸部 X 线检查、V/Q 扫描和肺动脉 CTA 中分别为 ＜ 0.01 mSv、0.1 ~ 0.5 mSv、0.01 ~ 0.66 mSv，因此即使因为病情需要发生 X 线暴露，也不应作为建议患者终止妊娠的依据。例如，乳腺癌钼靶检查，母体单次乳房 X 线检查时胎儿平均吸收剂量约为 0.02 mSv，剂量极低，且妊娠期接受乳腺 X 线检查时有铅板防护腹部，可显著降低辐射剂量，因此 X 线检查对胎儿来说较为安全。

（四）细胞病理学检查

细胞病理学是诊断肿瘤的金标准。临床常用方法包括：①细针穿刺活检，具有创口小、操作简便、患者恢复快、痛苦轻等优点，适用于影像学检查无法确诊的肿物，但其取出的组织条带仅能做细胞学检测，因此并非临床首选方法；②手术活检，适用于穿刺活检不明确的肿物，尚无证据表明该操作会增加胎儿畸形率或病死率。

（五）实验室检查

实验室检查包括血液 HCG、AFP、CA125 等肿瘤标志物的检测，但妊娠会影响相关标志物，如 CA125。在妊娠早期就有 CA125 的产生，受精卵植入宫腔内 2 周后，血清 CA125 即有升高，妊娠 6 ~ 7 周后达到高峰，以后逐渐下降，妊娠中晚期血清中则检测不到。故诊断过程中，实验室检查可以辅以影像学检查结果，提高诊断的准确性。

四、妊娠期肿瘤的治疗原则

妊娠期良性肿瘤的治疗原则是在保证母体安全的前提下尽可能地保护胎儿的生长和发育，在保证母儿安全的前提下，进行多学科会诊，采取个性化的治疗方案。对于良性肿瘤，若不影响妊娠，可待产后再处理；若需要治疗，可考虑保守治疗或择期手术。恶性肿瘤的治疗则需要根据具体情况制订个性化的治疗方案，综合考虑母儿的安全和治疗效果。对于早期发现的恶性肿瘤，手术治疗是首选的治疗方法，但需要注意手术风险和麻醉对胎儿的影响。而对于晚期发现的恶性肿瘤，则需要根据具体情况制订综合治疗策略，包括手术、化疗和放疗等。在化疗期间，应注意药物的选用和剂量控制，避免对胎儿造成损害。应根据肿瘤的类型、分期和孕妇的孕期状况等因素来决定。此外，在恶性肿瘤治疗期间，还需要加强孕妇的营养支持和生活护理，提高其生存质量。考虑到恶性肿瘤和妊娠对患者及其家庭的特殊性，不但要进行产科相关知识的指导，还要将肿瘤的发展、肿瘤和妊娠的关系向患者及家属交代清楚，结合肿瘤的临床期别、妊娠周数、患者及其家庭对胎儿的需求程度及医疗保健条件等因素综合考虑提出医学建议，向其说明治疗的目的、方法、效果和风险等情况，让患者及其家庭在充分知情同意的情况下选择是否继续妊娠。

五、妊娠合并肿瘤的相关伦理与法律问题

在处理妊娠合并肿瘤的病例时，还需考虑相关的伦理与法律问题。这包括保护患者自主的决策权，保护母体和胎儿的生命权和健康权，以及尊重和保护患者的隐私权。患者有权了解自身病情、治疗方案、可能的风险和预后，并在此基础上做出自主决策。医生有责任向患者提供清晰、全面的信息，并以易于理解的方式解释这些信息，以确保患者能够在知情的情况下做出决定。当患者无法自主决策时，应依据法律规定和伦理原则，合理分配医疗决策权。例如，在患者无法表达意愿的情况下，可由其合法代理人或亲属代为决策。而肿瘤治疗涉及诸多伦理问题，如治疗的必要性、可行性、风险与受益比等。在妊娠合并肿瘤的情况下，医生应充分考虑患者的特殊生理状况，制订个性化的治疗方案，确保治疗的有效性和安全性。这需要综合管理团队的关注和协作，包括妇产科医生、肿瘤专家、放疗专家、麻醉师和心理学家等。由于需要权衡母儿的利益，医生们需要在决策过程中积极参与讨论，并确保患者理解治疗的风险和益处。医生在处理此类情况时应遵守相关伦理准则和法律规定，为患者提供最佳的医疗护理。同时，医护人员应提供必要的心理支持，帮助患者应对恐惧、焦虑和抑郁等情绪问题，家庭和社会支持系统也在此过程中起着重要作用。医生还应在治疗过程中关注患者的心理需求，提供必要的心理支持和关怀。

第二节　妊娠肿瘤患者 CRT 的管理

妊娠期的肿瘤患者面临着独特的管理挑战，而 CRT 是其管理中的一个重要方面。在对妊娠期肿瘤患者进行处理时，需要综合考虑患者和胎儿的安全。

一、妊娠期患者的生理学变化及解剖学改变

妊娠和产后时期被认为是高凝状态。妊娠期发生 VTE 的风险可能是非孕妇的 4~5 倍，且发生 VTE 的风险随妊娠阶段的不同而不同。妊娠期特殊的生理学变化及解剖学改变可增加 VTE 的发生风险，当然也包括 CRT 的发生风险。

（一）妊娠期特殊的生理学变化

1. 激素水平变化

妊娠期间，孕妇体内的雌激素和孕激素水平显著升高。雌激素、孕激素水平上升的生理性改变，使得此类人群存在高凝状态、血栓前状态或血栓形成倾向，可能与凝血系统中的因子Ⅶ、Ⅷ、Ⅹ 等的含量和活性增加，抗凝血酶原Ⅲ 活性下降等因素有关。这可能导致血管平滑肌松弛，血液流速减慢，增加了凝血的机会。

2. 循环血量增加

随着妊娠的进展，孕妇的循环血量逐渐增加，导致血管扩张和血流速度减慢，增加了血栓形成的风险。

（二）妊娠期解剖学改变

1. 子宫增大

因为右髂动脉压迫左髂总静脉，故血栓多发生在左腿，妊娠期间，子宫增大加剧了这种压迫，增加了血栓形成的风险。

2. 静脉血管扩张

妊娠时，静脉血管壁扩张，血管弹性降低，这可能导致血液淤滞，为血栓形成提供了条件。

二、预防

对于妊娠期肿瘤患者的管理，预防 CRT 至关重要。这包括选择适当的导管类型和大小，定期检查导管的通畅性，保持导管周围皮肤的清洁和干燥，尽量避免长时间使用导管，这些内容与之前内容基本相同，这里不再重复。

妊娠 VTE 的预测模型：目前并无针对妊娠合并肿瘤患者血栓风险的评估模型，妊娠 VTE 的预测模型是一种基于一系列临床和实验室参数的算法，用于评估妊娠期间女性发生 VTE 的风险。这些模型旨在帮助医疗专业人员识别和监测那些处于高风险状态的患者，以便采取及时的预防和治疗措施。

尽管预测模型可以提供有价值的信息，但它们并不是绝对准确的。VTE 的发生与多因素有关，若妊娠妇女在此基础上合并其他相关危险因素，可能会增加 VTE 发生风险，总体可归纳为以下几点：①与 VTE 相关的合并症：活动性自身免疫性或炎症性疾病、肾病综合征、心力衰竭、1 型糖尿病肾病、镰状细胞病、恶性肿瘤等；②暂时性危险因素：妊娠期间外科手术、妊娠剧吐、卵巢过度刺激综合征等；③其他危险因素：VTE 相关个人史、VTE 家族史、易栓症、高龄、高产次、肥胖、骨折、截瘫或长时间制动、全身性感染、多胎妊娠、子痫前期、剖宫产术、产程延长、死胎、严重产后出血或大量输血等。每个患者的具体情况都是独特的，因此医生在评估患者风险时还应考虑其他因素。模型在实际应用中不断得到改进和优化，以提高预测准确性和实用性。未来，随着医学研究和技术的进步，我们期待能够开发出更加准确和个性化的预测模型，以更好地指导妊娠 VTE 的预防和治疗。常用的针对妊娠患者的血栓风险评价模型详细评分系统见表 13.1。

表 13.1 RCOG、昆士兰和上海专家共识 3 种模型比较

风险因素	2015 RCOG	2020 昆士兰	2020 上海专家共识
BMI	孕前 BMI ≥ 30 kg/m² 1 分 孕前 BMI ≥ 40 kg/m² 2 分	当前 BMI 30 ~ 39 kg/m² 1 分 当前 BMI ≥ 40 kg/m² 2 分	孕前 BMI 28.0 ~ 34.9 kg/m² 1 分 孕前 BMI ≥ 35 kg/m² 2 分
年龄	> 35 岁 1 分	> 35 岁 1 分	≥ 35 岁 1 分
IVF/ART	产前 1 分	产前和产后 1 分	产前 1 分
VTE 病史	·VTE 病史（与大手术相关的 VTE 病史除外）4 分 ·大手术后的 VTE 史 3 分	手术诱发的单一 VTE 3 分	·既往或妊娠期新发的 VTE（除外大手术后发生），复发性 VTE（2 次或以上）4 分 ·大手术后的 VTE 史 3 分
高危易栓症	3 分	未评分	3 分
低危易栓症	1 分	未评分	未评分
内科合并症	3 分	未评分	3 分
静脉曲张	大静脉曲张 1 分	大静脉曲张 1 分	下肢静脉曲张 1 分
孕前糖尿病	无	1 分	1 分

续表

风险因素	2015 RCOG	2020 昆士兰	2020 上海专家共识
产时剖宫产	2 分	3 分	2 分
子宫切除术	3 分	3 分	2 分
产后出血	> 1000 mL 和 / 或输血 1 分	> 1000 mL 或输血 1 分	≥ 1000 mL 和 / 或输血 1 分
产程延长	> 24 小时 1 分	> 24 小时 1 分	≥ 24 小时 1 分
卵巢过度刺激综合征	4 分	未评分	4 分
妊娠剧吐	3 分	未评分	3 分
手术史	妊娠期或产褥期手术（除外急性会阴修复），如阑尾切除术、绝育术 3 分	任何手术（妊娠期或产后）	妊娠期或产褥期有外科手术史，除外会阴修复术，如阑尾切除术、产后绝育术、骨折 3 分
制动	卧床 ≥ 72 小时 1 分	卧床 ≥ 24 小时 1 分	卧床 ≥ 48 小时 1 分
脱水	1 分	未评分	1 分

注：RCOG，英国皇家妇产科学院。根据危险程度分为极高危（≥ 4 分）、高危（产前为 3 分或产后为 2 ~ 3 分）、中危（产前 2 分）和低危（0 ~ 1 分）4 个等级。

2015 RCOG 指南推荐：

如果产前总评分 ≥ 4 分，应考虑从孕早期开始预防血栓形成；

如果产前总评分为 3 分，应考虑从 28 周起开始预防血栓形成；

如果产后总分 ≥ 2 分，应考虑进行至少 10 天的血栓预防；

如果产前入院，应考虑预防血栓形成；

如果长期住院（≥ 3 天）或产褥期入院，应考虑血栓预防；

对于明确存在出血风险的患者，应讨论出血和血栓形成的风险平衡。

根据风险进行产前和产后血栓预防，流程见图 13.1。

遗憾的是针对孕产妇的血栓风险评估模型并无肿瘤相关选项，因此必要时还要结合经典 Caprini 风险评估量表进行筛查，同时亦可以推断妊娠叠加肿瘤相关因素（见前诊断篇）比单因素的血栓发生概率更高。例如，相较于没有癌症的孕妇来说，患有宫颈癌、卵巢癌、霍奇金淋巴瘤和髓系白血病的孕妇患 VTE 的风险增加。笔者认为对于多因素患者应利用多维度的多个评分模型进行分析，综合分析个案而制订预防策略。

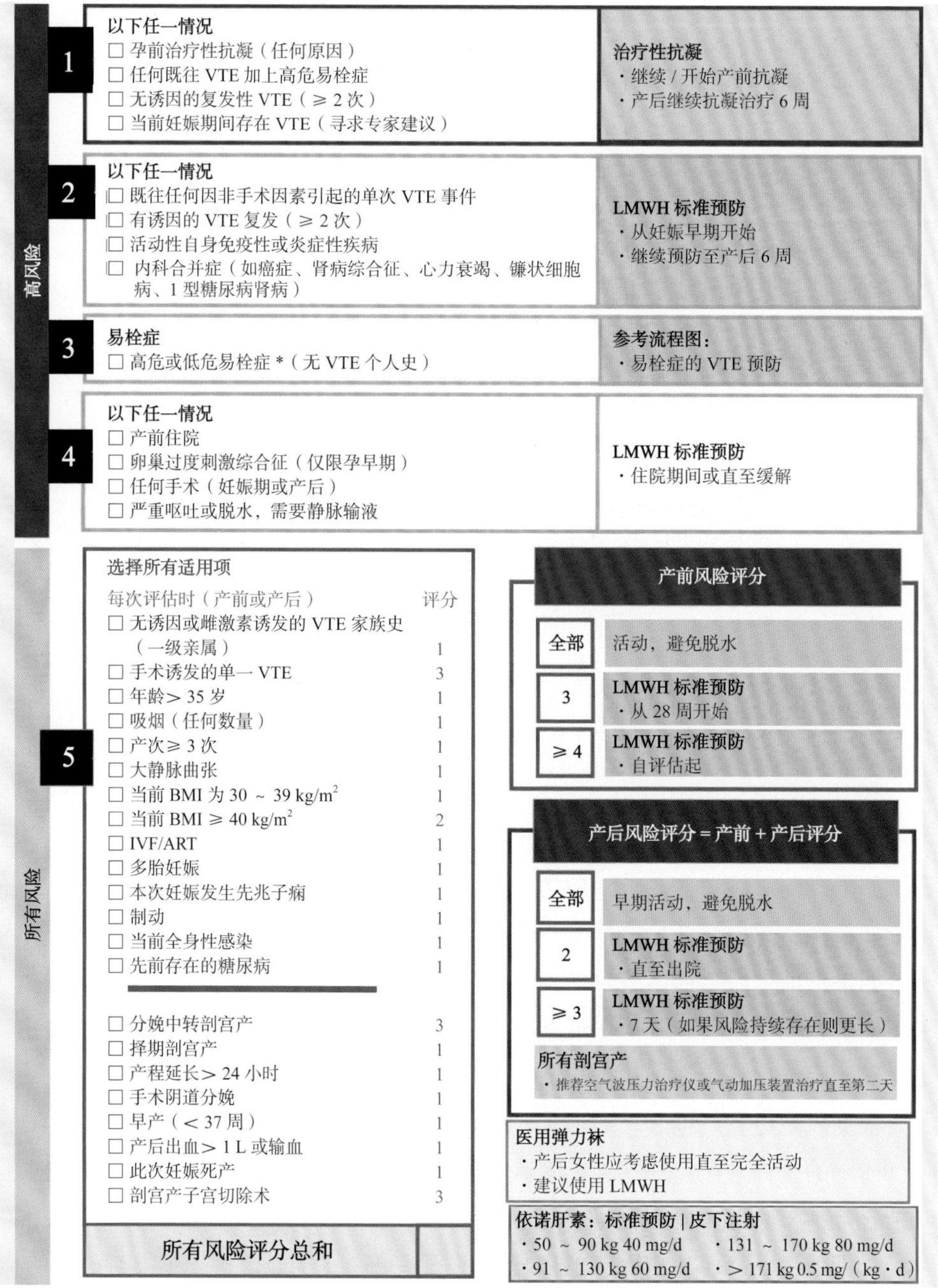

1 以下任一情况
- □ 孕前治疗性抗凝（任何原因）
- □ 任何既往 VTE 加上高危易栓症
- □ 无诱因的复发性 VTE（≥ 2 次）
- □ 当前妊娠期间存在 VTE（寻求专家建议）

治疗性抗凝
- ·继续 / 开始产前抗凝
- ·产后继续抗凝治疗 6 周

2 以下任一情况
- □ 既往任何因非手术因素引起的单次 VTE 事件
- □ 有诱因的 VTE 复发（≥ 2 次）
- □ 活动性自身免疫性或炎症性疾病
- □ 内科合并症（如癌症、肾病综合征、心力衰竭、镰状细胞病、1 型糖尿病肾病）

LMWH 标准预防
- ·从妊娠早期开始
- ·继续预防至产后 6 周

3 易栓症
- □ 高危或低危易栓症 *（无 VTE 个人史）

参考流程图：
- ·易栓症的 VTE 预防

4 以下任一情况
- □ 产前住院
- □ 卵巢过度刺激综合征（仅限孕早期）
- □ 任何手术（妊娠期或产后）
- □ 严重呕吐或脱水，需要静脉输液

LMWH 标准预防
- ·住院期间或直至缓解

高风险

5

所有风险

选择所有适用项

每次评估时（产前或产后）　评分

- □ 无诱因或雌激素诱发的 VTE 家族史（一级亲属）　1
- □ 手术诱发的单一 VTE　3
- □ 年龄 > 35 岁　1
- □ 吸烟（任何数量）　1
- □ 产次 ≥ 3 次　1
- □ 大静脉曲张　1
- □ 当前 BMI 为 30 ～ 39 kg/m²　1
- □ 当前 BMI ≥ 40 kg/m²　2
- □ IVF/ART　1
- □ 多胎妊娠　1
- □ 本次妊娠发生先兆子痫　1
- □ 制动　1
- □ 当前全身性感染　1
- □ 先前存在的糖尿病　1

- □ 分娩中转剖宫产　3
- □ 择期剖宫产　1
- □ 产程延长 > 24 小时　1
- □ 手术阴道分娩　1
- □ 早产（< 37 周）　1
- □ 产后出血 > 1 L 或输血　1
- □ 此次妊娠死产　1
- □ 剖宫产子宫切除术　3

所有风险评分总和	

产前风险评分

全部	活动，避免脱水
3	**LMWH 标准预防** ·从 28 周开始
≥ 4	**LMWH 标准预防** ·自评估起

产后风险评分 = 产前 + 产后评分

全部	早期活动，避免脱水
2	**LMWH 标准预防** ·直至出院
≥ 3	**LMWH 标准预防** ·7 天（如果风险持续存在则更长）

所有剖宫产
- ·推荐空气波压力治疗仪或气动加压装置治疗直至第二天

医用弹力袜
- ·产后女性应考虑使用直至完全活动
- ·建议使用 LMWH

依诺肝素：标准预防 | 皮下注射
- · 50 ～ 90 kg 40 mg/d
- · 131 ～ 170 kg 80 mg/d
- · 91 ～ 130 kg 60 mg/d
- · > 171 kg 0.5 mg/（kg·d）

图 13.1　产前和产后血栓风险预防流程图

注：* 高危易栓症，> 1 项易栓症实验室检查呈阳性、APS、抗凝血酶缺乏、蛋白 C 缺乏、蛋白 S 缺乏、Leiden V 因子纯合突变、凝血酶原纯合突变、Leiden V 因子 / 凝血酶原同时杂合突变；低危易栓症，Leiden V 因子杂合突变、凝血酶原杂合突变、抗磷脂抗体。

三、诊断与监测

定期监测和评估导管的位置、功能和相关并发症对于妊娠期肿瘤患者非常重要。医护人员需要密切关注患者的导管使用情况，及时发现并处理导管相关的问题。

（一）血管加压超声检查

孕产妇 DVT 首选血管加压超声检查。其安全性已得到证实，母亲或胎儿的不良结局与妊娠期超声暴露无明确相关性。对于首次行血管加压超声检查结果为阴性或可疑的患者，且临床上预测模型及其他临床证据高度怀疑 CRT 时，应该在第 3 天和第 7 天复查。

（二）磁共振静脉血管成像

孕产妇也可以选择其他影像学检查，如磁共振静脉血管成像，尤其适合以下情况：血栓形成累及下腔静脉及双肾静脉、门静脉系统等，彩色多普勒超声检查受腹部脏器及肠气影响难以观察。

（三）X 线相关检查

由于妊娠 33 天至 12 周末是胎儿致畸的敏感时期，该孕期胎儿的大量器官开始发育，只有部分器官发育会持续至妊娠晚期，此时接受 X 线相关检查，可能会增加妊娠相关风险，因此不作为妊娠早期 CRT 患者的首选检查。除非患者高度怀疑肺栓塞，这种情况下建议在详细告知母儿风险及潜在危害的基础上选择 CTA 或 V/Q。诊断肺血栓栓塞症的相关影像学检查中，胸部 X 线检查、V/Q 扫描及 CT 肺动脉造影都是放射性检查，低剂量辐射（< 50 mSv）不会增加胎儿死亡率或致畸率。胎儿的暴露剂量在胸部 X 线检查、V/Q 扫描和肺动脉 CTA 中分别为 < 0.01 mSv、0.1 ~ 0.5 mSv、0.01 ~ 0.66 mSv，因此即使因为病情需要发生 X 线暴露，也不应作为建议患者终止妊娠的依据。

（四）心电图

根据数据显示，约 40% 的急性肺栓塞孕产妇的心电图可见异常（最常见为 T 波倒置，其次为右束支传导阻滞），所以动态复查孕产妇心电图，也可作为一个不错的辅助手段。

（五）实验室检查

D- 二聚体因其敏感性高、特异性差的特点，一般不常规作为孕产妇 VTE 筛查、诊断、预防和治疗的单纯参考指标。由于妊娠时期雌孕激素影响，会出现生理性的高凝状态，D-二聚体水平会较非妊娠期升高。因此，即使单纯 D-二聚体升高，并不代表孕产妇发生 CRT。但在已经明确 CRT 的孕产妇，动态监测 D-二聚体的水平还是有必要的。

四、抗凝

（一）孕产期抗凝药物的选择

1. 肝素类药物

LMWH 是抗凝首选，其优先级高于普通肝素。肝素类药物包括 LMWH 及普通肝素，肝素不能通过胎盘，是当前孕期合并 VTE 的一线用药。其中 LMWH 的半衰期长，耐受性更好，不需常规检测 APTT，导致肝素诱导的血小板减少症（HIT）的风险较低，而且 LMWH 并不会在产后降低产妇的骨密度。罕见不良作用为 HIT，其发生率低于 0.1%。对于使用肝素后出现 HIT 但仍然有抗凝需求的患者，可酌情皮下注射磺达肝癸钠。磺达肝癸钠是一种人工合成戊糖，通过选择性抑制凝血因子 X a 的活性发挥抗凝作用，不能通过胎盘，故对胎儿影响小。除非患者主动决定拟近期终止妊娠，方可选择其他新型口服抗凝药或维生素 K 拮抗剂。

2. VKA

如华法林、醋硝香豆素、苯丙香豆素等，其有效抗凝区间需控制 INR 为 2.0 ~ 3.0。因其能通过胎盘，且对胎儿有潜在致畸作用，尤其是孕 6 ~ 12 周胚胎对维生素 K 缺乏敏感，更易致畸形。不推荐在孕期合并 VTE 患者中应用 VKA。孕期前 3 个月使用 VKA 增加流产的风险，且在分娩过程中会增加胎儿脑出血风险。

3. 新型口服抗凝药（妊娠及哺乳期不能使用）

这类药如利伐沙班、达比加群酯、依度沙班等（不同口服抗凝药物使用方法不同，应遵照说明书使用），但人胎盘体外循环灌注试验证实，口服新型口服抗凝药后，药物可通过胎盘，对胎儿的凝血功能产生潜在影响，其对胎儿的安全性及致畸性尚不明确，因此在未证实其安全性之前，不常规推荐孕期合并 VTE 患者使用这类药物。在服用新型口服抗凝药时意外妊娠，应尽早停用并使用治疗剂量 LMWH。

（二）抗凝药物的使用

目前已有的研究并没有在 CRT 抗凝预防方面得出较为积极的结论，大多数指南也对 CRT 预防性抗凝持保守或否定态度。尽管置入 CVC 的肿瘤患者有更高的 VTE 发生风险，但针对 CRT 的抗凝预防是不常规推荐的。对于这一问题，仍然存在较大的争议，在妊娠肿瘤患者中，抗凝会发挥出较好的预防作用，也具有良好的安全性。正如《输液导管相关静脉血栓形成防治中国专家共识（2020 版）》里提到的预防举措一样，CRT 作为 DVT 的一种，其预防不应与患者整体 VTE 预防割裂，尤其是下肢 DVT 可能产生比 CRT 更大的危害。因此，对于血栓高危患者，仍有必要针对 VTE 风险采取相应预防措施。

（三）小结

抗凝是治疗妊娠肿瘤 CRT 的重要基石。本节重点论述了妊娠肿瘤患者的分类及特点，针对性讨论妊娠期肿瘤患者 CRT 的管理预防、诊断、检测、治疗的独特挑战，对于妊娠期肿瘤患者，CRT 的管理需要综合考虑患者和胎儿的安全，并根据患者的具体情况制订个性化的治疗方案。

第三节　病例分享与思考

病例 1：患者，女性，26 岁。因"停经 34 周，检查发现盆腔肿物 2 月余，腹胀及血压偏高 2 周"入院。1 年多前在外院行腹式左侧卵巢囊肿剔除术，病理结果为交界性黏液性肿瘤。诊断为左侧卵巢交界性黏液性肿瘤 I C 期。入院后考虑主要诊断：左侧卵巢恶性肿瘤；孕 34$^+$ 周。既往有交界性肿瘤的病史，此次妊娠后发现盆腔包块 2 月余，增长速度较快，且患者体形消瘦，大量腹水致腹壁张力较大，可见显露血管，彩色多普勒超声检查提示盆腔包块为囊实性包块，血供较丰富，肿瘤标志物升高，考虑恶性肿瘤可能，有尽快剖探的指征，且患者为孕晚期，目前估计胎儿存活希望较大，应在积极行剖宫产的同时剖腹探查，于 34$^+$ 周行"低位子宫下段剖宫产 + 单侧输卵管 – 卵巢切除术 + 左侧附件切除术 + 阑尾切除术 + 大网膜切除术 + 腹壁结节切除术 + 盆腔粘连松解术 + 肠粘连松解术"。术前血栓管理方面暂不使用抗凝方案，仅嘱患者抬高双下肢、行踝泵运动等物理治疗预防血栓形成。术后病理提示左侧附件卵巢黏液性腺癌。

婴儿出生时 Apgar 评分第 1、第 5、第 10 分钟分别为 6 分（肤色、呼吸、反应、肌张力各扣 1 分，心率满分）、9 分（呼吸扣 1 分，其余满分）、10 分。后转到新生儿科，曾出现一次呼吸暂停，刺激后恢复，鼻导管氧疗 1 天后撤除。无后遗症。

术后第 1 天查血常规：WBC 17.46×10^9/L（↑），N 15.19×10^9/L（↑），N% 87%（↑），RBC 2.57×10^{12}/L（↓），Hb 75 g/L（↓），术后第 1 天引流量为 700 mL，黯红色，因引流液颜色较深，查 Hb 提示贫血，且仍处于出血风险期，为了预防术后活动性出血，暂不予抗凝治疗，仅嘱患者行踝泵运动预防血栓形成。

术后第 2 天复查：凝血常规 /D- 二聚体示纤维蛋白原 4.27 g/L（↑），D- 二聚体 2943 ng/mL（↑）；血常规示 WBC 17.38×10^9/L（↑），N 15.38×10^9/L（↑），N% 88.50%（↑），RBC 2.37×10^{12}/L（↓），Hb 67 g/L（↓），术后第 2 天引流量为 1650 mL，淡红色，引流液颜色较前一天明显变淡，查体未见明显恶露。血常规提示 Hb 未见明显下降，D- 二聚体明显升高，遂开始予达肝素钠 2500 U qd 抗凝预防血栓形成，同时嘱患者下床活动，卧床时继续行踝泵运动。

术后第 3 天引流量为 620 mL，术后第 4 天引流量为 220 mL，遂拔除引流管。

通过早期右颈静脉中心静脉置管（第 1 次化疗）及左上肢 PICC 置管（后续 5 次化疗）进行紫杉醇 + 卡铂行 6 次化疗。后续 5 次化疗前均查胸部 X 线见 PICC 在位，纤维蛋白原、D- 二聚体均正常，未见明显并发症，故未行抗凝治疗。化疗期间均未见 CRT 及出血事件。

病例思考： 本例患者在妊娠晚期合并肿瘤，产科医生面临多方面的挑战。为确保胎儿生存机会，决定进行积极剖宫产的同时剖腹探查肿瘤。为预防围手术期血栓形成，采取了抬高双下肢、踝泵运动等物理疗法。

术后第 1 天，患者被评估为高出血风险，故未使用抗凝药物。但术后第 2 天，观察到纤维蛋白原和 D- 二聚体升高，引流量减少且颜色变淡，出血风险降低。结合 VTE 预测模型产后 RCOG 评分≥ 4 分，昆士兰评分≥ 4 分，上海专家共识评分≥ 4 分，Caprini 评分≥ 5 分，患者被归为极高危风险组。因此，开始使用低剂量 LMWH 进行血栓预防，并密切监测引流量和恶露量。

第一次化疗时，因仍处于围生期，患者仍面临高血栓风险，故继续进行预防性抗凝治疗。在此过程中，LMWH 的合理使用有效降低了 CRT 的发生率。

第二次及之后化疗时，妊娠相关的血栓高危因素已解除，复查的血栓风险指标也未见异常。因此，仅进行密切观察，未采取药物预防措施。

综上所述，通过细致的围手术期管理、及时的风险评估和药物干预，成功确保患者的围生期安全和肿瘤治疗的有效性，从而预防了血栓事件发生。

病例 2： 患者，女性，35 岁。因"停经 37 周，妊娠合并乳腺恶性肿瘤"入院。停经 8 周时就诊于风湿免疫科，完善相关检查提示抗蛋白 S 抗体 392、抗波形蛋白 / 心磷脂抗体复合物 115.5，考虑为抗磷脂抗体综合征，首次予依诺肝素钠注射液 0.6 mL 每日 1 次，14 天，硫酸羟氯喹片 100 mg 每日 2 次，14 天，阿司匹林肠溶片 100 mg 隔日 1 次，14 天治疗；于停经第 10 周抗凝治疗改为依诺肝素钠注射液 0.4 mL 每日 1 次，硫酸羟氯喹片 200 mg 每日 1 次，14 天；停经第 14 周改为依诺肝素钠注射液 0.6 mL 每日 1 次；硫酸羟氯喹片 100 mg 每日 1 次。停经第 4 周乳腺超声发现左侧乳腺有大小约 13 mm×6 mm 的结节。停经 18^{+2} 周结节较前增大，于孕 18^{+3} 周行左侧乳腺结节穿刺活检术，病理结果回报：浸润性癌或导管原位癌。通过右锁骨下皮下埋植输液港行新辅助化疗，方案为：EC×4–T。过程顺利，无明显骨髓抑制，期间继续用依诺肝素钠注射液 0.6 mL 每日 1 次抗凝。化疗后乳腺肿物较前明显缩小。孕 37$^+$ 周终止妊娠行子宫下段剖宫产术，顺利产出一男婴，未发现异常。术后予依诺肝素钠注射液 0.4 mL 每日 1 次抗凝。期间于乳腺穿刺及剖宫产前后短暂停止抗凝。住院期间未发生相关 VTE 事件及出血事件。

　　病例思考：在本例患者的血栓管理中，早期发现抗磷脂抗体综合征，并进行规范的预防及免疫调整，以及在乳腺肿瘤的治疗过程进行预防抗凝，选择了适合孕妇的 LMWH，是整个围生期无静脉血栓事件发生的关键保障。查找相关文献显示妊娠及哺乳期恶性肿瘤加重可能与以下因素有关：①妊娠及哺乳期雌激素、孕激素、催乳素均升高，引起乳腺微环境改变，进而促进恶性肿瘤生长。②妊娠使乳腺对生长因子的敏感性增加，促进肿瘤的生长和转移。③乳腺相关巨噬细胞分泌生长因子，促进肿瘤生长；未成熟巨噬细胞抑制 T 细胞功能，局部免疫抑制。④ HER-2 在妊娠期可在胚胎组织中合成。⑤分娩后乳房新生血管生成，血供丰富，促进肿瘤生长及转移。当肿瘤形成后，血管内皮生长因子、TNF-α 和 IL-1 等的一系列易诱发血栓的物质将被大量激活，在妊娠本身高凝状态下，更容易诱发血栓形成。VTE 预测模型产后 RCOG 评分 5 分，昆士兰评分 4 分，上海专家共识评分 5 分，Caprini 评分 5 分，均为 VTE 极高危组，因此根据体重，术后第 2 天予依诺肝素钠启动预防性抗凝治疗，另外嘱患者注意术后早期恢复下床活动、床上足部踝泵运动等物理预防，降低 VTE 事件的发生率。在预防性评估的过程中应用了 Caprini 风险评估量表、产科相关血栓风险评估工具进行多维度的预测。

　　该病例的管理面临不少的挑战，涉及 3 个及以上不同的专科，包括风湿免疫科、乳腺外科、产科等，其问题也涉及乳腺癌化疗对胎儿的影响，易栓症（抗磷脂抗体综合征）妊娠合并肿瘤的患者的血栓管理等，通过精准的诊断、个性化的治疗方案及全面的预防性评估。最后也在多学科的共同合作下取得了顺利生产、治疗控制肿瘤、胎儿无异常、无血栓事件发生的良好结局。

第十四章 儿童肿瘤患者的管理

第一节 儿童肿瘤患者 CRT 的管理

随着现代多学科化疗和支持性护理的进步，儿童癌症患者的 5 年生存率已超过 80%。其中，导管和中心静脉通路装置（CVAD）对于安全进行肿瘤治疗（如化疗、免疫治疗）及支持治疗（如肠外营养、输血和血小板输注）至关重要。研究报道，CRT 可占儿童所有 VTE 事件的 50% ~ 80%。癌症儿童发生 CRT 可能导致非计划中断治疗、延长住院时间、死亡率增加和护理成本增加。规范化及科学的管理，对于预防癌症儿童由于癌症及癌症相关治疗导致的 CRT 至关重要。但是目前，大部分关于 VTE 及 CRT 的指南都聚焦于成人，对于儿童 CRT 的相关指南规范仍较少。本节将重点阐述在儿童肿瘤患者中 CRT 的管理，亦为进一步临床指南的制定提供参考。

一、儿童肿瘤患者 CRT 的流行病学

儿童患者本身生理上处于一个相对低凝的状态，据统计，儿童 VTE 的年发生率仅有 0.07/10 000 ~ 0.14/10 000。而在住院儿童中，VTE 的年发生率较整体水平增加 100 ~ 1000 倍，高达 58/10 000。并且目前儿童 VTE 发生率呈现逐年上升趋势，需引起高度重视，逐渐建立起规范化的诊治路径。国内一项纳入共计304 543 例住院儿童的回顾性分析表明，住院儿童 VTE 发生率从 2013 年的 0.24%上升至 2016 年的 0.55%。与成人不同，高达 95% 的儿童 VTE 事件的发生存在诱因，主要包括 CVC 的使用，以及严重的潜在疾病，如癌症、全身性感染、先天性心脏病、创伤、长期制动、遗传性易栓症等。研究统计，癌症患儿发生的 VTE 事件约占血栓患儿的 20%，而 CRT 可占儿童所有 VTE 事件的 50% ~ 80%。所以，肿瘤置管患儿同时具有多个高危血栓因素，是最需要受到关注的高危人群。

随着现代多学科化疗和支持性护理的进步，儿童癌症患者的 5 年生存率超

过 80%。在这一临床背景下，CVAD 对于安全进行肿瘤治疗（如化疗、免疫治疗）及支持治疗（如肠外营养、输血和血小板输注）至关重要。先前发表在 *The Journal of Pediatrics* 杂志的研究表明，50%（95% *CI* 30% ~ 70%）接受肿瘤治疗的置管患儿在导管置入部位出现了 CRT。而另一篇发表在 *Journal of Clinical Oncology* 杂志的研究表明，287 例患者共放置导管 128 403 天［每根导管平均（290 ± 269）天］，有 21 例（7%）被诊断为 CRT，而其中只有 5 例有特定的症状或有症状。这 21 例儿童中的 19 例（90%）有导管堵塞史，其中 10 例还经历了感染。10 例儿童（48%）直到多次更换导管并反复出现并发症时才被诊断出患有 CRT。在单根导管出现反复堵塞（*OR*=3.7，*P* < 0.001）或感染（*OR*=2.2，*P* < 0.016）的患者中，发生 CRT 的可能性更高。同时经历堵塞和感染的患者发生 CRT 的风险是无并发症患者的 6.4 倍（*P* < 0.001）。癌症儿童发生 CRT 可能导致非计划中断治疗、住院时间延长、死亡率增加和护理成本增加。精准预测 CRT 的发生，提前防治 CRT 对于这类高危人群具有重要意义。

二、儿童肿瘤患者 CRT 的管理策略

积极预防、及时诊治对改善儿童肿瘤患者并发 CRT 的结局、提升生活质量至关重要。然而，目前针对儿童肿瘤患者血栓防治相关的循证医学证据较少，国内外指南的管理推荐意见主要来自成人的循证医学证据及临床经验。因此，儿童肿瘤患者并发 CRT 的管理仍是临床的重大挑战。下文将围绕该类患者相关早期预防、及时诊治两大层面建立儿童肿瘤患者并发 CRT 的防治规范。

（一）动态评估儿童肿瘤患者并发 CRT 的风险

当前，国内外就各种风险因素构建了儿童 VTE 预测模型（表 14.1）。然而，一个预测模型的应用价值需要得到大量外部验证方可明确，当前相关预测模型的泛化性能仍未明确，临床应用范围未得到进一步扩大。目前，哪种儿童 VTE 预测模型性能最佳暂无统一意见。因此，目前国内临床评估儿童肿瘤患者并发 CRT 的风险仍主要参考成人 VTE 风险评估体系，见图 14.1。一般而言，推荐于入院时、术前、术中、术后对儿童肿瘤患者进行血栓发生风险的动态评估。当风险因素变化、制动时间延长时重新进行 CRT 发生风险的动态评估。值得医生注意的是，儿童肿瘤患者并发 CRT 的危险因素还包括年龄、基础疾病、插管史、导管尖端位置、CVC 类型、静脉直径与血栓家族史等。

表 14.1 当前儿童 VTE 预测模型汇总

作者	儿科患者人群	一致性统计量	预测因子	是否为一般儿科患者设计
Cunningham 等	创伤患者（30 例 VTE, 8241 例得到控制）	0.951	CVC 置管，气管插管，直接转入 ICU，输血，骨盆骨折，下肢骨折，重大手术，格拉斯哥昏迷评分（13～15 分、9～12 分、≤ 8 分），年龄	否
Jaffray 等	住院患者（728 例 VTE, 839 例得到控制）	0.78	年龄 < 1 岁和 10～22 岁，癌症，先天性心脏病，其他高风险条件［炎症性疾病和 / 或自身免疫性疾病，血液相关疾病，蛋白丢失性肠病，完全依赖肠外营养，血栓症和 / 或个人 VTE 病史，近期住院，活动受限，血小板计数 > 350×10^9/L，CVC 置管，近期手术，使用类固醇和进行机械通气］	是
Sherrod 等	术后患者（n=153 220）	0.83	美国麻醉医师协会分级 ≥ 3 级，术前感染性休克，呼吸机依赖，肠内或肠外营养，激素使用，术前输血，消化系统疾病，血液系统疾病，手术时间，年龄	否
Caira 等	进行了腹部或盆腔手术的患者（n=34 813）	0.907	年龄 ≥ 16 岁，美国麻醉医师协会分级 ≥ 2 级，感染性休克，肾衰竭，麻醉时间 > 2 小时	否
Landisch 等	创伤患者（26 例 VTE, 4035 例得到控制	0.92	CVC 置管，气管插管，直接转入 ICU，输血，骨盆骨折，下肢骨折，重大手术，格拉斯哥昏迷评分（13～15 分、9～12 分、≤ 8 分），年龄	否
Connolly 等	创伤患者（n=244 106）	0.932	CVC 置管，气管插管，直接转入 ICU，输血，骨盆骨折，下肢骨折，重大手术，格拉斯哥昏迷评分（13～15 分、≤ 8 分），年龄	否
Spavor 等	癌症患者（63 例 VTE, 155 例得到控制）	0.67	诊断时的年龄，非 O 型血，天冬酰胺酶治疗	否

续表

作者	儿科患者人群	一致性统计量	预测因子	是否为一般儿科患者设计
Arlikar 等	未进行心脏手术的危重患者（57 例 VTE，171 例得到控制）	数据缺失	CVC 置管，住院时间 ≥ 4 天，感染	否
Kerlin 等	所有入院患者（91 例 VTE，298 例得到控制）	数据缺失	男性性别，不对称肢体，CVC 的存在和 / 或功能障碍，癌症	是
Atchison 等	非危重住院患者（50 例 VTE，350 例得到控制	数据缺失	CVC 置管，住院时间 ≥ 4 天，感染	否
Goel 等	所有入院患者（总数不确定）	0.766	VTE 的易感性，CVC 置管，活动受限	是
Branchford 等	所有入院患者（78 例 VTE，160 例得到控制）	数据缺失	机械通气，全身感染，住院时间 ≥ 5 天	是
Sharathkumar 等	所有入院患者（173 例 VTE，346 例得到控制）	0.852	CVC 置管，直接转入 ICU，血源性传染病感染阳性，免疫接种时间超过 72 小时，使用口服避孕药，住院时间 ≥ 7 天	是
Mitchell 等	所有大于 1 岁的患者，随访队列（n=4561）	数据缺失	使用抗生素预防大肠杆菌，近期使用类固醇，CVC 置管，凝血因子异常	否

注：表格比较了先前发布的儿童 VTE 预测模型。

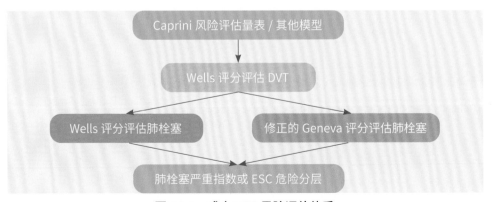

图 14.1　成人 VTE 风险评估体系

（二）儿童肿瘤患者 CRT 的预防

1. 分层预防

推荐在评估 CRT 发生风险后，对儿童肿瘤患者进行分层预防。一方面，有助于精准医疗的顺利推进。另一方面，可避免过度诊疗的发生，减少医患矛盾。

（1）低风险群体：建议采用适量运动、健康饮食、改善心理状态等方法预防 VTE 形成。尽管儿童运动（时间、频率、强度）与 VTE 风险的关联目前缺乏循证医学证据支持，有待进一步研究，但一项发表在 *Lancet Public Health* 上，针对 15 个国际队列的 Meta 分析推荐每日步行至少 6000 步以减少全因死亡率。

（2）中风险群体：考虑使用机械预防措施，如穿防血栓医用弹力袜，使用间歇性充气加压装置、足底静脉泵等，持续使用至患者能够活动。在确保补液充足、早期活动、降低已存在的 VTE 危险因素（如尽早拔除 CVC）的前提下，预防血栓事件的发生。然而，需要明确的是，上述机械预防措施由于尺寸等原因，仅适用于年龄较大的儿童、青少年、体重 > 40 kg 的儿童；标准尺寸的间歇性充气加压装置对小腿周长达 43 cm 的人是有效的。此外，也需排除机械预防的禁忌证：严重外周动脉疾病或溃疡、近期皮肤移植、外周动脉旁路移植术、充血性心力衰竭所致重度腿部水肿或肺水肿、材料过敏、严重腿部局部疾病（坏疽、纸样皮肤等）。

（3）高风险群体：推荐药物预防联合机械预防。首先，对于大于 13 岁儿童如预计超过 48 小时行动受限，应评估 VTE 发生与出血风险。低中危时确保补液充足、早期活动、尽早拔除 CVC，考虑机械预防；若高危且无出血风险推荐药物预防。急性淋巴细胞白血病患儿化疗期间，特别是使用 L- 天冬酰胺酶期间，VTE 发生风险高，建议使用 LMWH 预防。

2. 针对不同类型 CVAD 的血栓预防

（1）针对 PICC 的预防：置管前，需要组建专业的管理团队，通过不断培训保证知识的更新；穿刺前，对患儿进行血栓发生风险的评估。置管时，需要选择合适的导管及理想的穿刺部位，穿刺过程中适当运用辅助工具以提高穿刺成功率，减少对血管的损伤，保证导管尖端位于最佳位置。置管后，需要尽早进行肢体运动加强锻炼、在导管使用过程中做好冲封管及夹闭导管。此外，对于特殊患儿可进行药物干预。国内学者于 2022 年凝练并总结了关于儿童 PICC 置管相关血栓预防的相关证据，见表 14.2。

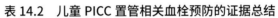

表 14.2　儿童 PICC 置管相关血栓预防的证据总结

类别	证据条目	证据等级	推荐级别
人员管理	（1）组建专业的静脉通路管理团队，负责 PICC 的操作及常见问题处理等	5	B
	（2）管理和护理 PICC 的医护人员应该接受 CVC 有关血栓的评估、预防和管理的持续教育	3	B
	（3）将护理指南和教育应用在 PICC 置管后的护理过程中	3	A
	（4）对静脉治疗团队成员至少 2 年做 1 次能力认证	2	B
导管的选择	（1）在满足治疗的前提下尽量选择管腔数量最少、直径最小的导管	5	A
	（2）选择带有近端瓣膜的聚氨酯 PICC	2	B
	（3）选择抗血栓形成的 PICC	3	B
血管与穿刺部位的选择	（1）PICC 插入的最合适位置是上臂中 1/3 区域的贵要静脉、肱静脉或头静脉，首选贵要静脉，新生儿可首选下肢的隐静脉	4	A
	（2）使用超声识别和评估血管系统，在超声引导下穿刺，提高穿刺的成功率	4	A
	（3）使用安全的插入技术，包括塞丁格技术或改良塞丁格技术	4	A
导管尖端位置	（1）导管尖端位置位于上腔静脉和右心房交界处	2	B
	（2）使用导管尖端放置定位技术	2	A
物理预防	（1）在采血、给药、输液和更换附加装置前后，使用 10 mL 注射器脉冲式正压封管	5	A
	（2）导管的冲洗量应根据导管制造商的指导、儿童年龄的大小、临床状况和临床判断来确定。冲洗液的体积应至少等于导管和附加装置体积的 2 倍，封管液体积应为导管容积的 120%	5	A
	（3）根据所用注射器及输液接头不同，按照正确顺序夹闭导管和分离注射器，减少血液回流	4	A
	（4）在使用全营养混合液时，如果怀疑脂质残留堆积，则采取增加冲洗等预防策略，6 ~ 8 小时冲洗 1 次	5	B
	（5）输注 2 种以上药物时应核查药物相容性，药物不相容时，在每次输注前用 0.9% 氯化钠溶液充分冲洗管路，或更换输液器	4	A
	（6）ICU 早产儿置入 PICC 时使用静脉过滤器	1	B

类别	证据条目	证据等级	推荐级别
基础预防	在情况允许的条件下,鼓励置入导管的肢体进行早期活动、日常生活的正常活动、适当的肢体锻炼,补充足够的水分	4	A
药物预防	(1)不推荐以单纯预防导管相关血栓为目的预防性使用抗凝药物或溶栓药物	1	A
	(2)低剂量抗凝剂(肝素)具有明确的预防 CVC 发生血栓的作用	3	B
	(3)炎症性肠病住院患儿在放置 PICC 后,接受 LMWH 抗凝预防治疗	4	A
	(4)对新生儿的所有 CVC,推荐持续输注 0.5 U/kg 的肝素	1	A
评估	(1)在 PICC 放置评估时使用风险评分系统,如密歇根风险评分	3	
	(2)风险因素评估:年龄、肥胖、最近的手术、恶性肿瘤、危重疾病、已知存在凝血异常基因、有多次置入静脉通路装置史、有困难或损伤性置入史、未在超声引导下放置 PICC、PICC 定位不当、更换 PICC 导丝、已发生其他导管相关并发症、导管留置时间长	1	B
	(3)在有临床证据证实前,不建议使用超声无差别地对所有患者进行导管相关血栓的筛查	1	A
	(4)临床怀疑导管相关血栓时,多普勒超声检查为首要检查方法	1	A

（2）针对 CVC 的预防：推荐置入 CVC 时，若仅考虑降低血栓事件的发生率，可按照颈内静脉、锁骨下静脉、头臂静脉及股静脉的顺序选择置入导管。而对于短、中期 CVC 置管儿童不推荐常规进行 VTE 预防。新生儿 CVC 置管推荐予预防量普通肝素［0.5 U/（kg·h）］连续输注。通过动静脉内瘘或中心静脉进行血液透析的儿童，推荐常规应用华法林 /LMWH 预防瘘血栓形成。血液透析期间推荐应用普通肝素 /LMWH 维持循环通路。此外，国内学者于 2022 年凝练并总结了关于儿童 CVC 置管相关血栓预防的相关证据，见表 14.3。

3. 针对易栓症的血栓预防

遗传性易栓症血栓预防措施主要包括基础预防（下肢活动、补充水分）、物理预防、药物预防。针对该类患者推荐进行多学科评估，探索个性化防治方案。

急性 CRT 治疗后，充分评估患儿血栓复发与出血风险，权衡利弊采取延长抗凝、长期 / 终身抗凝预防。同时，对于特定的易栓症，在选择抗凝药物时需要特别注意：蛋白 C 和蛋白 S 缺乏患儿谨慎使用 VKA 作为初始抗凝治疗，因其存在引起血栓倾向加重、皮肤坏死风险。

国内易栓症的指南推荐防治原则：

（1）初发 VTE 的基因变异杂合子患者应积极避免诱发因素，在暴露于诱发因素（妊娠、外科手术等）时积极行抗栓预防。

（2）基因变异纯合子、双等位基因变异、复合基因变异或复发性 VTE 患者应考虑长期 / 终身抗凝预防。

（3）长期 / 终身抗凝方案应个体化探索（如依度沙班 30 ~ 60 mg，每日 1 次；阿哌沙班 2.5 ~ 5 mg，每日 2 次）。

（4）长期 / 终身抗凝患者应定期监测 D- 二聚体、抗凝参数（INR、抗 F X a 活性等）评估 VTE 复发风险，同时定期监测凝血功能和评估出血风险。

（5）抗凝血酶缺陷者避免使用普通肝素或 LMWH；蛋白 C 和蛋白 S 缺乏者谨慎使用 VKA。

表 14.3　儿童 CVC 置管相关血栓预防的证据总结

类别		证据条目	证据等级	证据来源
人员培训		展开规范置入、使用和维护导管相关培训，组建专业静脉通路管理团队	2	国际血管联盟中国分部护理专业委员会、国际血管联盟中国分会和中国老年医学学会周围血管疾病管理分会
风险因素评估		使用儿童专用风险评估量表对患者进行静脉血栓栓塞危险因素评估，并在此基础上划分为低、中、高风险类别	3	Meier 等
CVC 置入	导管选择	（1）根据操作者的技能 / 经验和临床实际情况选择导管种类和型号	2	Jeffrey 等
		（2）在满足患者治疗需求前提下选择最小尺寸导管	2	Jeffrey 等
	置管部位	从降低儿童静脉血栓事件角度置入 CVC，顺序可选择颈内静脉、锁骨下静脉、头臂静脉、股静脉	1	《儿童静脉输液治疗临床实践循证指南》工作组

续表

类别		证据条目	证据等级	证据来源
CVC 置入	血管定位	（1）选择颈内静脉进行置管时，使用实时超声引导进行血管定位和静脉穿刺	1	Jeffrey 等
		（2）选择锁骨下静脉或股静脉置管时，条件允许时可采用实时超声	2	Jeffrey 等
		（3）可应用静态超声显像在颈内静脉、锁骨下静脉或股静脉置管前进行解剖预穿刺鉴定，以确定血管的位置和通畅度	3	Jeffrey 等
	置管体位	在临床条件允许的情况下，进行颈部或胸部置管时采取头低足高位	2	Jeffrey 等
	置入技术	选择塞丁格技术或改良塞丁格技术置管	3	Jeffrey 等
	穿刺次数	减少穿刺次数，避免因多次穿刺致并发症发生频率增高	3	Jeffrey 等
	中心静脉通路验证	（1）在置管后、CVC 使用前尽快确认导管是否位于静脉中，可使用压力测量或压力波形确定导管是否在静脉内，不要依靠血液颜色或血流有无波动确认导管或微插管鞘是否在静脉内	3	Jeffrey 等
		（2）推荐床旁超声确定导管尖端位置和 CVC 是否移位	1	《儿童静脉输液治疗临床实践循证指南》工作组
	使用装置	（1）早产儿置入 CVC 时使用静脉过滤器可明显减少血栓的发生，存在抗凝禁忌证、抗凝后血栓复发或蔓延、急性肺栓塞者也可预防性使用静脉过滤器	1	《儿童静脉输液治疗临床实践循证指南》工作组等，《中国血栓性疾病防治指南》专家委员会
		（2）肝素涂层较无涂层 CVC 预防导管相关血栓优势不明显	1	《儿童静脉输液治疗临床实践循证指南》工作组
	其他	原则上不在同一血管中放置两根 CVC	1	Jeffrey 等
导管维护	导管冲洗	（1）冲管：使用正确的冲管技术，将导管内残留的药物和血液冲洗干净以降低血栓形成的风险。①冲管量至少为导管内体积加附加装置体积的 2 倍；②采用脉冲式技术冲洗管路；③使用非预充式注射器时留下少量的冲洗液（如 0.5 ～ 1.0 mL），以避免血液回流	2	Corski 等

153

续表

类别		证据条目	证据等级	证据来源
导管维护		（2）封管：使用正压封管技术，以免血液回流增加微血栓形成的风险。①输液导管在不使用时应尽快拔除，如必须保留，应至少每24小时封管1次；②使用0.5～10.0 U/mL肝素或无防腐剂0.9%氯化钠溶液进行正压封管；③封管溶液体积应等于导管内体积加附加装置体积的120%	2	Corski等
血栓预防	基础预防	在条件允许时，鼓励各风险等级患者使用非药物措施预防血栓，包括置管肢体早期活动、正常日常活动、适当的肢体锻炼和补充足够的水分	5	国际血管联盟中国分会和中国老年医学会周围血管疾病管理分会
	机械预防	（1）中风险患者在基础预防的基础上采取机械预防措施；有机械预防适应证的、体重＞40 kg的儿童，可以考虑间歇性充气加压装置。使用前需要精确测量肢体数据，同时正确安装	5	中国健康促进基金会血栓与血管专项基金专家委员会
		（2）幼儿可能因为尺寸不合适而无法使用间歇性充气加压装置或医用弹力袜降低深静脉血栓发生风险	2	Albisetti和Chan
	药物预防	（1）高风险患者在机械预防的基础上加用药物预防，进行药物预防前与医生共同评估患者出血风险	3	Meier等
		（2）皮下注射LMWH在降低CVC血栓发生率方面的作用证据不足	1	Pelland-Marcotte等
		（3）低剂量抗凝剂（肝素）具有明确的预防CVC血栓发生的作用	1	《儿童静脉输液治疗临床实践循证指南》工作组

（三）儿童肿瘤患者CRT的治疗

1. 针对不同年龄儿童的治疗方案

（1）对于新生儿CRT：①发生与新生儿中心静脉置管或脐静脉置管相关血栓时，建议在抗凝治疗3～5天后拔除导管。建议应用普通肝素序贯LMWH，或单用LMWH，总疗程6周～3个月。②对新生儿不建议行溶栓治疗，除非脏器或肢体大血管栓塞导致危急损害。如果必须进行溶栓治疗，建议使用重组t-PA，并在溶栓前先予纤溶酶原（新鲜冰冻血浆）。③新生儿单侧肾静脉血栓形成（renal venous thrombosis，RVT），在没有肾损伤或未累及下腔静脉时，建议行支持性治疗并监测血栓变化；若已累及下腔静脉，建议抗凝治疗，方法同一般 VTE 治疗。若为双侧 RVT，已存在肾脏受累证据，建议开始普通肝素或 LMWH 抗凝治疗，或溶栓后给予普通肝素或 LMWH。④新生儿若发生 CVAD 堵塞，建议经临床评估后进行局部溶栓。

（2）对于儿童 CRT：①儿童首次发生 VTE（无论是否与 CVAD 相关），推荐应用普通肝素或 LMWH 进行抗凝治疗，≥ 5 天。后续应用 LMWH 或 UFH，建议原发性者疗程 6 ~ 12 个月，继发性者疗程 ≥ 3 个月。②原发性儿童 VTE，建议 LMWH 或 VKA 抗凝治疗 6 ~ 12 个月。原发性 VTE 复发时，推荐长期（无限期）应用华法林抗凝治疗。③继发性儿童 VTE（如果有临床危险因素相关的 DVT），若临床危险因素已解除，建议抗凝治疗 3 个月。若可逆性危险因素持续存在，建议用治疗剂量或预防剂量的抗凝治疗 ≥ 3 个月，直至危险因素去除。VTE 复发时，建议抗凝治疗 ≥ 3 个月，直到致病因素解除。④儿童 VTE 的溶栓治疗、手术取栓和置入可回收腔静脉滤器的指征参照成人指南。⑤大脑静脉窦血栓形成但无明显颅内出血的儿童，推荐以普通肝素或 LMWH 初始抗凝，随后应用 LMWH 或华法林 ≥ 3 个月。3 个月后仍有血栓闭塞或进展性症状，建议继续治疗 3 个月。对于严重的静脉窦血栓形成且初始普通肝素治疗后无改善者，建议行溶栓治疗、手术取栓或外科减压术。

2. 药物选择

对于儿童 CRT 患者，主要推荐选择肝素、VKA 或利伐沙班进行单药治疗。

（1）LMWH：与普通肝素相比，出血风险小、易于监测。可降低肝素诱导的血小板减少症及由于长期使用普通肝素导致骨质疏松症的风险。LMWH 是目前儿童抗凝治疗的首选药物，在儿童中得到广泛的应用与认可。

（2）普通肝素：对于急诊处理、严重肾功能不全［肾小球滤过率（GFR）< 30 mL/（min·1.73m^2）］、严重出血倾向、严重肥胖的患儿，可作为首选药物，但应减少剂量。

（3）VKA：最常用的 VKA 是华法林，为口服制剂，使用较方便，易受饮食、药物及其他情况影响，需要经常调整剂量。

（4）利伐沙班：目前，儿童适应证已获得国家药品监督管理局批准，用于儿童 CRT 治疗及预防复发，是国内唯一拥有儿童 VTE 适应证的抗凝药物。中度或重度肾功能损害的儿童和青少年患者［GFR < 50 mL/（min·1.73m^2）］不建

议使用利伐沙班。

（5）其他：若患者对肝素类药物严重过敏，可考虑使用磺达肝癸钠。

3. 其他治疗

（1）放置下腔静脉滤器：针对抗凝绝对禁忌证的急性 VTE 患儿，可考虑放置下腔静脉滤器，需要充分权衡利弊、考虑滤器移位及静脉穿孔风险；解决抗凝禁忌证后尽快开始抗凝治疗。

（2）溶栓治疗：儿童并发肺栓塞不推荐溶栓治疗，然而对血流动力学不稳定的高危肺栓塞患儿，可考虑溶栓治疗。目前溶栓药物剂量、适应证、疗程尚未达成共识。

（3）手术取栓：病情威胁生命、存在溶栓禁忌证、没有足够时间进行抗凝治疗时可考虑手术取栓。

（4）支持治疗：高度怀疑或确诊肺栓塞时，严密监测生命体征，予积极的呼吸与循环支持。

（四）小结

对于儿童肿瘤患者，静脉导管装置的使用需求很高，而与之相关的并发症，即儿童肿瘤 CRT，也需引起医生的注意。尽管目前针对儿童肿瘤患者并发 CRT 的管理方案缺乏循证医学证据，但通过借鉴成人管理方案、进行临床试验及积累临床经验，儿童肿瘤患者 CRT 相关并发症的预防和治疗方案正在不断完善，这有助于延长儿童患者使用 CVC 的时间，并提高他们的生活质量。

第二节　病例分享与思考

病例：患者，女性，5 岁。因血液肿瘤接受右股静脉 PICC 置管行系统性化疗，疗程结束 2 年后病情缓解，遂拟拔除导管。然而，多次护理尝试及予按摩手法后未成功拔管。后转至中山大学孙逸仙纪念医院血管外科专科进行处理。入科后完善常规检查，彩色多普勒超声提示右锁骨下静脉附壁血栓形成，不排除合并纤维蛋白鞘可能。专科医生讨论后，拟 DSA 下进行拔管处理，备手术切开静脉取管。

手术经过：在充分沟通并获得家属同意后，予全身麻醉实施手术。术中尝试将 V18 导丝置入 PICC，以增加导管抗疲劳性，降低断裂风险，但未能顺利取出导管。DSA 动态影像显示导管拔除困难节点接近胸廓出口，可能为夹闭综合征，纤维蛋白鞘粘连在右锁骨下静脉至腋静脉段。后按计划执行静脉切开取管。在彩色多普勒超声及 DSA 引导下，切开腋静脉，通过手指触及导丝所在的腋静脉，控制静脉近远端后，切开静脉显露导管（图 14.2）。在粘连段近端顺利撕开纤维蛋白鞘，成功拔除导管（图 14.3）。

患儿术后无特殊不适，随访至今未发现血栓后遗症表现。

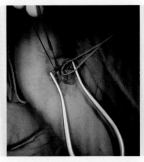

在 DSA 及超声的引导下，切开导管所在的腋静脉远端，显露导管所在的静脉（蓝带），拟行切开。

图 14.2　术中显露静脉

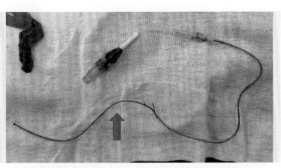

完整取出的 PICC。蓝色箭头所指处可见明显纤维蛋白鞘结构附着，在体内即位于胸廓出口处。

图 14.3　成功拔出的 PICC

病例提供： 中山大学孙逸仙纪念医院。

病例思考： 本病例揭示了纤维蛋白鞘导致导管拔除困难的管理策略。在长期使用 PICC 的患者中，导管材料的疲劳是一个重要问题，手术中尝试置入较硬导丝（如 V18 导丝）以增强导管的抗疲劳性，减少拔管时的风险。拔除导管时，类似于拔插头的方法，抓住导管近端而非远端，更容易成功拔出。本例中，通过切开腋静脉，直接接触并顺利拔除导管，避免了进一步的并发症。通过综合评估、制订详细的手术计划，并在 DSA 和超声引导下实施手术，确保了操作的安全性和成功率。术中使用 DSA 动态影像指导操作，实时监测导管的拔除情况，确保血栓和纤维蛋白鞘的完全去除。在手术前与家属充分沟通，获得同意，确保他们了解手术的必要性和可能的风险，有助于手术顺利进行并减少术后纠纷。导管保质期管理是一个重要措施，及时拔除不再需要的导管，减少并发症风险。本例为临床上处理类似导管拔除困难的情况提供了宝贵经验，强调了综合考虑患者病情、多学科协作，以及术前、术中和术后全面管理的重要性。

第十五章　血液透析患者的管理

第一节　血液透析患者 CRT 概述

一、引言

　　肾脏疾病，尤其是慢性肾脏病（CKD）是一种由多种因素引起的广谱性疾病。2019 年数据显示，中国 CKD 的患病率达 8.2%，约有 1.16 亿人受此影响。这种高患病率不仅为公共卫生系统带来了巨大压力，也为患者的生活质量和国家经济带来了沉重负担。CKD 导致的内环境紊乱，如毒素蓄积、慢性炎症和氧化应激，可能会破坏血管内皮细胞，活化血小板，进而激活凝血系统，导致血栓的形成。这些变化增加了患者的血栓形成风险，尤其是在接受血液透析治疗的过程中。这一问题对患者的预后有重大影响。

　　血液透析是终末期肾脏病患者最常使用的肾脏替代治疗方法，其中，维持良好的血管通路是确保血液透析效果的关键因素。动静脉内瘘（internal arterio-venous fistula，IAVF）和中心静脉置入的血液透析导管（以下简称"透析导管"）是目前临床实践中最常见的两种血管通路形式。动静脉内瘘由于其较高的选择性和较低的感染风险，被认为是理想的血管通路。然而，透析导管由于其置入方便、适用性广泛，对那些无法立即进行动静脉内瘘手术或血管条件较差的患者，提供了重要的替代方案。因此，透析导管在某些情况下具有无法替代的临床意义。透析导管的使用虽普遍，但其潜在的并发症仍需重视。有研究表明，置入透析导管的患者发生 CRT 的概率约为 10%。此外，由 CRT 引起的导管功能障碍，其发生率可高达 30%～40%。导管功能障碍通常表现为血流量下降，进而导致患者血液透析不充分，增加脓毒症风险，并缩短透析导管的使用寿命。在严重情况下，患者可能需要更换导管，从而影响治疗进程。

二、血液透析患者 CRT 发生的可能机制与风险因素

（一）可能机制

研究表明，与无肾病患者相比，接受血液透析的患者患肺栓塞的风险增加约2 倍。此外，与腹膜透析患者相比，血液透析患者的肺栓塞风险也更高。在血液透析过程中，血凝块的形成可能会阻塞血管通路，干扰透析过程，甚至危及生命。一项大型人群队列研究发现，血液透析期间动静脉内瘘和中心静脉两种血管通路血栓形成的发生率分别为每千人 111.6 例和 10.9 例。这些异常血栓的形成主要是由透析装置与血液的不相容性引起。主要机制可能包括以下几个方面。

1. 接触系统激活与激肽系统

在血液透析过程中，血液暴露于透析膜时，血浆中的蛋白质如 F Ⅻ 和纤维蛋白原会吸附在膜上，引发接触系统和补体系统的激活。F Ⅻ 与透析膜结合自动被激活成 F Ⅻ a，且可被激肽释放酶原裂解成 F Ⅻ a，形成正反馈循环，最终激活内源性凝血系统。然而，最新研究显示，使用新一代透析膜的常规血液透析并未显著增加 F Ⅻ、F Ⅺ 或激肽释放酶原的激活，这表明当前透析膜在凝血酶生成中的作用可能有限。尽管如此，该研究样本量较小，未来需要更大规模的研究来进一步探讨接触系统激活的机制，这对于新型抗凝剂的开发至关重要。

2. 补体系统激活

血液透析时，补体系统的激活可能导致严重的不良反应。补体激活途径中，C3 裂解生成 C3a 和 C3b，后者导致 C5 裂解生成 C5a 和 C5b。C5b 与膜表面结合并与 C6 ~ C9 形成膜攻击复合体，诱导白细胞和血小板的活化。C3a 和 C5a 进一步促进白细胞的募集和激活，释放多种炎症因子（如 IL-1、IL-6、IL-8 及 TNF）和金属蛋白酶，导致全身炎症，损伤血管内皮，使其失去抗血栓和抗炎保护作用。

3. 血小板激活

纤维蛋白原和 vWF 吸附至透析膜后，其构象改变，暴露更多的血小板结合结构域。同时，高剪切应力会诱导血小板变形，增加其与吸附蛋白的结合。血小板激活后，带负电荷的磷脂分布到质膜外小叶，促进 F Ⅻ 的激活，启动内源性凝血途径。此外，血小板活化还释放带负电荷的聚磷酸盐，加速凝血酶生成和血凝块的形成。

4. 细胞衰老的影响

维持性血液透析患者通常每周接受 3 次透析治疗，其间单核细胞会被反复激活，导致慢性氧化应激状态。这种反复刺激引发的"端粒依赖"生长阻滞会导致不可逆的细胞过早衰老。此外，维持性血液透析患者常伴有铁超载，铁超载与氧化应激密切相关，可加速端粒缩短，进一步促进细胞衰老。细胞衰老是一种特征性状态，标志着衰老过程的开始，主要表现为细胞周期阻滞和获得衰老相关分泌表型（senescence-associated secretory phenotype，SASP）。临床研究表明，细胞衰老在血管功能障碍中起关键作用。衰老的内皮细胞上调 PAI-1、血栓素 A2、vWF 等促血小板聚集因子，同时下调内皮型一氧化氮合酶（eNOS）、前列环素和血栓调节蛋白等抗血小板聚集因子，导致血栓前状态。此外，衰老的内皮细胞屏障完整性受损，紧密连接减少，进一步增加血栓形成的风险。

（二）风险因素

血液透析患者的 CRT 发生相关风险因素同样包括患者相关因素、导管相关因素及其他相关因素，第三章已有相关描述，此处不再赘述。针对血液透析患者的风险因素，主要包括 CKD、CKD 合并症、CKD 相关治疗因素的影响，值得进一步探讨。

1.CKD 的影响

CKD 患者的血栓发生风险显著增加，这主要归因于多种复杂因素的相互作用。首先，CKD 会激活肾素 – 血管紧张素 – 醛固酮系统（renin angiotensin aldos-terone system，RAAS），导致血管收缩和血压升高，从而增加血栓形成的风险。其次，CKD 患者常伴有主动脉或血管钙化，钙化使得血管壁僵硬，进一步增加了血栓形成的可能性。最后，CKD 会导致钙和磷代谢障碍，钙和磷的失衡不仅影响骨健康，还会促使血管钙化和血栓形成。

慢性肾衰竭患者的凝血功能改变还可能与体内的微炎症状态有关。这种微炎症状态通常隐匿，患者可能没有明显的临床症状，但血液中的 IL-6、C 反应蛋白和 TNF-α 等炎症因子会轻度升高。这些炎症因子进一步激活补体和单核巨噬细胞系统，导致凝血功能紊乱，促进血栓的形成。

因此，对于 CKD 患者，除了关注肾功能的变化，还需要密切监测和管理这些促凝因素，以降低血栓发生的风险。这包括控制 RAAS 系统的活性、管理钙磷代谢、防止血管钙化，以及控制体内的炎症状态。通过综合管理，可以有效降低 CKD 患者的血栓发生风险，提高他们的生活质量。

2.CKD 合并症的影响

CKD 患者常伴有糖尿病，长期高血糖会导致体内缩血管物质大量释放，而舒血管物质如前列环素和一氧化氮减少，导致血管过度收缩。高血糖还抑制内皮细胞的 DNA 合成，延缓细胞更新，进一步影响血管健康。随着糖尿病肾病发病率的增加，血液透析患者发生血栓的风险也在升高。

在合并恶性肿瘤的 CKD 患者中，肿瘤细胞分泌的血管内皮促凝物质、黏蛋白和组织因子会破坏血管内基底膜，激活凝血系统。此外，肿瘤细胞还与其他细胞相互作用，产生促凝血因子，进一步促进血栓形成。因此，CKD 患者在糖尿病和恶性肿瘤的共同作用下，血栓发生风险显著增加，需特别关注和管理这些高危因素。

3.CKD 相关治疗因素的影响

在 CKD 治疗中，药物使用也可能增加血栓形成的风险。EPO 是常用于治疗 CKD 患者贫血的药物。EPO 通过刺激红细胞生成，提高血红蛋白水平，但这也会增加血液的黏稠度，从而提高血栓形成的风险。研究表明，EPO 的使用与血栓事件的发生有显著关联，尤其是在剂量过高或使用不当的情况下。

此外，为了纠正 CKD 患者常见的钙磷代谢紊乱，通常会使用磷结合剂和活性维生素 D。这些药物在调节钙磷平衡的同时，可能导致血管钙化，增加动脉僵硬度，从而增加血栓形成的风险。血管钙化不仅使血管壁失去弹性，还会引起血管内皮损伤，增加血栓形成的潜在风险。

因此，在 CKD 治疗中，除了控制肾病本身，还需综合管理这些潜在的促凝因素，以降低血栓形成风险，确保患者治疗的安全性。

第二节 血液透析患者 CRT 的管理

一、血液透析患者的 CRT 预防

血液透析患者 CRT 预防措施主要包括严格无菌操作、定期更换导管、使用抗凝剂及进行正确的导管冲洗。使用药物如肝素、枸橼酸钠可以降低血栓形成的

风险。此外，血流动力学监测和超声评估有助于早期发现和处理 CRT，提高预防效果。多学科协作和患者教育也是关键因素，有助于确保预防措施的有效实施。

国内学者于 2024 年总结了国内外关于血液透析患者 CRT 预防的最佳证据，涵盖了血液透析导管留置、抗凝策略、冲封管技术及日常管理，为临床实践提供了科学依据。然而，由于患者的个体差异和具体临床情境的复杂性，临床医护人员在应用这些研究成果时，需综合考虑患者的具体情况和现有医疗水平，以确保最佳证据能够真正转化为临床效益，从而最大限度地提高治疗效果，见表 15.1。

表 15.1 血液透析患者 CRT 预防的最佳证据总结

类别	证据条目	证据等级	推荐级别
透析导管留置	（1）置管前应使用超声或静脉成像技术评估患者目标静脉直径及通畅程度，以保证透析治疗时获得充分的血流量（200 ~ 250 mL/min）	1b	A
	（2）置管部位首选右侧颈内静脉，其次为左侧颈内静脉、颈外静脉、股静脉，应尽量避免使用锁骨下静脉	1a	A
	（3）推荐使用超声引导对目标静脉进行穿刺置管，以减少穿刺次数和机械并发症。置入后应行 X 线检查确认导管尖端到达上腔静脉或下腔静脉，以减少导管错位发生率，保证有效血流量	1a	A
抗凝策略	（1）为有效预防血液透析患者 CRT，实现有效抗凝，应结合患者具体情况选择合适的血液透析抗凝剂，无论是否合并出血性疾病，均可采用枸橼酸钠行体外局部抗凝，枸橼酸钠可作为血液透析患者的首选抗凝剂。如果患者合并血液高凝状态，可采用肝素行全身抗凝。治疗期间应密切追踪并动态处理凝血指标检测结果	2a	B
	（2）使用枸橼酸钠进行体外局部抗凝时，应自置入滤器前持续输入直至治疗结束。治疗期间根据实际血流量及血液游离钙离子水平个体化调整枸橼酸钠剂量，以控制置入滤器后血液游离钙离子浓度在 0.25 ~ 0.35 mmol/L，患者体内血液游离钙离子浓度在 1.00 ~ 1.35 mmol/L	5b	A
	（3）使用肝素进行全身抗凝时，首剂应推注 0.3 ~ 0.5 mg/kg，追加 5 ~ 10 mg/h，血液透析结束前 30 ~ 60 分钟停止追加；治疗期间应个体化调整肝素追加剂量，以保证活化部分凝血活酶时间及活化全血凝固时间维持在治疗开始前水平的 1.5 ~ 2.5 倍	5b	A

续表

类别	证据条目	证据等级	推荐级别
抗凝策略	（4）应仅为单纯降低 CRT 风险而常规预防性使用全身抗凝药物	1a	A
冲封管技术	（1）每次透析治疗结束后应使用不低于 10 mL 的 0.9% 氯化钠溶液进行脉冲式冲管，冲管后使用封管液对透析导管各腔进行正压封管	1a	A
	（2）封管液种类及浓度应根据患者凝血指标个体化选择，对于无肝素禁忌证且无严重出血风险的患者，可采用 1000 U/mL 的肝素封管液；有出血倾向或存在肝素过敏、肝素诱导的血小板减少症时，可采用 4% 枸橼酸钠封管液	5b	B
	（3）封管频次取决于封管液的浓度，封管液浓度越低，对应的封管频次越高。建议 1000 ~ 1 250 U/mL 浓度的肝素溶液封管频率为 12 ~ 24 小时 1 次，肝素原液封管频率为 2 ~ 3 日 1 次，4% 枸橼酸钠溶液封管频率为 12 ~ 24 小时 1 次	5b	B
	（4）封管液容量和封管手法的控制可避免封管液溢出导致的 CRT 风险增加，使用低浓度封管液时，可按照导管及附加装置体积的 1.2 倍液量缓慢推注封管液并使用正压封管技术，以保证封管液到达透析导管尖端和内壁，并可避免血液反流	5a	B
日常管理	（1）启用透析导管前应评估导管通畅性，确认无凝血后方可连接透析导管开始治疗	5b	B
	（2）透析过程中如机器报警，应及时排除故障以恢复运转，避免血泵停转时间过长导致血栓风险增加	5b	A
	（3）由于枸橼酸钠为体外局部抗凝，无法有效对透析导管管腔进行抗凝，建议使用枸橼酸钠抗凝的患者治疗结束时应使用注射器回抽管腔，具体方法为用注射器快抽 2 mL 导管内血液，推注在纱布上，检查是否有凝血块，如果有凝血块，再次回抽血液检查，直至无凝血块抽出，然后再进行冲封管	5b	A
	（4）体位改变可能引起透析导管贴壁导致引流不畅，应加强意识清醒透析患者治疗期间的 CRT 预防健康教育，避免频繁变换体位引起机器报警	5b	B

此外，值得补充的是，预防性使用抗凝药物可能给患者增加一定的出血风险，故可用空气波压力治疗、穿医用弹力袜、使用间歇性充气加压装置、使用电刺激仪等传统物理疗法来促进血液循环，从而降低 CRT 形成的风险。

二、血液透析患者的 CRT 治疗

1. 一般抗凝治疗

按规范标准进行导管维护，是确保导管通畅、提升透析质量、延长导管使用寿命的关键。封管过程中，抗凝药物的选择至关重要。CRT 确诊后，系统性抗凝被认为是预防和治疗血栓的有效方式。抗凝治疗的持续时间取决于 CVC 是否去除、血栓的大小和位置，以及是否存在相关合并症。对于需要更换导管的患者，抗凝治疗时间应至少超过 6 周。抗凝治疗的开始时间基于患者血栓形成风险的高低。高风险患者需在更换导管前 3 ~ 5 天开始抗凝，而低风险患者可在更换导管后进行抗凝。LMWH 是目前使用频率最高的抗凝药物，常规剂量为 60 ~ 70 IU/kg。导管维护过程中正确选择抗凝药物和合理安排抗凝时间，是保障治疗效果和患者安全的关键。

2. 溶栓治疗

CRT 的形成会影响透析导管的血流量，通常可以通过尿激酶进行溶栓治疗。2019 年中国血管通路专家共识指出，溶栓治疗时，可在导管内持续使用尿激酶（5000 IU/mL）25 ~ 30 分钟；也可以使用尿激酶保留 10 分钟后，每隔 3 ~ 5 分钟再推注 0.3 mL。此外，美国肾脏基金会推荐，重组组织型纤溶酶原激活物阿替普酶及其衍生物如瑞替普酶用于 CRT 的溶栓治疗，同样安全有效。

当血栓引起导管功能障碍时，可以在每个管腔中加入 2 mg 阿替普酶；如果溶栓效果不佳，可根据药品或器械厂家的说明书进行进一步处理；当反复发生血栓、导管仍不畅通时，需要持续滴注尿激酶（25 000 ~ 50 000 IU/48 mL），将生理盐水以 2 ~ 4 mL/h 流量缓慢注入每只透析导管，持续时间超过 6 小时。

研究表明，抗凝与导管溶栓联合使用下腔静脉滤器治疗血栓，可以提高临床疗效，减少溶栓治疗时间、尿激酶用量和患者住院时间，并有效降低患者肢体周径差和其他相关并发症的发生率，具有良好的安全性。

对于多次溶栓效果仍不理想的患者，可考虑以下方案：①更换新导管，导管尖端置入深度较原导管深 1 ~ 2 cm；②更换穿刺部位；③使用球囊破坏导管内纤维蛋白鞘后重新放置新导管。

这些策略和技术有助于确保导管的有效性和患者的安全性，提升整体治疗效果。

3. 针对高出血风险的血液透析患者的抗凝管理

常用抗凝剂包括普通肝素和 LMWH，但这些药物存在出血风险，并可能引发肝素诱导的血小板减少症，因此不适用于有出血风险或需进行有创操作的患者。相比之下，局部枸橼酸抗凝（regional citrate anticoagulation，RCA）是一种更安全的选择，特别适用于有出血风险的患者。在连续性肾脏替代治疗（continuous renal replacement therapy，CRRT）中，RCA 的应用已相当成熟，但其在维持性血液透析中的应用相对较少。针对高出血风险患者，常用的抗凝方式主要包括无肝素抗凝、普通肝素 + 鱼精蛋白对抗，以及 RCA，各方式优缺点可参考表 15.2。

其中，RCA 的原理是在透析管路的动脉端泵入枸橼酸，枸橼酸根离子与血液中的游离钙离子（Ca^{2+}）螯合形成枸橼酸钙复合物，从而阻断凝血级联反应，实现抗凝作用。一部分枸橼酸钙复合物通过透析器被清除，剩余部分回输体内后解体。同时，在管路静脉端输入葡萄糖酸钙或氯化钙，以维持体内钙离子水平稳定。这种方法不仅能够有效抗凝，而且不增加出血风险，是一种理想的抗凝方式。RCA 具有双重优势，既能提供满意的抗凝效果，又不会导致全身性出血风险，适用于有出血风险的患者。

表 15.2　高出血风险患者常用抗凝方式对比

抗凝方式	优点	缺点
无肝素抗凝	不影响凝血；可用于有出血风险的患者	需频繁生理盐水冲洗；增加容量负荷；透析清除率低；抗凝有效率低
普通肝素 + 鱼精蛋白对抗	可用于有出血风险的患者	鱼精蛋白可引起过敏；可引起出血或滤器凝血；可引起反弹性出血
RCA	可用于有出血风险的患者；抗凝效果好	操作烦琐，监测频繁；可引起代谢性碱中毒、低钙血症、高钠血症等并发症
简化 RCA	可用于有出血风险的患者；操作简单，监测次数少；不需要额外补充钙剂	可引起代谢性碱中毒、低钙血症、高钠血症等并发症

4. 对症处理

CRT 相关患肢绝对制动，不推荐同时接受任何其他治疗。每日测臂围 1 次，超声检查 1 次，必要时增加频率，重点交班。

第三节　病例分享与思考

　　病例：患者，男性，55 岁。因终末期肾病接受血液透析治疗 2 年，采用右臂动静脉内瘘。有高血压、糖尿病病史。近 3 日出现轻微头痛，未重视。突发言语障碍和右侧肢体无力 6 小时，伴有头晕、恶心，急诊入院。神经系统检查发现右侧肢体肌力下降（肌力 2 级），言语困难，右侧巴宾斯基征阳性。心脏听诊示心律齐，无明显杂音。下肢无明显水肿。实验室检查提示 D- 二聚体显著升高。急诊 CT 示左侧大脑中动脉区低密度影，提示急性脑梗死。遂行急性大脑中动脉闭塞取栓手术，通过经股动脉穿刺置管，行机械取栓术，成功取出栓子（图 15.1），恢复大脑中动脉血流。术后经食管超声心动图检查提示 Valsalva 动作释放时，房水平右向左分流 3 级；房间隔中部菲薄，随血流左右摆动，基底宽约 17 mm，深约 10 mm，考虑房间隔膨胀瘤，结合右心造影，考虑存在房水平分流。经血管外科医生讨论，考虑为反常栓塞所致隐源性脑卒中。

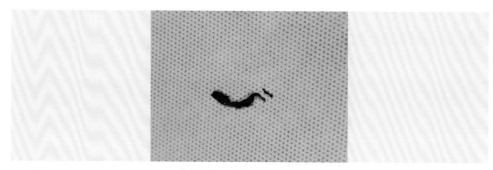

图 15.1　取栓后所得栓子

　　病例提供：中山大学孙逸仙纪念医院。

　　病例思考：本例反映了血栓高危患者发生反常栓塞的复杂性和严重性。患者不仅接受血液透析治疗，还存在心脏先天性结构异常——房间隔膨胀瘤。该先天性疾病增加了血栓脱落后进入体循环的风险，导致了严重后果。血液透析患者由于慢性肾衰竭和透析过程中的反复血流动力学变化，血液容易处于高凝状态，形成血栓。尤其是当患者存在心脏右向左分流和 / 或其他异常通道时，血栓更容易进入体循环。这种情况下，血栓可能导致脑血管等重要血管的栓塞，引发急性脑梗死、脏器衰竭等。本例强调了对血液透析患者进行定期监测和预防性抗凝治疗的重要性，特别是对于有心脏先天性结构异常的患者。医护人员需要高度警惕血栓形成和脱落的风险，及时识别并处理类似病例，以预防严重并发症的发生。对高危患者的全面管理和个体化治疗方案可以有效减少反常栓塞的发生，提高患者的生活质量和长期预后。

第十六章　重症监护患者的管理

第一节　重症监护患者并发 CRT 的概述

一、引言

重症监护患者是指因严重疾病、创伤或手术等原因需接受密切监护和高级医疗护理的患者。重症监护患者的疾病范围广泛，包括但不限于重症感染、心脏病、脑卒中、创伤损伤和多器官功能衰竭等。由于这些患者的病情复杂、严重，且需要针对性的治疗措施，他们面临着许多高风险和并发症。

重症监护患者的复杂病情通常伴随着极高的应激状态。严重感染和多器官功能衰竭等疾病会引发全身炎症反应综合征，导致体内促凝物质大量释放，形成高凝状态。高凝状态增加了血栓形成的风险，尤其是深静脉血栓和 CRT。此外，长期卧床不动也会导致静脉血流速度减缓，进一步增加血栓形成的风险。

重症监护患者通常需要多种导管，如 CVC、动脉导管和尿管等，以便进行液体输注、药物输注和血流动力学监测。这些导管的使用虽然是必要的，但也会引起血管内皮损伤，成为血栓形成的潜在部位。外科手术和创伤处理是重症监护患者的常见治疗措施，这些操作会引起组织损伤和血管内皮破坏，进一步增加血栓形成的可能性。

此外，重症监护患者的治疗还包括机械通气和透析等复杂的支持治疗，这些治疗措施虽然能够维持患者生命体征，但也会增加应激反应和血栓形成风险。因此，重症监护患者面临着多种血栓形成的风险因素，这些因素的相互作用使得 CRT 成为一种常见且严重的并发症。

鉴于重症监护患者的复杂情况，预防和管理 CRT 至关重要。

二、重症监护患者并发 CRT 的可能影响因素

重症监护患者因其复杂的疾病状态和高风险治疗措施，面临着多种并发症，其中 CRT 是常见的并发症之一。CRT 的发生不仅增加了患者的治疗难度，还显著影响其预后和生存率。以下是重症监护患者并发 CRT 的可能影响因素。

（一）错综复杂的并发疾病

重症监护患者的疾病种类繁多，包括严重感染、心脏病、脑卒中、创伤损伤和多器官功能衰竭等。这些疾病常伴有全身炎症反应综合征，引发体内广泛的促凝物质释放，导致高凝状态。高凝状态是 CRT 发生的主要原因之一，尤其是多器官功能衰竭患者，其凝血功能紊乱更为严重，CRT 风险显著增加。

（二）长期卧床和活动受限

重症监护患者通常因病情严重需长期卧床，这使得静脉血流速度减慢，导致静脉血流淤滞，增加血栓形成的风险。许多研究表明，制动时长大于 3 天与血栓事件的发生显著相关。此外，活动受限导致的肌肉泵作用减弱，也进一步加剧了血流淤滞，这在 CRT 的形成中起到了重要作用。

（三）多种导管的使用

重症监护患者通常需要使用多种导管，如 CVC、动脉导管和尿管等，以进行液体输注、药物输注和血流动力学监测。导管的置入虽然是治疗必需的，但也会引起血管内皮损伤，成为血栓形成的潜在部位。导管相关的血管内皮损伤不仅直接促进血栓形成，还会通过局部炎症反应加剧高凝状态。

（四）系统性炎症反应

重症监护患者常伴有系统性炎症反应，体内的炎症因子（如 IL-6、C 反应蛋白和 TNF-α）水平升高。这些炎症因子不仅激活凝血系统，还通过影响内皮细胞功能和血小板活化，增加血栓形成的风险。慢性炎症状态下，内皮细胞功能紊乱，血管壁的抗凝能力减弱，CRT 的发生率显著升高。

（五）高凝状态

重症监护患者常处于高凝状态，主要由血小板活化增加、凝血因子水平升高、抗凝因子减少及纤溶系统活性降低共同作用。高凝状态是 CRT 发生的重要基础，尤其是在伴有严重感染如脓毒血症或创伤的患者中，体内的凝血因子和炎症因子水平显著升高，进一步加剧了高凝状态。

(六) 血流动力学监测与治疗

重症监护患者常需进行复杂的血流动力学监测和治疗，包括使用血管活性药物、进行机械通气和透析等。这些治疗措施虽然维持了患者的生命体征，但也会增加应激反应和血栓形成风险。例如，机械通气可引起胸腔内压力变化，影响静脉回流，增加血栓形成的可能性。

(七) 外科手术和创伤处理

重症监护患者中，许多人需接受外科手术和创伤处理，这些操作会引起组织损伤和血管内皮破坏，进一步增加 CRT 风险。手术后的应激反应和长期的卧床状态也会导致血流淤滞和高凝状态的加重。

(八) 导管护理和管理

尽管常规的肝素或生理盐水冲洗能部分预防 CRT 的形成，但实际操作中的护理和管理水平对 CRT 的发生率有显著影响。严格遵循无菌操作规范和定期更换导管，是降低 CRT 风险的关键措施。然而，在 ICU 复杂的治疗环境中，导管管理的执行难度较高，进一步增加了 CRT 的发生风险。

(九) 患者个体差异

重症监护患者之间存在显著的个体差异，包括年龄、基础疾病、营养状态和免疫功能等。这些个体差异影响了患者对治疗的反应及 CRT 的发生风险。例如，老年患者由于血管弹性差、动脉硬化和多种慢性疾病的存在，CRT 发生风险更高。

重症监护患者因其复杂的疾病状态和高强度的治疗措施，面临着显著的 CRT 发生风险。这些风险因素包括疾病本身的复杂性、长期卧床和活动受限、多种导管的使用、系统性炎症反应、高凝状态、血流动力学监测与治疗、外科手术和创伤处理、导管护理和管理水平，以及患者个体差异等。为降低 CRT 的发生率，需采取综合的预防和管理措施，包括合理使用抗凝药物、密切监测凝血状态、优化导管护理，以及根据患者的个体情况进行个性化治疗。

第二节　重症监护患者并发 CRT 的管理

一、重症监护患者并发 CRT 的定期评估和监测

（一）CRT 评估

多数患者 CRT 的临床表现不明显，仅 1% ~ 5% 的患者有明显症状和体征，且 CRT 的病理发展具有自限性，在有临床证据证实其价值前，不建议对所有患者进行 CRT 的筛查。

Constans 等制定了临床决策评分预测 CRT 发生概率：使用Ⅳ装置包括起搏器或 CVC 1 分、局部疼痛 1 分、单侧水肿 1 分，其他可能的症状原因 –1 分。总分为 –1 分或 0 分表示低概率，1 分表示中等概率，2 分或 3 分表示高概率。低概率评分联合 D- 二聚体阴性患者发生血栓的概率极低。CRT 中高风险患者可行超声检查，诊断金标准为静脉造影检查。

（二）凝血过程监测

对于抗凝而言，其最终目的是平衡与稳定人体的凝血与溶栓系统，而新型凝血指标（TAT、TM 及 PIC）可以全面反映患者体内的凝血及纤溶状况。所以其可以作为抗凝治疗效果的参考，也可以作为预测血栓形成或复发的重要指标。在常规抗凝后监测患者 TAT 是否大于 4 ng/L，PIC 是否大于 0.8 μg/mL，TAT/PIC 是否大于 5，TM 是否大于 13.3 TU/mL，以及 D- 二聚体含量来判断患者是否处于高凝状态，从而决定是否延展抗凝时间。

（三）血流动力学监测

重症监护患者的血流动力学监测非常重要，导管的插入和留置可能导致血管内皮损伤和血流动力学改变，这些因素增加了血栓形成的风险，同时会导致血流动力学的恶化。监测重症监护患者血流动力学的变化可以用于评估并发 CRT 的严重程度。

以下是一些用于监测血流动力学恶化的常见指标和方法。

1.血压监测

密切监测患者的血压，包括收缩压、舒张压和平均动脉压。低血压可能表明心排血量下降或血容量不足。

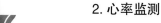

2. 心率监测

持续监测患者的心率。变慢的心率可能暗示心排血量下降，而过快的心率可能提示病情加重或心脏负荷过高。

3. 中心静脉压监测

中心静脉压是衡量右心室充盈状态和血容量的指标。增高的中心静脉压可能提示心功能不全或容量负荷过重。

4. 病情观察

除了上述监测指标外，密切观察患者的临床表现，包括皮肤颜色、体温、尿量、神志状态等，以发现可能的血流动力学恶化迹象。

二、重症监护患者并发 CRT 的治疗

（一）抗凝治疗

无抗凝禁忌证的 CRT 患者，抗凝为首选治疗。保留导管期间建议持续使用抗凝治疗；对于拔除导管前需持续抗凝的时间，需根据血栓位置、大小及拔除导管后发生栓塞和其他并发症的风险充分考虑。

1. 抗凝药物选择

目前缺乏足够的临床研究指导 CRT 抗凝药物选择。临床上最常使用 LMWH 和 DOAC。

（1）LMWH：多数指南推荐 LMWH 作为初始抗凝药物。推荐按照说明书建议的体重调整剂量进行初始治疗。但是否需要在保留导管期间一直使用该剂量，目前缺乏严谨的临床证据。

（2）华法林：尽管在肿瘤患者中不推荐使用华法林，但考虑临床实际需要，结合已有的文献报道，LMWH 桥接华法林仍是一种治疗选择。

（3）DOAC：国际和国内指南陆续将 DOAC 列为静脉血栓治疗的一线用药或首选用药。在利伐沙班标准治疗方案（15 mg，每日 2 次，3 周；之后 20 mg，每日 1 次，6 个月）基础上联合微粉化地奥司明（2 片，每日 1 次，6 个月）可提高静脉再通速度，降低 6 个月内 PTS 发生率，且不增加出血风险。DOAC 对输液导管引起的 DVT 也有良好的治疗效果，较低的出血风险和极高的导管保留率。对血栓性浅静脉炎，应用利伐沙班（10 mg，每日 1 次，45 日）可以预防后续 VTE 事件。考虑到直接使用 DOAC 作为 CRT 的治疗用药对患者既定治疗计

划影响较小，不增加额外的住院时间，故对于无高出血风险的患者，推荐其作为首选治疗用药。

2. 抗凝治疗疗程

目前，多个指南建议在保留导管期间一直使用抗凝治疗，至拔除导管后 3 个月。但目前指南推荐的疗程是基于下肢 DVT 治疗经验的推导，缺乏直接相关研究。CRT 的治疗还需要更多的临床研究提供高质量的证据。在临床实践中，多数患者对抗凝治疗有较好的反应。对于血栓已经完全消融，且无其他持续存在的高危因素，VTE 风险分级已下降至低危的患者，是否必须将抗凝治疗延长至拔管后 3 个月，还需要进一步研究明确。

（二）局部处理

对于发生 CRT 的导管部位，局部处理也是重要的，包括局部抗凝、局部热敷、局部使用抗生素等，以帮助减轻症状、促进血栓的溶解和预防感染。

1. 肿胀的对症处理

适当抬高患肢，并使用静脉血管活性药物，可以缓解肿胀的症状。常用的静脉血管活性药物包括黄酮类、七叶皂苷类。黄酮类药物（如地奥司明）可以增强静脉张力，降低毛细血管通透性，改善淋巴回流。同时，地奥司明具有一定的抗炎作用。DVT 非急性期可使用物理治疗，包括穿医用弹力袜和使用间歇性充气加压装置。对于血栓性浅静脉炎导致的肿胀症状，也可局部进行 50% 硫酸镁湿热敷。

2. 疼痛的对症处理

患者疼痛来源于严重肿胀及局部炎症刺激。前者主要发生在 DVT，根本措施是正规抗凝促进血栓消融。后者主要发生在血栓性浅静脉炎，常依赖于抗炎药物缓解症状。肝素和类肝素药物本身有一定抗炎作用。局部予多磺酸黏多糖软膏外涂也有助于缓解疼痛。单药地奥司明或联合多磺酸黏多糖软膏可改善静脉炎局部疼痛。对于症状较明显者，需用口服和 / 或外用非甾体抗炎药，如布洛芬、双氯芬酸等。

（三）血流动力学恶化治疗

重症监护患者并发 CRT 可能导致血流动力学恶化，因此需要针对血流动力学进行治疗，以维持血流动力学稳定。

1. 液体管理

根据患者的容量状态和血流动力学监测结果，进行适当的液体管理。对于低血容量患者，补充液体可以增加血容量，提高心排血量和组织灌注。对于容量过负荷的患者，可能需要限制液体输入或采取利尿措施。

2. 血管活性药物使用

血管活性药物可以调节血压和血管阻力，以改善血流动力学。例如，升压药物如血管收缩剂可以提高血压和心排血量，降压药物如扩血管剂可以降低血管阻力，从而改善血流。

3. 导管管理

保持导管通路的通畅和清洁，定期检查导管通路，发现早期的血栓形成并采取相应的措施。

4. 支持性治疗

除了针对病因的治疗外，还需要提供支持性护理，包括维持呼吸道通畅、维持体温、控制感染和维持电解质平衡等。

（四）溶栓治疗

对于严重的血栓形成，溶栓治疗可能是必要的。溶栓药物（如组织型纤溶酶原激活物）可以直接作用于血栓，促使其溶解。溶栓治疗通常在重症监护室或血管介入室进行，并需要严密监测，以及评估潜在的出血风险。

（五）康复和预防复发

对于康复期的重症监护患者，康复治疗和预防复发措施也非常重要。这包括早期康复活动、肢体运动、减少卧床时间、药物预防和机械预防措施等，以减少CRT 的再次发生。

（六）团队协作与个性化制订治疗方案

规范置入、使用和维护导管，以及专业的护理团队是减少包括血栓在内的导管相关并发症的重要先决条件。应开展相关培训，组建专业静脉通路管理团队。在 ICU 中，涉及多个医疗专业人员，包括静脉治疗专科及接触 CVC 的普通护士、医生、麻醉师、管理者等多学科团队。团队协作对于 CRT 的管理至关重要，以确保患者得到全面的护理和治疗。治疗 CRT 需要综合考虑患者的状况、血栓的严重程度和位置等因素。医疗团队应根据患者的具体情况和临床指南制订个体化的治疗方案，并密切监测患者的病情和治疗反应。及早识别和治疗 CRT 是减少并发症和提高患者预后的关键。

重症监护患者由于其疾病状态、创伤和治疗措施的特殊性，使得他们更容易患上这些 CRT 类型。这需要密切监测和及时干预，以减少 CRT 的风险，并防止严重的并发症的发生。在重症监护患者的管理中，预防和及时识别 CRT 是至关重要的，可以帮助减少血栓相关的并发症，提高患者的生存率和康复率。因此，医护人员需要密切关注患者的导管使用情况，并采取适当的措施来预防和管理 CRT。

三、重症监护患者并发 CRT 的预防

预防重症监护患者并发 CRT 是非常重要的，以下是常见的预防措施。

（一）针对导管相关的风险因素

（1）根据患者病情选择合适的部位进行精确穿刺置管；长期（＞3 个月）CVC 置管的优先顺序为颈内静脉、颈外静脉、股静脉、锁骨下静脉、腰静脉。重症监护患者留置 CVC，要权衡风险与获益个体化选择。其中锁骨下静脉发生感染和血栓风险最低，但发生气胸风险更高。对于以行血液透析为目的的 CVC 置管首选股静脉。

（2）尽可能使用最小口径和 / 或少管腔数导管；导管在血管腔内所占的比例会影响血流速度，比例越大越易导致血流缓慢，增加 DVT 的风险。5F 双腔和 6F 三腔导管会使 DVT 发生风险显著增加；5F 和 6F 相对于 4F，静脉血栓形成风险更高；双腔与三腔 PICC DVT 发生率分别是单腔的 2.51 倍和 3.32 倍。发现导管和血管直径的最佳比值应 ≤ 0.45，否则静脉血栓发生风险会增高 13 倍。

（3）确保导管尖端位置正确，并在不再需要时移除导管等；经锁骨下静脉和颈内静脉置入 CVC，成人通常置入深度为 13 ~ 15 cm，导管尖端位于上腔静脉下 1/3 段到上腔静脉与右心房连接处，其位置可通过实时心电图监测、超声检查和胸部 X 线检查确认。PICC 尖端位置的要求与 CVC 一致。

（4）除标准化导管维护，如 0.9% 氯化钠溶液 / 肝素冲封管，不推荐常规预防性抗凝。

（二）药物预防

使用抗凝药物是预防 CRT 的常见方法之一。常用的药物包括 LMWH、普通肝素、华法林等。这些药物可以减少血液的凝结能力，降低血栓形成的风险。药物的使用应根据患者的具体情况和出血风险进行评估和调整。

（三）机械预防

机械预防措施包括使用医用弹力袜和间歇性充气加压装置（如深静脉血栓形

成预防装置）。医用弹力袜可以增加下肢的血液流动，减少静脉滞留和血栓形成的风险。间歇性充气加压装置通过周期性地充气和放气来促进血液循环，减少血液淤积。

（四）床旁活动

尽早进行床旁活动和主动的肢体运动可以促进血液循环，减少静脉滞留，降低 CRT 的风险。根据患者的状况，医疗团队可以制订适当的活动计划，包括床边坐位活动、被动运动和早期康复。

（五）个体化风险评估

每位重症监护患者的 CRT 风险是不同的，因此个体化的风险评估非常重要。医疗团队应根据患者的情况和相关风险因素（如年龄、性别、疾病状态、手术类型等）来评估患者的 CRT 风险，并制订相应的预防策略。

第三节　病例分享与思考

病例：患者，男性，58 岁。因"咳嗽、发热 3 天"收入呼吸内科住院治疗。入院后予以完善相关检查。①血气分析：吸入气中氧分压 179 mmHg。②胸部 CT：a.双肺感染，部分实变，左肺为著；b.左侧胸腔少量积液，肝左叶低密度结节，疑似囊肿。③N 末端 B 型钠尿肽原（NT-proBNP）227 ng/mL，IL-6 1039 pg/mL，降钙素原 3.81 ng/mL。④凝血六项：纤维蛋白原 11.68 g/L，INR 1.13，PT 13.0 秒，APTT 34.4 秒，D-二聚体 2047 μg/L；血常规：WBC 7.61×10^9/L，N 7.01×10^9/L，N% 92.20%，PLT 141×10^9/L。

考虑重症肺炎（吸入气中氧分压 179 mmHg，呼吸 > 30 次/分，双肺多肺叶浸润），将患者转入重症监护室治疗。转入后予气管插管机械通气，予留置右桡动脉导管、右锁骨下静脉导管，并予平喘、化痰、抗感染等处理。复查血气分析提示氧合指数为 77 mmHg，呼吸衰竭未纠正，有体外膜肺氧合（extracorporeal membrane oxygenation，ECMO）指征，在右股静脉内放置 21F ECMO 引流导管，进管约 42 cm，在右颈内静脉放置 15F ECMO 灌注导管，进管 15cm。行静脉–静脉体外膜肺氧合（veno-venous extracorporeal membrane oxygenation，V-V ECMO）治疗后氧合状态改善。继续予以呼吸循环支持、多西环素抗感染、抗炎、CRRT、补液、保护脏器、稳定内环境等对症治疗。复查胸部数字 X 射线摄影：①双肺感染，部分实变，左肺为著，大致同前；②中心静脉导管尖端平对第 5 胸椎，气管插管头端置于第 2 胸椎水平，胃管头端位于左上腹，均在位。置管后 3 天复查凝血六项：纤维蛋白原 7.068 g/L，INR 1.40，PT 15.9 秒，APTT 43.5 秒，D- 二聚体 1526 μg/L。经积极治疗，患者病情好转，感染逐步控制，予撤离 ECMO。复查双上肢及双侧颈部血管彩色多普勒超声，右侧颈内静脉血栓形成。经积极治疗，患者病情好转，顺利撤离呼吸机，自主呼吸平顺，咳嗽有力，予转呼吸内科继续治疗。

病例思考： 此患者接受了 V-V ECMO 治疗，胸部 X 线片提示 CVC 尖端位置良好，治疗期间有行抗凝治疗，置管后 3 天查 D- 二聚体升高（1526 μg/L）。撤机后检查彩色多普勒超声提示患者右颈内静脉发生导管相关血栓。可能原因推测：①患者重症肺炎，感染情况严重；②右颈内静脉留置管管径过大，导致右颈内静脉血流最大速度减慢；③右锁骨下静脉与右颈内静脉同时留置导管，导致上腔静脉血流速度减慢。患者有高危因素，最好在置管后 3 天行超声检查确定是否有导管相关血栓。

第十七章　易栓症患者的管理

第一节　易栓症患者管理要点

易栓症是指因各种遗传性或获得性因素导致容易发生血栓形成与血栓栓塞的疾病状态，主要临床表现为 VTE，如 DVT、肺栓塞、颅内静脉血栓形成、肠系膜静脉血栓形成等。易栓症主要分为遗传性和获得性两类。遗传性易栓症是由于遗传性抗凝蛋白、凝血因子、纤溶蛋白缺乏等因素引起的血液高凝状态；而获得性易栓症是指由于各种后天因素异常，如极易引起血栓的一组疾病或其他易栓因素造成的血栓易发倾向。易栓症导致的血栓事件反复发作将显著增加患者的致残率及致死率，严重危害患者健康。因此，易栓症患者的 CRT 管理需引起重视，而规范的管理及治疗可提升患者预后质量。

目前尚无针对易栓症的根治方案，所以易栓症患者相对非易栓症患者罹患血栓的风险更大且更加严重，因此，更加要求达到最佳的药物防治目标。"最佳"方案需要根据患者的病情变化制订，包括选择最合适的抗凝药物及应用时机、定期监测与调整、评估出血风险、选择合适的疗程、严密随访、发现与处理不良事件等。此外，也要积极查找血栓形成的诱因或原发病，并有针对地进行预防及控制。由于易栓症的患者绝大多数以 VTE 为首发血栓事件，本节围绕血栓防控提出建议，而如果同时合并动脉血栓或无动脉硬化基础合并动脉血栓等特殊情况，强烈推荐多学科诊疗。

一、易栓症患者的风险评估

临床上，根据专科特点选用评分量表来评估门诊或入院患者的血栓风险，如外科常用的 Caprini 风险评估量表，或内科常用的 Padua 风险评估量表。目前，易栓症的诊断金标准仍依靠基因检测，而系统的易栓症评估往往只在住院患者中进行。在患者未被诊断为易栓症时，常常以评分结果来判断血栓风险，在无禁忌证情况下，无论患者是否被诊断为易栓症，当相应评分显示为高风险时均应采取 VTE 基础预防措施。但如果是已经被诊断为易栓症的患者，即属于血栓发生的高危人群。评估 VTE 风险为高危，且没有较高出血风险的患者，根据 VTE 风险及出血风险评估结果，使用药物预防联合机械预防。在使用药物预防前需进行出血风险评估，如果存在较高出血风险，应首先采用机械预防。一旦血栓高危患者出血风险降低或消失，立即加用药物预防。推荐复杂病例或特殊病例，对原发病进行治疗前，应进行多学科讨论。

二、应用抗凝药期间出血风险评估

在对易栓症患者使用抗凝药物进行血栓预防前，需系统评估患者的出血风险。另外，患者出血风险和血栓风险可能会随着时间的推移而改变，因此，当患者重新更换抗凝药物或发生病情变化等情况时，及时进行出血风险再评估，并且在应用抗凝药物期间也应定期评估。手术患者应参照相关出血危险因素进行出血风险评估；非手术患者应用评估 DVT 风险的常用工具——静脉血栓栓塞国际医学预防登记处（International Medical Prevention Registry on Venous Thromboembolism，IMPROVE）评分表进行出血风险评估。考虑到我国人群普遍属于较低凝或易出血体质，需警惕出血风险。常见的高危因素可参考表 17.1。

表 17.1 易栓症患者抗凝时出血的高危因素

内科因素	外科因素
年龄 ≥ 75 岁	腰椎穿刺、硬膜外或椎管内麻醉操作 12 小时内
活动性出血或大出血病史	男性腹部恶性肿瘤复杂性手术且术前 Hb 低于 130 g/L
遗传性或获得性出血性疾病	心脏手术伴有以下因素之一：正在使用阿司匹林；术前 3 天内使用氯吡格雷；BMI > 25 kg/m^2、≥ 5 个支架的非择期手术；高龄、肾功能不全、体外循环时间长患者的非搭桥手术
肝功能不全（INR > 1.5）	伴有败血症、胰漏或前哨肠祥出血的胰十二指肠切除术
严重肾功能不全［GFR < 30 mL/（min·1.73m^2）］	原发性肝癌或多叶切除伴随肝外器官切除的肝脏手术
急性脑卒中	神经外科手术、脊柱手术
未控制的高血压	游离皮瓣重建术

续表

内科因素	外科因素
血小板减少症 （PLT $< 50 \times 10^9$/L）	肺切除手术或扩大切除手术
活动性消化性溃疡	
合并使用抗凝药、抗血小板药、溶栓药、非甾体抗炎药	

三、易栓症患者常用预防血栓的手段

若已知易栓症患者的暴露因素，那么积极控制这些因素尤其重要；若易栓症患者暴露因素未知，则可以按 VTE 防控措施进行常规预防。

（一）基本预防

针对易栓症患者的侵入性操作应该更为小心，术中避免造成血管内膜的损伤；规范使用止血带；早期活动，包括被动及主动的踝泵运动、直腿伸踝运动等血栓防治体操活动；避免脱水，在患者病情允许的前提下，予以患者适度补液，避免血液浓缩；做好患者的健康宣教，向患者讲解血栓预防相关知识，指导患者养成科学合理的饮食习惯，建议患者改善生活方式，如戒烟限酒、控制血糖及血脂等。

（二）机械预防

医护人员应告知易栓症患者及家属或长期主要照顾者血栓的发生风险和后果及采取机械预防措施的必要性，并指导正确应用机械预防措施，告知应用方法、持续时间、应用期间注意事项、可能出现的不良反应和应对方案。机械预防手段包括肢体间歇循环驱动泵、医用弹力袜、足底静脉泵、经皮电刺激装置等。

（三）药物预防

用药前应评估患者是否存在与药物预防相关的潜在禁忌证，并对患者进行肾功能、凝血酶原时间和活化部分凝血活酶时间的基线评估，患者出血风险降低而血栓风险持续存在时，建议首选以药物预防为主的血栓防治方案。医护人员应告知患者及家属或长期主要照顾者，患者应遵医嘱按时服药，不得随意调整药物剂量或停药，及时复查实验室相关指标，按要求（门诊）随访。指导观察有无局部或全身出血倾向，清楚讲解药物潜在不良反应和与其他药物、食物之间的相互作用。嘱避免磕碰等意外伤害。若因其他疾病就医，患者需要主动告知医护人员正

在服用的抗凝药物。

四、易栓症患者发生血栓的治疗

（一）基本治疗原则

易栓症患者发生血栓的治疗原则是以抗栓药物为基础，及时予溶栓或取栓手段及开放流出道处理。抗栓治疗根据患者发生血栓的类型来决定是以抗凝或抗血小板为主，还是抗凝及抗血小板双通道处理；溶栓、取栓及开放流出道处理则需要专科医生，如呼吸科、介入科或血管外科医生选择具体的治疗方案，可以参考深静脉血栓形成指南等相关专科指南。但是存在较大的出血风险或正发生活动性出血时，若易栓症患者合并 DVT，腔静脉滤器的置入是绝对的适应证。目前推荐可回收滤网的置入，并在时间窗内取出。

需要注意的是，易栓症患者发生血栓是一个复杂的多因素协同的过程，与遗传因素、环境触发因素（如手术、创伤、妊娠、急性疾病、癌症等）和各种生活方式（如吸烟、压力大、久坐等）有关。因此，即使患者存在易栓症，也建议根据个体情况对危险因素进行整体评估，以确定优化治疗方式。目前不应该因易栓症的存在而改变易栓症患者发生血栓的治疗方式，因为易栓症只是影响治疗风险的众多因素之一。延长抗凝时间的决策应基于个体化情况，而不局限于其易栓症情况。对于遗传性易栓症的患者，在仔细评估和权衡血栓发作次数、刺激因素、易栓症类型、症状严重程度、出血的风险和患者的意愿之后，应考虑延长抗凝治疗时间。

（二）抗凝药物的选择

建议进行多学科评估，结合易栓症患者的病因、年龄、性别、并发症及依从性，确定抗凝药物种类、剂量、用药途径、抗凝时长，实施个性化药物治疗方案。一般来说，抗凝药物治疗需要分为三个阶段：早期充分抗凝、慢性恢复期维持抗凝，以及后遗症期延展抗凝（表 17.2）。对于是否需要延长抗凝、长期 / 终身抗凝，应充分评估患者血栓复发的风险和出血可能，权衡风险与收益。若决定延长抗凝、长期 / 终身抗凝，应定期、规律对血常规、肝肾功能、凝血功能、D- 二聚体水平、抗凝血参数、血栓影像学等进行检测，动态评估预防效果与出血风险。某些特定的易栓症在选择抗凝药物时应予特殊注意：抗凝血酶缺陷患者使用普通肝素或 LMWH 效果不佳，胃肠外抗凝可选择阿加曲班等凝血酶直接抑制剂；蛋白 C 和蛋白 S 缺乏患者不能使用华法林等香豆素类抗凝剂作为初始抗凝治疗，因其可引起血栓倾向加重、皮肤坏死；对于同时存在出血风险或围手术期预防的患者，建议使用阿加曲班等半衰期短的抗凝药物（表 17.3）。

表 17.2   易栓症抗凝药物的治疗原则

时期	原则	目标	抗凝建议（成人方案）
早期	充分抗凝（CRT 发生 14 ~ 21 天）	临床缓解（如 Wells-DVT 评分）；D- 二聚体、血栓标志物等呈下降趋势；影像学表现改善（如彩超见血栓不进展）	LMWH 100 U/kg，每 12 小时 1 次（14 天）；或利伐沙班 15 mg，每日 2 次（21 天）；或其他抗凝药物
慢性恢复期	维持抗凝（3 ~ 6 个月）	临床缓解（如 Wells-DVT 评分）；D- 二聚体、血栓标志物等呈下降趋势；影像学表现改善（如彩超见血栓减少或再通）	LMWH 100 U/kg，每 12 小时 1 次或每日 1 次；或利伐沙班 20 mg，每日 1 次（3 ~ 6 个月）；或其他抗凝药物
后遗症期	延展抗凝（6 个月或 1 ~ 2 年，甚至长期）	防止后遗症发生或加重（VCSS 评分）及血栓复发	LMWH 100 U/kg，每 12 小时 1 次或每日 1 次；或利伐沙班 10 ~ 20 mg，每日 1 次；或其他抗凝药物

表 17.3   常用的抗凝药物

药物名称	半衰期	作用机制	成人治疗剂量	成人预防剂量
阿加曲班	15 ~ 30 分钟	直接抑制凝血酶	40 ~ 60 mg 24 小时持续泵入	10 mg，静脉滴注 3 小时，每 12 小时 1 次
依度沙班	10 ~ 14 小时	直接抑制 F X a	60 mg 每日 1 次，口服	30 ~ 60 mg 每日 1 次，口服
阿哌沙班	12 小时	直接抑制 F X a	5 ~ 10 mg 每日 2 次，口服	2.5 ~ 5 mg 每日 2 次，口服
利伐沙班	5 ~ 13 小时	直接抑制 F X a	15 mg 每日 2 次，口服	10 ~ 20 mg 每日 1 次，口服
达比加群酯	12 ~ 14 小时	直接抑制凝血酶	110 ~ 150 mg 每日 2 次，口服	75 ~ 110 mg 每日 2 次，口服
依诺肝素	5 ~ 7 小时	增强抗凝血酶活性	100 IU/kg 每 12 小时 1 次，皮下注射	100 IU/kg 每日 1 次，皮下注射
华法林	36 ~ 42 小时	拮抗维生素 K	维持 INR 在 2 ~ 3	维持 INR 在 2 ~ 3

（三）合并出血风险高或正在出血的管理

对于已有出血且合并血栓的患者，需根据出血的严重程度来选择治疗方案。对于非大出血的患者，建议停用抗凝药物。如果确定患者不需要住院、手术或输血，并且已经止血，则可以继续使用抗凝药物。如果停药后出血仍无法控制，需使用相应的抗凝药物拮抗剂。对于大出血患者，建议立即停止使用抗凝药物。若为服用抗凝药物导致的出血，对于服用剂量较大、时间较短者推荐采用洗胃、活性炭治疗；除给予患者内、外科的常规救治措施以外，若出现威胁生命或关键部位出血等情况，推荐使用相应的抗凝药物拮抗剂。对于非服用抗凝药物导致的出血，需查明出血原因。如果是血管源性出血，应采用物理手段止血。例如，对于应激性胃溃疡出血，需要在胃镜下止血；对于腹腔出血，可能需要手术止血。对于存在持续渗血同时合并下肢静脉血栓的情况，可置入滤器以防止血栓脱落造成肺栓塞。然而，需要注意的是，对于危及生命的 CRT 事件（伴有休克的肺栓塞、严重颅内压升高的静脉窦血栓形成、肠坏死风险的门静脉 / 肠系膜静脉血栓等），高出血风险的抗凝绝对禁忌证可视为相对禁忌证。

（四）抗凝时血栓加重或慢性期抗凝过程中血栓复发

在该情况中，应评估 VTE 是否确实加重或复发，栓子是否为非血栓如癌栓、细菌栓子等；患者用药的依从性，是否发生肝素诱导的血小板减少症（正在使用肝素或 LMWH），用药种类是否合适（如抗凝血酶缺陷患者使用 LMWH 效果不佳），用药方案是否合适（如标准剂量利伐沙班需随餐口服），是否存在降低抗凝药物浓度的药物相互作用，是否存在慢性腹泻导致脱水及口服药物吸收受影响；是否存在附加的易栓症因素因而高凝状态较重（如合并恶性肿瘤或多种易栓症相关基因突变）。此时可考虑增加用药剂量（如低分子肝素每次增加 1/4 ~ 1/3 剂量）或更换抗凝药物（如将 DOACs 替换为华法林）。

第二节 病例分享与思考

病例 1： 患者，女性，29 岁。因"因左下肢肿痛 2 周余，加重 1 天"入院。2 周前无明显诱因下出现左下肢肿痛，1 天前左下肢肿痛症状加重，遂至我院急诊就诊，急诊拟"左下肢肿痛 2 周余"收入。左下肢血管彩色多普勒超声示左侧下肢股总静脉、股浅静脉、腘静脉、胫后静脉及左侧大隐静脉开口处回声改变，考虑血栓形成（完全栓塞可能）。入院诊断：左下肢深静脉血栓形成。入院后予利伐沙班 15 mg 每日 2 次口服抗凝、抬高患肢、绝对卧床休息等对症治疗。

病例2：患者，男性，22 岁。因"右下肢肿痛 3 周"入院。患者 3 周前无明显诱因下出现右下肢肿胀伴疼痛，活动后加重，休息稍缓解，无胸闷、气促，无心悸，无发热、咳嗽，无下肢麻木，曾到当地医院就诊，予中药治疗。现患者为求进一步诊疗就诊于我院，拟"右下肢深静脉血栓形成"收入我科。右下肢彩色多普勒超声示右侧大隐静脉及右侧股总静脉、股浅静脉、股深静脉、腘静脉血栓形成。入院诊断：右下肢深静脉血栓形成。入院后予绝对卧床休息、利伐沙班 15 mg 每日 2 次口服抗凝、护胃、改善循环等治疗。

上述两例患者经过系统抗凝后，患肢症状明显改善，未有血栓进一步增加或出现肺栓塞症状。考虑到两例患者为年轻患者，多次问诊后排除了患肢静脉血栓疾病的获得性因素，于是考虑两例患者均可能为遗传性易栓症。于是对患者进行血栓遗传风险相关基因检测。抗凝蛋白缺陷是我国最常见的遗传性易栓症，建议筛查的检测项目包括抗凝血酶、蛋白 C 和蛋白 S 的活性。存在抗凝蛋白活性下降的个体，有条件时应进行相关抗原水平的测定，明确抗凝蛋白缺陷的类型。基因检测结果提示，两例患者在抗凝蛋白、凝血因子、纤溶蛋白等方面均存在遗传性缺陷（表 17.4 ~ 表 17.9），诊断为易栓症。因患者使用利伐沙班治疗效果较好，建议继续使用利伐沙班进行治疗，并密切关注患者临床表征。以下是两例患者遗传风险相关基因检测结果。

表 17.4　病例 1 免疫五项检测结果

No	项目	结果	提示	单位	参考区间
1	免疫球蛋白 G（IgG）	13.98		g/L	8.6 ~ 17.4
2	免疫球蛋白 M（IgM）	1.67		g/L	0.5 ~ 2.8
3	免疫球蛋白 A（IgA）	3.33		g/L	1.0 ~ 4.2
4	补体 C3（C3）	1.49	↑	g/L	0.7 ~ 1.4
5	补体 C4（C4）	0.21		g/L	0.1 ~ 0.4

表 17.5　病例 1 凝血指标检测结果

No	项目	结果	提示	单位	参考区间
1	血浆蛋白 C 活性（PC）	69	↓	%	70 ~ 130

续表

No	项目	结果	提示	单位	参考区间
2	血浆凝血酶原时间测定（PT）	13.5		sec	11.0 ~ 15.0
3	凝血酶原时间活动度（PT%）	98		%	78 ~ 130
4	PT 国际标准化比值（PT-INR）	1.01			0.85 ~ 1.15
5	活化部分凝血活酶时间（APTT）	42.6		sec	30 ~ 45
6	血浆纤维蛋白原测定（FIB）	6.85	↑	g/L	2.00 ~ 4.00
7	凝血酶时间测定（TT）	16.3		sec	14.0 ~ 21.0
8	血浆抗凝血酶Ⅲ活性（AT-Ⅲ）	70	↓	%	80 ~ 120
9	D- 二聚体定量测定（D-Dimer）	2.31	↑	μg/mL	0.00 ~ 0.50

表 17.6　病例 1 蛋白 S 检测结果

项目	检测方法	结果	单位	提示	参考区间
蛋白 S 测定	凝固法	64.7	%	↓	男‖75.0 ~ 130.0 未服用避孕药‖女‖59.0 ~ 118.0 服用避孕药‖女‖52.0 ~ 118.0

表 17.7　病例 2 凝血指标检测结果

No	项目	结果	提示	单位	参考区间
1	血浆蛋白 C 活性（PC）	71		%	70 ~ 130
2	血浆凝血酶原时间测定（PT）	13.9		sec	11.0 ~ 15.0
3	凝血酶原时间活动度（PT%）	92		%	78 ~ 130
4	PT 国际标准化比值（PT-INR）	1.05			0.85 ~ 1.15
5	活化部分凝血活酶时间（APTT）	30.0		sec	30 ~ 45
6	血浆纤维蛋白原测定（FIB）	5.29	↑	g/L	2.00 ~ 4.00
7	凝血酶时间测定（TT）	19.2		sec	14.0 ~ 21.0
8	血浆抗凝血酶Ⅲ活性（AT-Ⅲ）	74	↓	%	80 ~ 120
9	D- 二聚体定量测定（D-Dimer）	6.69	↑	μg/mL	0.00 ~ 0.50

表 17.8　病例 2 血栓三项检测结果

No	项目	结果	提示	单位	参考区间
1	血栓调节蛋白	5.38		TU/mL	3.82 ～ 13.35
2	凝血酶 – 抗凝血酶复合物	7.06	↑	ng/mL	0 ～ 4.08
3	纤溶酶 – 纤溶酶抑制剂复合物	1.51	↑	μg/mL	0 ～ 0.85

表 17.9　病例 2 蛋白 S 检测结果

项目	检测方法	结果	单位	提示	参考区间
蛋白 S 测定	凝固法	< 16.0	%	↓	男 ‖ 75.0 ～ 130.0 未服用避孕药 ‖ 女 ‖ 59.0 ～ 118.0 服用避孕药 ‖ 女 ‖ 52.0 ～ 118.0

病例思考：静脉血栓主要包括深静脉血栓和肺栓塞两种形式，近年来患病率有增加的趋势，并与死亡危险增加有关，深静脉血栓和肺栓塞的早期死亡率均很高，分别为 3.8% 和 38.9%（图 17.1）。

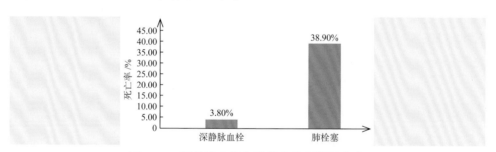

图 17.1　深静脉血栓和肺栓塞的早期死亡率

随着院内诊断技术的发展，静脉血栓的检出率得到提高，但致死性肺栓塞可能是疾病的首发表现，一旦发生后果严重。此外，对于一些年轻患者，常常找不到发病原因，导致该疾病的致死率和致残率增加。故此静脉血栓应重在预防，减少或避免肺栓塞等不良事件的发生；对于不明原因的静脉血栓确诊患者，尤其是年龄较小的患者，查找病因，针对干预，对于提高患者生存质量、避免不良结局尤为重要。就以上两个病例来说，从基因对血栓形成的影响机制角度分析，抗凝蛋白缺陷和抗凝血酶缺陷是导致血栓形成的因素，临床结合患者情况给予利伐沙班抗凝是合理的，而且也得到了较好的治疗效果。

第十八章　血液系统肿瘤患者的管理

第一节　血液系统肿瘤患者 CRT 的概述

随着血液系统肿瘤发病率的增高，以及新的抗肿瘤治疗方法（如抗肿瘤新生血管靶向治疗、免疫治疗等）的出现，血液系统肿瘤患者发生相关血栓事件的风险进一步增加。当前，CVC 已成为肿瘤化疗患者治疗常用静脉输液方式，对癌症患者化疗、干细胞移植等治疗方式产生了重大影响，而 CRT 是使用 CVC 最常见的并发症之一。血液系统肿瘤患者发生 CRT 可能会增加治疗复杂性和并发症风险。基于此，探讨血液系统肿瘤患者 CRT 的流行病学特点及管理措施，对血液系统肿瘤患者 CRT 的预防、早期诊治具有重要意义。

一、引言

血液系统肿瘤是原发于造血器官的高度异质性疾病，具有高度恶性、治疗复杂、病程冗长等特点。不同于实体肿瘤可采取手术切除的治疗方式，血液系统肿瘤更多依赖于静脉导管装置输出化疗药物来杀死肿瘤细胞，需要进行阶段性、间歇性、多疗程的长期化疗。

研究表明，血液系统肿瘤患者的血栓并发症发生率较高。尽管采用常规的肝素或生理盐水冲洗，仍有 41% 的 CVC 治疗导致血管血栓形成。同时，在不同类型血液系统恶性肿瘤中，VTE 发病率有所差异，如多发性骨髓瘤为 3% ~ 12%，急性早幼粒细胞白血病为 8% ~ 11%，非 M3 型急性髓系白血病和惰性淋巴瘤为 1.4% ~ 1.7%。血液系统肿瘤患者 CRT 包括导管相关静脉血栓栓塞症（Catheter-Related Venous Thromboembolism，CR-VTE）、DVT、导管相关血栓栓塞症（Catheter-related Thromboembolism，CR-TE）、肺栓塞等，其中 CR-VTE 最为常见。血液系统肿瘤患者 CRT 的发生主要与血管内膜损伤、血流速度缓慢及血液高凝状态等因素有关。据报道，4% ~ 40% 的血液系统恶性肿瘤患者在放置CVC 接受常规化疗后发生 CRT。在一项急性白血病患者 CRT 的研究中，PICC、CVC 并发上肢深静脉血栓的患者分别占 11.7% 和 6.5%。

二、血液系统肿瘤患者 CRT 的可能发生机制与风险因素

（一）可能发生机制

血液系统恶性肿瘤导致血栓栓塞性事件发生的机制是多方面的，涉及血液学改变、肿瘤细胞的独特生物学特性及抗肿瘤治疗的影响。这些机制相互作用，共同促进了 CRT 的形成，主要可从以下几个方面进行深入分析。

1. 血液高凝状态

急性白血病、多发性骨髓瘤和淋巴瘤患者在治疗前往往显示出一系列凝血功能异常，如凝血酶原时间延长和纤维蛋白原水平下降。例如，在急性早幼粒细胞白血病患者中，可以观察到显著的凝血功能紊乱，这些紊乱在全反式视黄酸治疗早期可能迅速恶化，从而增加血栓形成的风险。这种高凝状态可能是化疗引起的血小板功能异常、凝血因子的改变，以及内皮细胞的损伤共同作用的结果。

2. 肿瘤细胞的特异性促凝机制

血液系统恶性肿瘤细胞具有直接和间接促进血液凝固的能力。组织因子作为主要的促凝血因子，能在肿瘤细胞表面与磷脂酰丝氨酸结合，激活外源性凝血途径，与 FⅦa 复合产生凝血酶，进一步激活 FX 和 FⅫ，促发凝血级联反应。此外，肿瘤细胞还能释放具有促凝性的细胞外囊泡，这些囊泡富含组织因子和其他凝血因子，加剧血栓形成。在急性早幼粒细胞白血病治疗中，全反式视黄酸通过促进白血病细胞的分化，减少组织因子的表达，从而可能降低凝血活性。

3. 抗肿瘤药物的促凝作用

抗肿瘤治疗，尤其是化疗，通过多种机制增加 CRT 的发生风险。化疗药物可能通过直接损伤血管内皮细胞、激活凝血系统，以及改变肝脏代谢凝血因子（如蛋白 C、蛋白 S）的合成，导致机体处于高凝状态。此外，化疗引起的白细胞和血小板减少也可能间接影响凝血和纤溶系统的平衡，增加血栓形成的风险。

4. 综合因素的影响

血液系统恶性肿瘤引发的 CRT 不仅与肿瘤本身的生物学特性有关，还受到患者个体差异、基础疾病、治疗方式和生活习惯的综合影响。理解这些机制对于

开发针对性的预防和治疗策略至关重要，以降低患者的并发症风险和改善预后。

深入了解这些机制有助于专科医生更有效地监测和管理血液系统恶性肿瘤患者的 CRT 风险，通过个体化的治疗和预防措施，提高患者的生存质量和总体生存率。

（二）相关风险因素

血液系统肿瘤相较于实体肿瘤，血小板减少、凝血功能异常、化疗后骨髓抑制等多种因素导致血栓形成存在更多的风险，因此血液系统肿瘤的 CRT 发生评估可能更为复杂，有必要就血液系统肿瘤患者 CRT 发生的相关风险因素进行探讨。

而在探讨血液系统肿瘤相关血栓事件的危险因素时，可以将这些因素分为三大类：肿瘤特性因素、患者个体因素，以及治疗相关因素。这些因素共同构成了血液肿瘤患者面临 VTE 风险的复杂背景。

1. 肿瘤特性因素

血液系统肿瘤的种类及其生物学行为对 CRT 风险具有直接影响。例如，急性髓系白血病、多发性骨髓瘤和淋巴瘤患者的 VTE 发生率较高，这些疾病通过促炎和活化凝血系统，增加血栓形成的可能性。

2. 患者个体因素

患者的年龄、性别、体重、遗传倾向、既往血栓史、基础疾病（如糖尿病、心血管疾病）及生活方式（如吸烟和活动水平）都是评估 CRT 风险的重要因素。此外，肿瘤患者常因疾病本身或治疗需要而长时间卧床，增加了血栓形成的风险。

3. 治疗相关因素

（1）化疗：许多化疗药物如环磷酰胺、蒽环类抗生素、长春新碱等都已知可增加 VTE 风险。这些药物可能通过增加血液黏稠度、损伤血管内皮或改变凝血因子的表达来促进血栓形成。

（2）激素治疗：糖皮质激素的使用，尤其是在联合化疗方案中，通过调节血液中的凝血因子和纤溶系统，可显著增加血栓形成风险。

（3）靶向药物和生物制剂的使用：如全反式视黄酸和免疫调节剂（如沙利度胺、来那度胺）被发现与 VTE 风险增加相关。这些药物可能通过改变血液凝固性、细胞黏附性或炎症反应来增加血栓形成的风险。

（4）中心静脉装置的使用：CVC 与 PICC 是血液肿瘤患者常用的治疗工具，

但其存在可直接损伤血管内皮，形成局部血流动力学改变，从而增加 CRT 风险。

（5）造血生长因子的使用：如粒细胞集落刺激因子和促红细胞生成素的使用，虽然有助于恢复和维持化疗后的骨髓功能，但也可能通过增加红细胞和白细胞的数量来增加血液黏稠度，进而增加血栓的风险。

综合考虑这些因素对于预防和管理血液系统肿瘤患者 CRT 至关重要。在临床实践中，需要对高风险患者进行早期识别，以减少血栓事件的发生。同时，对患者的整体状况和具体病情进行综合评估，制订个体化的治疗计划，是确保患者安全和提高生存质量的关键。

第二节　血液系统肿瘤患者 CRT 的管理

从诊断与治疗的角度看，血液系统肿瘤治疗期间的 CRT 处理面临巨大的挑战。首先，CRT 早期病症表现轻微，医生和患者难以察觉，因此在进行肿瘤治疗期间需要密切观察患者体征与血流量变化。其次，CRT 的引发因素多样，受到肿瘤自身与治疗手段的影响，难以避免。因此，在治疗期间，对于血液系统肿瘤患者 CRT 的诊断需要进行一系列的医学检查，定期监测和评估导管的位置、功能和相关的并发症。医护人员需要密切关注患者导管的使用情况，及时发现并处理导管相关的问题。

一、血液系统肿瘤患者 CRT 的预防

当前，现有较完善的血栓风险分层评分系统，如 Khorana 风险评估量表等，其可靠性尚未在血液系统肿瘤患者中得到验证。除此之外，虽然有研究者构建的血栓风险预测模型对血液系统肿瘤患者 CRT 有一定的预测作用，但仍有待多中心、大样本研究以进一步验证和完善。因此，在预防血液系统肿瘤患者 CRT 方面应综合考虑诸多因素，对患者评估后采取个体化的措施。

（一）导管选择与管理

导管的选择与管理是确保血液系统肿瘤患者安全的重要部分，在 CRT 的预防中举足轻重。首先，必须要选择血栓形成风险低的导管类型。其次，要选择符

合患者血管粗细的导管尺寸。最后还要确保导管的正确放置，定期检查导管的位置，根据需要进行导管的转移。

（二）药物选择与使用

多发性骨髓瘤患者的血栓预防是研究较多的领域。多项多中心随机对照试验评估了不同预防策略的有效性，如使用 LMWH、低剂量阿司匹林及固定低剂量华法林。尽管这些研究未能显示出显著差异，但对年龄较大的患者而言，LMWH在降低 VTE 发生率方面似乎更为有效。这些研究结果指导了 2014 年美国 NCCN的指南，推荐对接受特定化疗的多发性骨髓瘤患者使用阿司匹林进行血栓预防。

对于其他类型的血液系统恶性肿瘤，如急性白血病或淋巴瘤，由于治疗引起的血小板减少等问题，预防 CRT 的策略更为复杂。在这些情况下，使用 LMWH等抗凝药物的风险可能增加，尤其是出血风险。使用 CVC 的患者中 CRT 的风险较高，但预防措施的必要性仍有争议。一些研究建议，在无其他显著 CRT 风险因素的情况下，不推荐例行使用抗凝药物预防血栓形成。如果出现血栓形成，通常需要拔除导管并根据患者的具体情况选择适当的抗凝治疗。

近年来，直接口服抗凝药物如达比加群酯和利伐沙班在实体肿瘤 VTE 的预防和治疗中显示出相当的疗效。这些药物的优势在于用药方便，监测需求较低。然而，在血液系统恶性肿瘤患者中，这些药物的安全性和有效性数据还不充分，需要更多的研究来评估其在这一特殊人群中的应用。

（三）预防性护理

科学的预防性护理手段，除了在置管前为患者开展健康宣教，在置管过程中严格遵守操作标准，还要做好预防性护理，并对可能出现的血栓先兆性症状进行严密监护。研究表明，对于血液系统肿瘤 PICC 术后患者，制订针对性护理干预措施（包括置管时护理、穿刺后护理、饮食护理、穿刺局部护理、血栓先兆症状的监护，以及防止穿刺部位感染），有望减少 CRT 的发生。此外，应避免患者长时间保持同一体位，鼓励患者进行适度的肢体活动，以促进血液循环，降低CRT 形成的风险。并且，调整患者的饮食结构、适量增加患者水分摄入、提高患者的自我护理意识同样至关重要，可有效预防 CRT 的发生。

二、血液系统肿瘤患者 CRT 的治疗

目前血液系统恶性肿瘤患者 CRT 的治疗经验仍有限，暂无统一的治疗标准。

治疗方法主要与实体肿瘤合并血栓相似，主要包括抗凝、溶栓、手术等手段。

（一）抗凝药物的选择与使用

VTE 是血液系统肿瘤患者的常见并发症。恶性肿瘤使 VTE 的发生风险增加了 4.1 倍，而在接受化疗过程中，患者 VTE 的发生风险进一步增加到 6.5 倍。针对恶性肿瘤相关 CRT 可首选 LMWH 抗凝治疗。在血液系统肿瘤患者的治疗中，注射肝素等抗凝药物来抑制抗凝血因子和减少凝血酶活性，可能比使用 DOAC更有效。ACCP-9 建议恶性肿瘤患者使用 LMWH 代替华法林，对于活动期的恶性肿瘤抗凝至少 6 个月，直到肿瘤不再活动或出血风险不再上升，待肿瘤治愈或病情完全缓解后 6 个月停药。在实际治疗中，需要综合考虑血液系统肿瘤 CRT的治疗，包括肿瘤本身和相关并发症的情况、患者身体健康状况和病情的严重程度，为患者量身定制适当的治疗方案。

（二）导管的管理与去除

在血液系统肿瘤患者的治疗过程中，导管的管理与去除是非常重要的步骤，需要进行详细的考虑和操作。导管的管理包括定期检查导管的通畅性、保持导管周围皮肤的清洁和干燥，以及定期更换导管贴片等。此外，导管的去除应由专业医护人员在无菌条件下进行，遵循相应的操作规程和安全准则，这些内容与之前内容基本相同，此处不再过多赘述。

（三）小结

抗凝是治疗血液系统肿瘤的重要基石。本章重点论述了血液系统肿瘤患者的发病机制、危险因素等，讨论了血液系统肿瘤患者 CRT 的管理及预防的独特挑战，对于血液系统肿瘤患者，CRT 的管理需要综合考虑肿瘤影响与药物和器械的使用，并根据患者的具体情况制订个性化的治疗方案。

第三节　病例分享与思考

病例：患者，女性，65 岁。因"弥漫性大 B 细胞淋巴瘤"需接受利妥昔单抗 +环磷酰胺 + 阿霉素 + 长春新碱 + 泼尼松（R-CHOP）方案化疗，右颈内静脉留置输液港一枚。患者在治疗过程中突发胸闷、气促 2 小时，床旁心脏超声显示右心房内见导管样回声，右心房顶部探及低回声团块（10 mm×6 mm），一端固定于右心房壁，另一端活动（图 18.1）。初步考虑为 CRT，遂立即予溶栓和抗凝治疗。治疗后，患者胸闷、气促症状缓解，血栓团块较前缩小。经血管外科专科医生讨论后，考虑导管尖端位置放置过深是血栓形成的首要原因。遂进行导管的更换，并改善导管尖端位置。血栓消失后（图18.2）仍继续接受足疗程的抗凝治疗（利伐沙班15 mg，每日1次），随访结果满意。

　　病例提供：中山大学孙逸仙纪念医院。

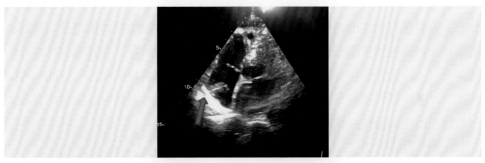

图 18.1　床旁心脏超声结果

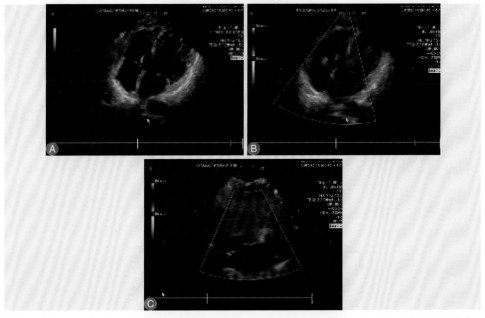

各房室腔内径正常，室间隔及左心室壁厚度正常、运动协调。升主动脉、主肺动脉未见明显异常，主肺动脉腔内未见明显异常回声。各瓣膜形态、结构未见明显异常。右心房内各切面均未探及明显异常回声。心包腔内未见明显液性暗区。

图 18.2　治疗后超声结果

　　病例思考：CRT 是 CVC 常见的并发症之一，尤其在需要长期化疗的血液系统肿瘤患者中更为常见。导管位置不当、长期留置、导管材料不合适，以及患者自身的高凝状态均是诱发因素。在本病例中，导管尖端过深导致局部血流动力学改变，增加了血栓形成的风险。此外，化疗药物如阿霉素和环磷酰胺本身也具有一定的血管毒性，可能进一步促发血栓形成。临床上，患者出现胸闷、气促等症状时，应高度警惕导管相关并发症，通过影像学检查迅速评估导管位置及血栓情况，并及时进行相应的治疗干预。本例还强调了导管尖端位置的重要性。导管尖端未置于目标位置（上腔静脉下段）会增加血栓形成的风险，尤其在合并血栓的情况下，不应勉强保留导管。导管尖端放置过深会导致血栓形成，并可能引发肺栓塞，此时应尽快拔除导管并重新置入新导管。通过及时调整导管尖端位置和进行足疗程的抗凝治疗，成功避免了严重并发症。

第十九章　多学科团队的作用

多学科团队在医疗领域中起着至关重要的作用。本章将探讨多学科团队的建设与意义。

第一节　多学科团队的建设

一、基础要求

（一）跨学科合作

多学科团队的成员包括但不限于医生、护士、药剂师、物理治疗师、社会工作者、心理学家、营养师等专业人士。建立跨学科的合作机制，可促进不同专业之间的沟通和协作，以共同制订治疗方案和优化患者护理。

（二）领导与协调

设立一个团队领导者或协调者，负责组织和协调团队成员的工作。该领导者应具备良好的沟通、协调和领导能力，能够促进团队的合作和有效决策。

（三）共同目标

确保团队成员对于患者的治疗目标和护理计划有清晰的共识。

二、协作机制

团队成员之间通过协作机制进行密切合作。

（一）信息共享

建立健全的信息共享机制，以确保团队成员之间及时、准确地共享患者相关信息。利用电子病历系统、会诊平台和协同工具等技术手段，促进信息的及时传递和交流。

（二）教育和培训

提供定期的教育和培训机会，以增进团队成员的专业知识和技能。通过跨学科培训课程和工作坊，加强团队成员对其他专业领域的理解，并提高团队成员的合作能力。

（三）定期团队会议

定期召开团队会议，讨论患者病情、治疗进展和护理计划等重要事项。会议可以促进团队成员之间的交流和合作，提供机会解决问题和制订新的治疗策略。

三、发展提高

多学科团队应不断提升团队整体的专业水平和治疗效果。

（一）绩效评估和反馈

建立有效的绩效评估机制，对团队成员的表现进行评估和反馈。通过评估结果，识别团队的优势和应改进的领域，并采取措施促进团队的持续发展和成长。

（二）持续改进

鼓励团队成员积极参与持续改进的过程。通过定期回顾和评估团队的工作流程，寻找改进的机会，并采取行动来提高团队的效率和护理质量。

第二节　多学科团队的意义

一、综合性治疗

多学科团队由不同专业的医疗专家组成，可以提供综合性的护理服务。各个专业领域的专家共同合作，可以全面评估患者的健康状况，制订综合性的治疗方案，从而提供更全面、个性化的护理。

二、优化资源利用

团队成员之间的沟通和协调可以减少信息传递的延迟和误解，提高工作流程的顺畅性。团队合作还可以更好地利用各个专业领域的资源，提高医疗资源的利用效率。

三、提升治疗效果

多学科团队能够充分利用不同专业的专长，从多个角度全面考虑患者的问题，提供多个角度的诊断和治疗建议，减少误诊和漏诊的发生，提高治疗的准确性和效果。

四、减少医疗错误

多学科团队可以通过交流和协作，及时发现和纠正医疗错误，提高医疗质量和安全性。协作决策可以综合各种专业观点，制订更全面、权衡利弊的治疗方案，从而更好地满足患者的需求。

五、提高患者满意度

多学科团队的建设强调患者中心护理的理念。团队成员通过合作，将患者的需求置于首位，共同制订个性化的治疗计划，并提供综合性的支持和护理，以提高患者的治疗效果和生活质量。多学科团队可以提供更加细致周到的服务，更好地满足患者的需求，提高患者满意度。

六、促进医学进步

多学科团队的合作可以促进不同专业之间的交流和合作，推动医学的进步和创新。多学科团队为团队成员提供了综合教育和培训的机会。医疗专家可以从其他专业领域的专家处学习和借鉴，拓宽自身的知识和技能范围。这有助于提高整个医疗团队的综合素质和能力水平。

七、结语

多学科团队的建设对于提高医疗质量、提升患者满意度、优化资源利用，以及促进医学进步具有重要意义。在医疗服务的各个环节，多学科团队都能发挥积极作用，成为提升医疗水平和服务质量的关键因素。因此，医疗机构和医护人员应该重视多学科团队的建设，不断完善团队合作机制，共同为患者的健康提供更好的服务。

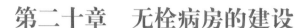

第二十章 无栓病房的建设

第一节 无栓病房概述

一、病房建设阶段

"无栓"始终是我们医患共同的美好愿景。在临床实践中，由于病情的复杂性和疾病进展的不确定性，仍有 VTE 的发生。在无栓病房建设的早期，因为下肢静脉彩色多普勒超声和肺动脉 CT 血管成像的普及，VTE 的发病率可能会有升高。结合其他中心的经验，无栓病房的建设一般将会经历 3 个阶段。

（一）第一阶段

由于筛查比例的升高，VTE 的发病率将较前升高，尤其是无症状性肺栓塞和孤立性小腿深静脉血栓的发病率。此阶段，重症肺栓塞导致死亡的病例数较前减少。

（二）第二阶段

由于预防措施的普及和有效实施，VTE 的总体发病率较前降低，重症肺栓塞导致死亡的病例数持续减少。

（三）第三阶段

由于 VTE 诊疗技术水平的进一步提升，合并 VTE 的专科患者被更多地转院入科，而院内 VTE 的发生率和重症肺栓塞的病例数进一步减少。

二、全面建设

无栓病房的建设，不仅需要临床科室的积极参与，也需要医院层面的支持。而近年来的三甲医院评审，也将 VTE 防治作为评审的重要指标之一。医院层面的支持，主要集中在制度建设、医务管理和信息系统建设 3 个方面。在制度建设方面，由于 VTE 防治涉及多个部门，需要建立由副院长牵头的 VTE 防治委员会，建立专门的 VTE 防治办公室，建立医院层面的 VTE 管理制度。在医务管理方面，编撰 VTE 防治手册，定期举行院内的 VTE 防治培训，为 VTE 的诊治，尤其是重症肺栓塞的诊治提供绿色通道。在信息系统建设方面，可引入 VTE 相关的信息系统，可以初步对患者进行 VTE 评分，提醒采用的预防措施，提醒危急值处理、病历的书写，年度进行数据的汇总和分析。

第二节　临床科室 VTE 管理规范

临床科室无疑是无栓病房建立最重要的一环。临床科室需要建立专科的 VTE 管理规范。在规范里面，应该明确管理团队的组成成员和职责。团队一般由科室主任牵头，医生、护士、患者共同参与。

一、科主任职责

科主任负责定期召开 VTE 防治工作的质量评估会议；落实医院 VTE 防治制度，并开展 VTE 防治手册的学习和演练；收集专科相关 VTE 的防治专家共识、重大临床研究成果，组织全科室医护人员进行学习；鼓励医生和护士开展 VTE 防治相关的临床研究和基础研究。

二、临床医生职责

对于临床医生，应该熟悉 VTE 发生的高危因素，熟练掌握血栓发生的风险评分，熟练掌握血栓的常用预防策略（表 20.1）。在深静脉导管使用较多的科室，应该严格把握深静脉导管的使用指征，对于达到拔除深静脉导管标准的患者，应该尽早拔除导管。对于使用过程中发现导管相关血栓的，应该予以规范的、足疗程的抗凝治疗。

对于怀疑 VTE 的患者，医生能够熟练掌握 Wells-DVT 评分、Wells- 肺栓塞评分和 Geneva 评分量表等。根据评分量表、D- 二聚体水平和彩色多普勒超声或者肺动脉 CT 血管成像结果，综合诊断 VTE。对于怀疑 VTE，而在诊断上存在困难者，可邀请血管外科等相关科室进行会诊。

表 20.1　临床实践中血栓的常用预防策略

预防策略	具体措施
基础预防	（1）术中和术后适度补液、饮水、避免脱水 （2）抬高患肢，如抬高下肢（略高于心脏水平） （3）改善生活方式，戒烟戒酒，控制血糖、血脂 （4）规范静脉穿刺技术，尽量避免深静脉穿刺和下肢静脉穿刺输液 （5）早起活动，尽早下床，主动、被动运动落实到位
物理预防	遵医嘱为患者使用医用弹力袜、间歇性充气加压装置、足底静脉泵等，以加速血液回流，防止血液淤滞
药物预防	遵医嘱使用抗凝药物，如 LMWH、直接口服抗凝药物等
手术预防	对于已经发生 VTE 的患者，有抗凝禁忌证或者在充分抗凝的基础上，仍然新发 VTE，可参考介入手术治疗

在治疗 VTE 方面，抗凝治疗是 VTE 治疗的基石。而抗凝治疗可能存在出血风险，需要医生针对患者既往病史、所患疾病、身体状态、检查结果等进行出血风险的评估，根据 VTE 风险、出血风险选择适当的 VTE 预防措施（表 20.2）。

表 20.2　基于 VTE 风险及出血风险的预防策略

VTE 风险	出血风险	
	出血低风险	出血高风险
VTE 低风险	基础预防	基础预防
VTE 中风险	基础预防 + 物理预防	基础预防 + 物理预防
VTE 高风险	基础预防 + 物理预防 + 药物预防	基础预防 + 物理预防，必要时行下腔静脉滤器置入

三、护理人员职责

（1）护理人员需要协同落实 VTE 的风险评估，并做到及时和动态评估。

（2）提醒医生根据评估风险，采用相应的预防措施。

（3）采用 VTE 警示标志：评估高危或极高危患者在床边或者其他醒目位置放置 VTE 高风险警示标志。

（4）保持环境病房安静、整洁、空气清新，使患者保持良好的精神状态。

（5）落实 VTE 的宣教：患者及家属掌握基础 VTE 预防相关知识，包括以下几项。①饮食指导，患者及家属了解并落实到位；②活动指导，患者及家属了解并落实到位；③用药指导，患者及家属了解并落实到位；④心理指导，患者及家属了解并落实到位；⑤出院指导，患者及家属了解。

（6）定期开展 VTE 培训与案例分析：①每季度至少进行 1 次 VTE 相关知识的培训；②护士熟练掌握 VTE 预防相关的护理知识；③对发生 VTE 案例有分析与改进措施。

四、患者及其家属职责

患者既是 VTE 防治的参与人，也是受益人。住院患者及家属应该提高 VTE 的防治意识，遵循医生的医嘱，认真听从护理人员对于 VTE 的宣教，最大限度地参与 VTE 的防治工作。家属应该听从医生的建议，认真监督患者做好 VTE 的宣教和防治工作。

第五部分

预后篇

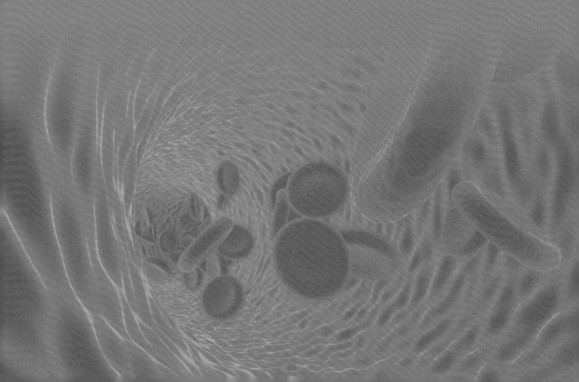

第二十一章　短期后遗症

第一节　肺栓塞

CRT 的一个严重的全身并发症就是血栓脱落并导致肺栓塞。上肢 CRT 导致肺栓塞较下肢 DVT 发生率低，引起严重症状性肺栓塞的风险更低。上肢 CRT 的血栓体量相对于下肢 DVT 明显偏小，因而引起严重症状性肺栓塞的风险也相应更低，因此，在临床中客观、合理地评估 CRT 引起的症状性及致死性肺栓塞的风险，可以避免出现过度治疗等不恰当的临床决策。

一、导致 CRT 发生肺栓塞的可能原因

导致 CRT 发生的原因也是肺栓塞的发病机制之一，而另一个重要原因是 CRT 中的导管周围漂浮血栓脱落，随血流进入肺动脉系统而导致肺栓塞的发生。引起 CRT 的主要原因如下。

（一）导管留置时间过长

长时间留置导管会增加血栓形成的风险，尤其是对于静脉导管而言。

（二）导管位置不当

若导管放置不正确或位置不稳定，可能增加导管与血管壁摩擦的可能性，促使血栓形成。对于乳腺癌根治术后的患者，应尽可能避开患侧肢体。

（三）患者因素

患者可能存在血栓形成的风险因素，如肿瘤、严重感染、静脉曲张等。

（四）导管材质和管径

某些导管材料或设计可能增加血栓形成的风险。导管管径是重要的危险因素，大管径、多腔导管有更高的血栓发生率。导管的管径越接近置管血管管径，越容易增加血栓形成的风险。

（五）与操作和治疗相关的危险因素

置管环节反复穿刺、推送导管会加重内膜损伤，增加血栓的发生风险。

二、CRT 致肺栓塞的临床表现及诊断

CRT 所致的肺栓塞中，有症状的患者仅占 15% ~ 25%，然而急性肺栓塞的临床表现多种多样，但缺乏特异性，轻症者容易被忽视或误诊，重症者可出现血流动力学不稳定甚至猝死。症状性肺栓塞中的常见症状主要有呼吸困难及气促（80% ~ 90%）、胸膜炎性胸痛（40% ~ 70%）、晕厥（11% ~ 20%）、咳嗽（20% ~ 56%）及咯血（11% ~ 30%）等，部分患者有烦躁不安、惊恐甚至濒死感（15% ~ 55%）；常见的体征包括气促（52%）、心动过速（28% ~ 40%）、发热（24% ~ 43%）、胸腔积液（24% ~ 30%）及肺动脉瓣区第二心音亢进（23% ~ 42%）等。

怀疑 CRT 合并肺栓塞的诊断除了对患者的临床表现进行识别以外，实验室检查和影像学检查是诊断急性肺栓塞的重要手段。建议对疑诊肺栓塞的患者行血浆 D- 二聚体、动脉血气分析、血浆肌钙蛋白和脑钠肽等血液系统检查评估病情与预后。患者心电图检查多表现为 V_1 ~ V_4 导联的 T 波改变和 ST 段异常，部分患者可出现 $S_I Q_{III} T_{III}$ 征（即 I 导联 S 波加深，III 导联出现 Q/q 波及 T 波倒置）。超声心动图可作为肺栓塞危险分层的重要依据，可发现右心室后负荷过重的现象，如右心室扩大、右心室游离壁运动减低、室间隔平直、三尖瓣收缩期反流峰值压差 > 30 mmHg，以及下腔静脉扩张等。肺栓塞的确诊检查包括 CT 肺动脉造影、V/Q 扫描、磁共振肺动脉造影和肺动脉造影等，其中最常用的是 CT 肺动脉造影，肺栓塞的直接征象为肺动脉内充盈缺损，完全充盈缺损时，远端血管不显影。

三、处理 CRT 合并肺栓塞的方法

对于 CRT 导致肺栓塞的患者，治疗应由医疗团队根据患者的具体情况制订个性化的治疗方案，并密切监测患者的病情和治疗效果。建议对确诊的急性肺栓塞患者进行危险分层以指导治疗，根据血流动力学状态区分其危险程度，血流动力学不稳定者定义为高危，血流动力学稳定者定义为非高危。对于血流动力学稳

定的急性肺栓塞患者，建议根据是否存在右心室功能不全和/或心脏生物学标志物的升高，将其区分为中高危和中低危。

（一）一般支持治疗

对高度疑诊或确诊急性肺栓塞的患者，应严密监测呼吸、心率、血压、心电图及动脉血气的变化，并给予积极的呼吸与循环支持。如高危肺血栓栓塞症合并低氧血症，应使用经鼻导管或面罩吸氧，合并呼吸衰竭时可使用无创机械通气或经气管插管行机械通气。当进行机械通气时，应注意机械通气导致的胸腔正压可减少静脉回流，加重右心功能不全，建议采用低潮气量（6 ~ 8 mL/kg）使吸气末平台压 < 30 cmH_2O。对于合并休克的患者，可使用去甲肾上腺素改善右心功能、提高体循环血压、改善右心冠状动脉的灌注。此外，多巴酚丁胺和多巴胺可用于心指数较低的急性肺栓塞患者。

（二）急性期抗凝治疗

一旦明确 CRT 导致肺栓塞，宜尽早启动抗凝治疗，可有效防止血栓复发，同时促进机体自身纤溶机制溶解已形成的血栓。抗凝疗程原则上不少于 3 个月，部分患者在 3 个月的抗凝治疗后，如导管继续存在或导致 CRT 的危险因素未去除，建议继续抗凝，直到导管拔除。

抗凝药物包括胃肠外抗凝药物和口服抗凝药物。初始抗凝治疗通常是指前 5 ~ 14 天的抗凝治疗，与普通肝素相比，LMWH 和磺达肝癸钠发生大出血或肝素诱导的血小板减少症的风险较低，宜首选用于急性肺栓塞的初始抗凝治疗。口服抗凝药物包括华法林和直接口服抗凝药物（DOAC）。急性肺栓塞患者如选择华法林长期抗凝，推荐在应用胃肠外抗凝药物的 24 小时内重叠华法林，调节 INR 目标值至 2.0 ~ 3.0，达标后停用胃肠外抗凝药物。急性肺栓塞患者如选用 DOAC 如利伐沙班或阿哌沙班，在使用初期需要给予负荷剂量；如选用达比加群酯或者依度沙班，应给予胃肠外抗凝药物至少 5 天。对于高危急性肺栓塞患者，首选普通肝素进行初始抗凝治疗，以便于及时转换到溶栓治疗。

（三）溶栓治疗

高危急性肺栓塞患者，如无溶栓禁忌证，推荐溶栓治疗，而非高危的急性肺栓塞患者，不建议进行常规溶栓治疗。溶栓治疗可迅速溶解部分或全部血栓，恢复肺组织再灌注，减少肺动脉阻力，降低肺动脉压，改善右心室功能，降低严重肺栓塞患者的病死率和复发率。溶栓治疗时间窗一般定为 14 天以内。

急性肺栓塞应用的溶栓药物，建议为尿激酶（2万U/kg）、重组链激酶（150万U）和重组t-PA（50 mg），2小时持续静脉滴注，三者的效果相仿，临床上可根据条件选用。重组t-PA可能对血栓有更快的溶解作用，低剂量（50 mg）溶栓与FDA推荐剂量（100 mg）相比疗效相似，且安全性更好。溶栓治疗结束后，应每2～4小时检测1次APTT，当其水平低于正常值2倍时，即应重新开始规范的抗凝治疗。

（四）介入或手术干预

对于高危急性肺栓塞或伴有临床恶化的中危肺栓塞患者，如果存在溶栓禁忌证、高出血风险，或经溶栓或积极的内科治疗的顽疾，在具备介入科或外科专业技术和条件的情况下，可行经皮导管介入治疗或肺动脉血栓内膜剥脱术。不建议对CRT患者置入滤器。

（五）导管管理

现有指南均不推荐常规拔除功能良好且有使用需求的静脉导管。继续留置导管情况下，血栓自发脱落的风险较低。血栓将随病程发展而与周围血管壁形成一定程度的粘连，进一步降低脱落风险。避免在CRT急性期拔除导管是降低血栓脱落致肺栓塞发生率的简单有效的措施，至于拔管时机，建议在抗凝治疗2周后分次拔出，以减少血栓脱落致肺栓塞的风险。在CRT患者中未先使用抗凝就直接拔除静脉导管容易增加拔管后血栓复发的概率。拔管前建议行血管超声检查，明确血栓的范围和程度，尤其须注意是否有管周漂浮血栓。此外，拔管时让患者取仰卧位或头低脚高位，以避免空气进入血液系统导致空气栓塞。

（六）预防措施

对于CRT合并急性肺栓塞患者，如果血流动力学稳定，在充分抗凝的基础上，建议尽早下床活动。但对于血栓范围广，以锁骨下静脉近心端血栓为主，肿胀症状明显的急性期（起病后2周内）患者，暂时的制动可能对患者有益。CRT的发生往往是多个危险因素的叠加，在处理CRT合并急性肺栓塞的患者时，应注意对发生CRT的高危因素进行评估后解除，避免形成新的血栓或血栓复发加重病情。目前各国指南均不推荐以单纯预防CRT为目的使用抗凝药物或溶栓药物。

四、病例分享与思考

病例：患者，男性，56岁。因"上腹胀痛伴呕吐3天"来诊，有胃溃疡病史，至我院急诊查 CT 提示胃窦癌合并梗阻，患者进食后频繁呕吐，予行右颈内静脉穿刺置管术，以便进行肠外营养支持。置管 5 天后患者突发气促，伴少许咳嗽和低热，BP 100/65 mmHg，P 110 次 / 分，RR 24 次 / 分，SPO_2 91%，WT 60 kg，神清，双肺呼吸音清，未闻及明显干湿啰音，心率 110 次 / 分，节律齐，心脏各瓣膜区未闻及杂音，腹软，全腹无压痛、反跳痛，肠鸣音 5 次 / 分，双下肢无水肿，双侧足背动脉搏动良好。入院后完善相关检查，CRP 12.12 mg/L，WBC 5.77×10^9/L，Hb 100 g/L，PLT 256×10^9/L；D- 二聚体 23.56 mg/L FEU；高敏肌钙蛋白 T 及 NT-proBNP 阴性，余肝肾功能、电解质检测均未见异常。动脉血气分析，pH 7.344，$PaCO_2$ 35.7 mmHg，PaO_2 50 mmHg，HCO_3^- 19.5 mmol/L，BE –6 mmol/L，FiO_2 35%。床边超声提示右颈内静脉内可见导管周围低回声征象，不除外导管相关血栓形成，结合病史，立即完善肺部 CTA，结果显示双肺动脉主干末端分叉处充盈缺损（图 21.1）。目前主要考虑诊断为双肺动脉栓塞，综合评估患者为非高危患者，立即予以 LMWH 0.6 mL 皮下注射，每 12 小时 1 次，并联系呼吸内科专科会诊后转入内科 ICU 进一步监护治疗。

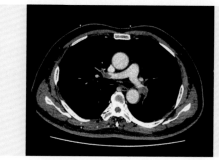

图 21.1　双肺动脉主干末端分叉处充盈缺损征象

病例思考：中年男性，有胃窦癌病史等 VTE 危险因素，行右颈内静脉穿刺置管术肠外营养数日后出现突发气促，结合 D- 二聚体显著升高和动脉血气分析提示 I 型呼吸衰竭，高度怀疑肺栓塞可能，但患者双下肢无水肿，无下肢 DVT 的表现，对于肺栓塞的来源需要筛查，事实上管床护士在 2 天前已告知医生右颈内 CVC 输液不太通畅，并征询管床医生是否更换 CVC，但由于输液时液体仍可缓慢通过导管滴入，管床医生并未重视，对 CRT 的警惕性不高。在患者突发气促时才由上级医生考虑到 CRT 可能，并通过床边血管超声检测颈内静脉及导管周围情况，发现导管周围有血栓形成，从而完善了肺部 CTA，明确了肺栓塞的诊断。因此，对于合并消化道肿瘤等 VTE 高危因素的患者，在进行中心静脉输液时，如果出现输液不畅等情况，如果有条件应行血管超声检查早期诊断 CRT，尽早进行抗凝治疗，避免导管周围漂浮血栓脱落导致肺栓塞的发生。

第二节　导管相关感染

导管的置入不仅可以引起相关血栓的生成，同时也会造成严重的感染事件。现在国内外对于急性 CRT 合并导管相关感染及脓毒血症仍没有很好的研究和治疗指南。CRT 的生成，导管相关感染或导管相关脓毒血症间具有相互促进的复杂关系。当急性 CRT 形成时，血栓可堵塞导管或附于导管外，导致血流速度减慢，相关细菌黏附增殖从而引发全身性的重症感染；而脓毒血症可进一步破坏血管内皮细胞，引起炎症反应或释放相关凝血活性蛋白促进 CRT 形成。所以，导管相关感染是 CRT 复杂且需要高度关注的合并症，对于这类疾病的治疗应高度重视早期抗凝。

一、导管相关感染的发生机制

导管相关感染是医院内感染的一个重要组成部分，其发生机制的复杂性使得防治工作面临着诸多挑战。感染的普遍性机制在于病原微生物如病毒、细菌等侵入人体，对人体组织器官造成不同程度的损伤和破坏，临床表现包括发热、咳嗽、肌肉关节疼痛等症状。对于导管相关感染，根据感染的位置和程度不同，可以分为 CVC 的局部感染、CVC 相关血流感染和导管相关血流感染。

对于短置导管（少于 14 天）而言，导管相关感染的主要机制是 CVC 的局部感染，这一感染主要发生在导管插入皮肤的部位。致病微生物在皮肤表面定植，通常不会引发系统性并发症。然而，如果防护不当，皮肤表面的微生物可能会沿着导管外表面向腔内扩散。对于长期定植的导管，腔内途径是导管相关感染发生的主要机制。同时，致病微生物也可能在输液过程中附着在导管的内表面，引发腔内感染。目前认为，革兰阳性菌，尤其是凝固酶阴性葡萄球菌属，是导管相关血流感染的主要原因。例如，金黄色葡萄球菌能产生多种毒素，包括细胞毒素和肠毒素，破坏宿主细胞膜，引起细胞死亡和炎症反应。金黄色葡萄球菌细胞膜外的多糖和蛋白质等复杂结构也有助于致病菌逃脱机体的免疫反应,从而导致系统性感染。最新研究表明,革兰阴性菌的 CVC 感染在病原体分布方面占主导地位,其中鲍曼不动杆菌合并曲霉菌的发病率很高。

除了病原微生物的因素,导管的插入位置也可能影响感染的发生概率。相关研究结果表明,在三个最常用的插入部位(锁骨下、颈内和股骨)中,与股骨位点相比,颈内和锁骨下插入位点在 CVC 相关血流感染和导管定植方面更为安全。因此,在导管定植过程中,导管放置位置的不同,对导管相关感染的发生概率也会产生不同程度的影响。

研究导管相关感染的发生机制,有助于从源头减少导管相关感染的发生。目前,针对导管相关感染,最主要的治疗方法仍然是拔出管路或适当地注射抗生素。导管相关感染的发生也会增加 CRT 的发生率。感染引起的炎症反应,不仅会造成血管内皮损伤并激活血小板,而且会导致血液处于高凝状态,促进血栓的形成。感染发生过程中,细菌生物膜的形成也会促进血栓的形成。除此之外,当导管置入体内后,导管的使用本身就是一种创伤,会对血管内皮造成一定的损伤,从而激活凝血系统,导致血栓的形成。因此,研究导管相关感染的发生机制并及时处理感染,对于降低 CRT 的发生率具有重大意义。

二、导管相关感染的处理

导管相关感染主要表现为置管部位的局部红肿、疼痛和皮肤温度升高。沿着相关手臂或颈部静脉可能会出现红斑或皮疹,并且可能伴有浅层静脉血栓的形成。如果血栓发生在导管的尖端或者导管内部,可能会导致无法抽取或输入液体,甚至在插入点发生渗漏。此外,可能引发其他的血栓事件。对于下肢继发 DVT 患者,可能出现的症状包括同侧肢体肿胀和压痛,如果血栓发生在上肢,则可能伴有肱静脉、腋静脉、颈内静脉的压痛。当血栓堵塞无名静脉或上腔静脉时,可能会引起面部和颈部肿胀、头痛及声音嘶哑。涉及上胸壁或肩关节的侧支血管、锁骨下动脉、无名静脉也是血栓频繁发生的部位。需要特别注意患者是否出现胸痛、呼吸困难及咯血等症状,这些可能是形成肺栓塞的风险信号。若患者合并脓毒血症,可能会出现持续性高热、白细胞计数增高、导管部位有脓液渗出等症状。严重的病例可能会导致全身多器官衰竭,血流动力学不稳定或失代偿。在此情况下,应立即进行诊断和治疗,以防止病情进一步恶化。

（一）辅助检查

（1）彩色多普勒超声检查是最快捷可靠的 CRT 诊断方法。

（2）血常规、降钙素原水平、D- 二聚体水平可以作为诊断及监测治疗效果的重要参考。

（3）当不能移除导管时，应同时采取外周静脉与 CVC 血进行血培养。

（4）置管处存在渗出液时，应送检引流物拭子进行革兰染色和培养。

（5）移除导管后进行导管培养，同时对导管尖端及导管皮下段进行定量或半定量法培养。

（6）心脏彩色多普勒超声检查：不作常规推荐，但是患者出现胸闷、呼吸困难等疑似肺栓塞的症状时，可以作为急诊诊断和治疗方案的重要参考。对以下情况，建议进一步行胸部增强 CT 等影像学检查明确病因：①非导管正常路径范围内的血栓；②血栓范围较广，需评估血栓范围并明确是否由原发性或继发性上腔静脉狭窄所导致；③患者症状、体征与超声检查结果不相符。

（二）治疗手段

1. 抗凝

对于有血栓形成或血栓高危风险（Caprini 风险评估量表评分 ≥ 3 分，或 Khorana 风险评估量表评分 ≥ 3 分）的患者，尽早采取抗凝治疗以保持导管功能。

抗凝可采用肝素类药物及口服抗凝药，推荐使用利伐沙班常规治疗。治疗期间应根据患者凝血指标的变化调整抗凝药物剂量或换药。导管拔除后，需根据患者的临床血栓危险程度来选择疗程，一般情况下，建议在导管拔除后常规剂量抗凝至少 1 个月。

2. 抗感染

（1）全身疗法：①早期要给予足量高效抗生素，首选青霉素 480 万 ~ 800 万 U/d 静脉点滴，过敏者可用红霉素 1 ~ 1.5 g/d 静脉点滴。或选用环丙沙星每次 0.2 g，每日 2 次静脉点滴；氧氟沙星每次 0.2 g，每日 2 次口服。也可用头炮唑林钠 6 g/d 静脉点滴，或选用抗菌谱较广的头孢类抗生素。一般疗程 10 ~ 14 天，在皮损消退后应维持一段时间。根据菌群培养结果可联系感染科专家调整用药。②补充维生素如维生素 C，复合维生素 B 等。③对症处理，给予止痛药、退烧药。

（2）局部疗法：①已化脓者应切开引流；②用 50% 硫酸镁或生理盐水局部湿敷，然后外用 10% 鱼石脂软膏包扎；③局部紫外线照射或超短波治疗等物理疗法。

3. 拔管

拔管应参考以下指征：①治疗不需要导管；②导管功能丧失；③导管位置异常；④合并导管相关血流感染。

拔除导管后，如果是导管相关感染，则全身状态会得到明显改善，拔管后导管培养结果作为临床选择敏感抗生素的金标准。如果患者仍有高热等全身症状，考虑全身或其他感染灶存在，需要通过临床进一步判断。体温恢复正常后 3 天，可停止抗生素治疗。

4. 出院治疗

一过性栓子来源（如医疗异物）的患者可以不进行长期抗凝治疗，有心房颤动、心脏瓣膜置换等不可解除病因的患者应口服抗凝药物进行长期抗凝，口服药物可以根据情况选择华法林、达比加群酯或者利伐沙班等。

三、病例分享与思考

病例：患者，女性，55 岁，62 kg。因"腹痛 18 天，发现腹膜后肿物 14 天"入院，术前 D- 二聚体检测 0.59 mg/L FEU。全身麻醉后行下腹膜后肿物切除，术中证实为嗜铬细胞瘤，术中血压波动于 80/60 mmHg ~ 230/120 mmHg。术后转 ICU 监测，出现心、肝、肾、胰腺等器官功能不全，表现为少尿、心房颤动、休克及反复高热。置入右股静脉管行 CRRT 治疗 1 周后，出现右下肢疼痛及肿胀，床边超声示血栓形成（超声提示右侧股总静脉大隐静脉汇入部分实性异常回声区，考虑深静脉血栓形成）。

血栓发生前后（6 月 13 日至 7 月 1 日）的凝血指标见图 21.2。6 月 16 日发现血栓后，对患者加强抗感染治疗，并使用 LMWH 0.4 mg 每 12 小时 1 次及肝素抗凝，6 月 17 日发现血小板、纤维蛋白原及 D- 二聚体均降低，血小板降至最低点（46×10^9/L），患者肿痛稍微缓解，体温稍高，彩超表明可能有导管相关血栓及 DVT 生成（超声提示右侧股总静脉内实质性异常回声，考虑深静脉血栓形成，大部分栓塞，留置管行走其间），不排除导管相关感染，怀疑为肝素诱导的血小板减少症。6 月 21 日纤维蛋白原降至最低值（1.29 g/L），D- 二聚体呈进行性上升，血小板居低不上，患者反复高热，导管处有脓液渗出，经血、脓液培养后检查出真菌感染。采用抗真菌治疗，并降低 LMWH 用量。6 月 22 日

D- 二聚体到达最高点（54.38 mg/L FEU），患者仍反复高热，右下肢置管处肿痛，经血管外科会诊后，停用肝素及 LMWH，改用利伐沙班（10 mg 每日 3 次）进行抗凝，持续 1 周，继续抗真菌感染，补充凝血因子，以及用少量肝素抗凝，考虑患者体征稳定时拔管。患者肿痛稍有缓解，但仍有低热症状，D- 二聚体呈进行性下降，血小板及纤维蛋白原逐渐回升。6 月 23 日拔管，拔管指征及方案见表 21.1。

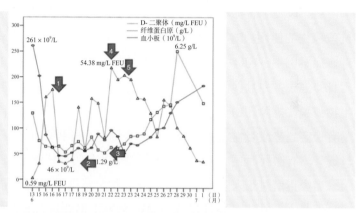

1. 血栓发生及发现；2. 血小板下降至最低点；3. 纤维蛋白原降至最低点；4. 调整低分子肝素及肝素用量后，D- 二聚体升到最高值；5. 拔管。

图 21.2　患者血栓发生前后的凝血指标

表 21.1　拔管相关指征及方案

拔管指征	拔管方案
（1）反复高热，右下肢肿痛，D- 二聚体进行性升高	（1）床边拔管
（2）彩超提示右股 VTE 形成，导管感染	（2）介入引导下拔管
（3）患者有相对心肺功能不全（心房颤动、肺部积液感染、可疑 PE）	
（4）预置下腔静脉滤器	

病例思考：此案例为典型的急性 CRT 合并全身性感染，患者出现生命体征的不稳定，当使用床边超声发现下肢 CRT 形成时，应每日持续检测凝血功能指标以指导抗凝药物的使用。对于 D- 二聚体，应该更关注其动态变化过程，例如，D- 二聚体呈进行性上升提示体内血栓正在形成，D- 二聚体呈进行性下降提示抗凝药物起效。在使用肝素或 LMWH 过程中，警惕凝血指标的变化，假如血小板和纤维蛋白原呈下降趋势，应结合超声及患者临床特征判断是否有大出血风险或肝素诱导的血小板减少症。如有必要，立即减少抗凝药物的用量，或者换用其

他抗凝药物如利伐沙班等 X a 因子抑制剂。既往研究表明，利伐沙班具有对 VTE 治疗的有效性与安全性。虽然现有指南对于 CRT 的抗凝疗程并没有明确的规定，但参考国际及国内陆续将 DOAC 作为肿瘤患者 VTE 治疗的一线或首选药物，推荐对于 CRT 形成且无高出血风险的患者采用 3 个月常规利伐沙班抗凝治疗及预防。对于怀疑合并导管相关感染或导管相关脓毒血症的，应采取静脉血、导管周围渗液，以及导管标本培养（拔管后）以检测患者体内感染微生物，进一步指导抗菌药物的使用。对于患者是否拔管，应参考指南推荐指征。在合并 CRT 与脓毒血症案例中，CRT 可以堵塞导管造成失功，还可以继发 DVT 与肺栓塞危害患者身体健康，并且促使导管形成一个菌群不断繁殖与释放毒素的"基地"，形成生物被膜使抗菌药物很难起效。对于这种病例，推荐在使用抗凝药物使血流动力学有稳定趋势或者血栓体积减小（防止附壁血栓掉落）后，在血管外科参与下进行拔管。有必要时还需置入下腔静脉滤器以防止 PE 发生。

当今指南对于入院置管患者及导管相关感染是否接受抗凝选择仍没有明确规定。但是在存在高危血栓形成风险的患者中推荐进行预防性抗凝，在 CRT 已经形成的患者中推荐根据患者临床情况进行常规或加强抗凝。对于合并脓毒血症者，采取导管相关血流感染指南推荐的流程进行诊治。

第三节　拔管后出血

一、出血风险评估

前面提到，考虑肿瘤相关血栓患者的抗凝风险获益比，其中一个很重要的权衡因素就是出血风险。据报道，其发生率每年可高达 7.22/100 人，且具体取决于抗凝药物的类别。因此，静脉血栓发生危险和出血风险是临床医生需要综合考虑的问题，并应基于此做出对患者最有利的决断。

一份好的出血风险评估方案可以有以下 4 个作用：①通过针对已识别的风险因素以降低出血的总体风险；②确定最佳抗凝药物类别；③确定最佳药物剂量；④确定最佳治疗持续时间。在这一节中，我们主要针对溶栓的相关禁忌证和抗凝出血风险评估模型做介绍。

二、溶栓相关禁忌证（表 21.2）

表 21.2 国际指南规定的溶栓相关禁忌证

欧洲心脏病学会指南	美国胸科医师协会（ACCP）指南
绝对禁忌证 · 有出血性脑卒中或不明原因脑卒中病史 · 6 个月前有缺血性脑卒中 · 中枢神经系统肿瘤 · 过去 3 周内有重大创伤、外科手术或头部损伤 · 出血性倾向 · 活动性出血	主要禁忌证 · 既往颅内出血 · 已知恶性颅内肿瘤 · 疑似主动脉夹层 · 3 个月内有缺血性脑卒中 · 已知结构性脑血管病变 · 3 个月内有明显闭合性头部或面部外伤 · 出血性倾向 · 活动性出血
相对禁忌证 · 过去 6 个月内有短暂性脑缺血发作 · 口服抗凝药物 · 妊娠或产后第 1 周 · 无法压迫的穿刺部位 · 创伤性心肺复苏 · 难治性高血压（收缩压 > 180 mmHg） · 晚期肝病 · 感染性心内膜炎 · 活动性消化性溃疡	相对禁忌证 · 3 个月内有缺血性脑卒中 · 近期（2 ~ 4 周）内出血 · 目前使用抗凝药物使 INR > 1.7 或 PT > 15 秒 · 妊娠 · 活动性消化性溃疡 · 创伤性心肺复苏 · 慢性、重度、控制不佳的高血压病史，收缩压 > 180 mmHg 或舒张压 > 110 mmHg · 心包炎或心包积液 · 糖尿病视网膜病变 · 无法压迫的穿刺部位 · 近期出血（非颅内）或侵入性手术 · 链激酶 / 阿替普酶先前暴露（5 天前）或先前对这些药物有过敏反应 · 年龄 > 75 岁

三、出血风险预测

目前，研究人员已经开发了不少风险预测模型来预测长期接受抗凝治疗的 VTE 患者的出血风险，其中临床变量虽有重叠，但将肿瘤纳入考虑因素的却寥寥无几。也就是说，肿瘤血栓患者的特异性出血风险预测模型仍有待进一步的开发。接下来讨论的是当前国外将肿瘤纳入出血风险考虑的四种模型：即 ACCP 评分、VTE-BLEED 评分、Kuijer 评分、RIETE 评分，以及中国临床肿瘤学会推荐的出血风险评估方案。

（一）ACCP 评分

ACCP 评分由美国胸科医师协会于 2016 年的临床实践指南中提出，该评分共纳入多个风险因素（表 21.3），旨在评估连续完成 3 ~ 6 个月抗凝治疗患者发生大出血的风险。由于该评分的风险因素是通过回顾过往文献综合得来的，而非使用前瞻性研究收集的数据进行建模，因此其无法衡量不同因子针对个体产生的相对风险大小。所以作者将其出血高风险定义为有 2 个或 2 个以上的风险因素，出血发生率可高达 12.8%。其外部验证也表明，出血的发生率从低危到高危与估计值相似。

实际上，在肿瘤患者中，大多数都具有 2 个或 2 个以上的风险因素，因此不可避免地被归类到高出血风险患者中，ACCP 指南建议此类患者不要延展抗凝治疗时间，但这与多数肿瘤相关血栓管理的指南不同，这些指南指出，只要肿瘤仍处于活动期，就应当给予一定程度的抗凝治疗。

表 21.3　ACCP 评分细则

风险分层	风险条目	
低危：不具备任何一条风险条目 中危：具备一条风险条目 高危：具备两条或两条以上风险条目	年龄 > 65 岁 活动期肿瘤 肝衰竭 血小板减少 糖尿病 抗血小板治疗 共病 频繁跌倒 使用非甾体抗炎药	既往出血史 转移性癌症 肾衰竭 既往脑卒中史 贫血 抗凝剂控制不佳 近期手术 酗酒

（二）VTE-BLEED 评分

VTE-BLEED 模型来源于一项对参与 RE-COVER 试验（达比加群酯和华法林抗凝治疗期间的观察）患者进行的事后分析（表 21.4）。该模型包括 6 个变量：活动期肿瘤、高血压失控的男性患者、贫血、既往出血史、年龄 ≥ 60 岁、肾功能不全（Ccr 为 30 ~ 60 mL/min）。在该试验中，VTE-BLEED 评分被证明是抗凝期间严重出血事件发生的强有力的预测因子。在最近一项对 1034 例接受 DOAC 治疗的 VTE 患者进行的前瞻性研究中，包括 164 例（15.9%）活动期肿瘤患者，VTE-BLEED 评分也显示出良好的预测价值。而在对几种风险分层预测方案的比较研究中更是得出结论，VTE-BLEED 评分相对于其他评分具有更好的预测性能。

表 21.4　VTE-BLEED 评分细则

危险因素	预测评分
活动期肿瘤	1.5
高血压失控的男性患者	2.0
贫血	1.0
既往出血史	1.5
年龄 ≥ 60 岁	1.5
肾功能不全（Ccr 30 ~ 60 mL/min）	1.5
危险因素总分及其分级	
VTE 风险度	VTE-BLEED 评分
低危组	0 ~ 1
高危组	≥ 2

（三）Kuijer 评分

Kuijer 评分根据三个临床变量，即年龄、性别和活动期肿瘤来进行简单评估（表 21.5）。在一项纳入了 1 204 895 例接受静脉血栓栓塞治疗患者（其中肿瘤患者所占比例为 10.4%）的回顾性队列研究中，它对出血风险表现出了良好的预测性能。在结果中，所有的癌症患者都被纳为中危及以上出血风险人群中，遗憾的是作者并未单独报告肿瘤患者群体中的严重出血发生率。目前，该简洁评分是否适用于癌症患者群体仍有待评估。

表 21.5　Kuijer 评分细则

危险因素	预测评分
女性	1.3
年龄 ≥ 60 岁	1.6
活动期肿瘤	2.2
危险因素总分及其分级	
VTE 风险度	Kuijer 评分
低危组	0
中危组	1 ~ 2.9
高危组	≥ 3

（四）RIETE 评分

RIETE 出血评分来自一项包含了 13 057 例接受 VKA 治疗的 VTE 患者队列研究（表 21.6）。该评分基于 6 个变量，即年龄＞ 75 岁、近期出血、癌症、肌酐＞ 106 μmol/L、贫血、肺栓塞。但目前，该评分尚未在癌症患者的外部队列中进行前瞻性验证。

表 21.6　RIETE 评分细则

危险因素	预测评分
年龄＞ 75 岁	1.0
近期出血	2.0
癌症	1.0
肌酐＞ 106 μmol/L	1.5
贫血	1.5
肺栓塞	1.0
危险因素总分及其分级	
VTE 风险度	RIETE 评分
低危组	0
中危组	1 ~ 4
高危组	＞ 4

（五）国内指南之出血风险评估（表 21.7）

表 21.7　中国临床肿瘤学会《肿瘤患者静脉血栓防治指南》出血风险评估

	外科患者		内科患者
非常高危	·神经外科手术（颅内或脊柱） ·泌尿外科手术 ·心脏手术	具有一项为高危	·活动性消化道溃疡 ·入院前 3 个月内有出血事件 ·血小板计数＜ 50×10^9/L
高危	·起搏器或自动植入型心律转复除颤器放置 ·重大肿瘤手术 ·主要血管手术（腹主动脉瘤修复，外周动脉搭桥术） ·重建整形手术 ·肾或肝活检	具有三项为高危	·年龄≥ 85 岁 ·肝功能不全（INR ＞ 1.5） ·严重肾功能不全［GFR ＜ 30 mL/（min · 1.73m²）］ ·入住 ICU 或 CCU ·中心静脉置管 ·风湿性疾病

续表

	外科患者		内科患者
高危	·肠息肉切除术（如果是结肠镜检查的一部分） ·主要骨科手术 ·头颈部手术 ·主要的腹腔内手术 ·主要的胸内手术	具有三项为高危	·现患恶性肿瘤 ·男性
低危	·腹腔镜胆囊切除术或疝修补术 ·冠状动脉造影 ·关节镜检查 ·活组织检查（前列腺、膀胱、甲状腺、淋巴结） ·支气管镜检查+活组织检查 ·CVC 拔除 ·胃肠镜检查+活组织检查		
非常低危	·轻微的皮肤损伤（基底细胞癌和鳞状细胞癌的切除，日光性角化病，恶性痣或恶化前痣） ·白内障摘除术 ·电惊厥疗法 ·关节穿刺术 ·关节或软组织注射 ·胃肠镜检查，无须活组织检查		

四、出血的处理

基于目前 VTE 风险评估及出血风险评估的相关指南及专家共识的推进，导管相关的深静脉血栓发生风险降低，而在导管相关血栓发生后，出血作为深静脉血栓抗凝或溶栓治疗的并发症之一，发生率低。然而，这些治疗本身可能增加出血的风险。

以下是可能导致发生出血等并发症的情况。

（一）抗凝治疗

抗凝治疗（如肝素、华法林、新型口服抗凝药等）是预防和治疗导管相关血栓的常见方法。然而，抗凝治疗可能会增加出血的风险，特别是患者体质差、血小板减少、高剂量或过度抗凝的情况下。

肿瘤相关静脉血栓栓塞症预防与治疗指南中指出，一旦患者在抗凝过程中发生出血，应首先询问抗凝药物的末次使用时间；采血测 Ccr、血红蛋白、血小板；

快速评估凝血状态，甚至药物血浆浓度（如可能）。根据出血的严重程度采取相应的治疗措施：①轻度出血，延迟用药或停止用药。针对患者情况对症治疗。可结合患者的合并用药情况，调整抗凝药物的种类和剂量。②非致命性大出血，停用抗凝药物，针对患者情况，选择适当的支持措施，包括机械按压、内镜止血（如胃肠道出血）、手术止血、补液、输血、新鲜冰冻血浆和血小板替代等，也可以考虑使用拮抗剂。③致命性出血，立即停药，使用拮抗剂对症处理（表 21.8）。

表 21.8　抗凝药物的逆转

药物名称	逆转药物
普通肝素	· 100 U 肝素用鱼精蛋白 1 mg（考虑到普通肝素 0.5 ~ 1.0 小时的半衰期），缓慢静脉输入（不能超过 5 mg/min） · 密切监测活化部分凝血活酶时间 · 鱼精蛋白最大剂量为 50 mg（如患者在推注 5000 U 普通肝素后立即出血，则给予 50 mg 鱼精蛋白） · 患者每小时应用 1250 U 普通肝素时出现出血，则给予 24 mg 鱼精蛋白，以逆转最后 4 小时输注的残留肝素的作用
LMWH	· 如果在给药后 8 小时内给予 100 U 那曲肝素用 1 mg 鱼精蛋白，或 1 mg 依诺肝素用 1 mg 鱼精蛋白，或 100 U 达肝素用 1 mg 鱼精蛋白 · 如果在给药后＞ 8 小时给予，100 U 那曲肝素用 0.5 mg 鱼精蛋白，或 1 mg 依诺肝素用 0.5 mg 鱼精蛋白，或 100 U 达肝素用 0.5 mg 鱼精蛋白 · 如果在给药后＞ 12 小时给予，则根据临床情况（如 LMWH 剂量、肾功能、出血严重程度）决定是否有鱼精蛋白用药指征 · 鱼精蛋白给药为缓慢静脉输入（不能超过 5 mg/min） · 鱼精蛋白最大剂量为 50 mg
磺达肝癸钠	静脉输入重组人Ⅶ因子（rhFⅦa）90 μg/kg 逆转治疗剂量的磺达肝癸钠的作用
华法林	（华法林的半衰期为 20 ~ 60 小时。INR ＜ 5，无出血；或 INR 为 5 ~ 9，无出血） · 暂停华法林给药；高危出血患者考虑小剂量口服维生素 K_1 1.0 ~ 2.5 mg；密切监测 INR 及有无出血 · 暂停华法林给药；小剂量口服维生素 K_1 2.5 mg，特别是高危出血的患者；密切监测 INR；严重出血（不论 INR 为何值）或威胁生命的出血 · 暂停华法林给药；维生素 K_1 10 mg 经静脉 60 分钟内给药；浓缩凝血酶原复合物（PCC）25 ~ 50 U/kg+ 新鲜冷冻血浆（FFP）2 ~ 3 U 或 FFP 15 mL/kg（如果没有 PCC）或 rhFⅧa20 μg/kg 静脉给药；密切监测 INR，必要时重复给予 PCC 或 FFP
利伐沙班	· 停止服用药物 · 使用特异性拮抗剂 Andexxa（在中国尚未上市） · 静脉注射活化的凝血酶原复合物（aPCC）25 ~ 50 U/kg · 4 因子 PCC 25 ~ 50 U/kg · 静脉注射 rhFⅦa 20 ~ 120 μg/kg

药物名称	逆转药物
依度沙班	·如 4 因子 PCC 不可用或患者在过去 12 个月内对肝素过敏和 / 或有肝素诱导的血小板减少症病史，则给予 3 因子 PCC 50 U/kg

（二）溶栓治疗

溶栓治疗作为处理 VTE，特别是下肢 DVT 的常见手段，可以帮助溶解血栓，开通血管。然而，溶栓药物可能会增加出血的风险，因为它们可以影响凝血因子、破坏正常的凝血机制。

因此患者在进行溶栓治疗时，必须权衡风险和益处，并密切监测患者的凝血指标和出血的情况。溶栓期间的少量出血比较常见，医生需仔细评估，根据患者综合情况选择是否停止溶栓。但是目前对少量出血的定义尚不明确。

美国胸科医师协会的指南中指出：少量出血发生在侵入性操作部位（如静脉或动脉穿刺部位）或者皮肤和牙龈，应手动压迫，然后加压包扎。许多专家也接受经期出血及在可压迫部位的可控出血（如鼻出血或伤口出血）。胃肠道或泌尿生殖道的少量出血也可根据临床情况（如生命体征和血红蛋白含量）进行处理。

根据欧洲心脏病学会（ESC）指南，出血后应评估出血严重程度，包括出血量、出血部位、持续时间和影响患者病情的情况。根据出血的程度来确定进一步的处理措施。在溶栓治疗过程中，若有严重出血表现，如大量出血、血流动力学不稳定、神志改变、血红蛋白显著减少（如减少 10 ~ 20 g/L）、需要输血，则需立即停止输注溶栓药物并止血。若为致命性大出血，包括颅脑神经系统出血、消化系统大出血等，应立即停止输注溶栓剂，应根据病情，申请相关专科会诊，并进行相关专科指导下的处理，包括但不限于止血药物使用、新鲜冰冻血浆输注、冷沉淀输注、外科手术治疗、介入手术治疗等。ICU 的监护治疗对病情的判断及处理有更好的效果。

第四节　上腔静脉综合征

上腔静脉综合征（SVCS）是由各种原因引起完全性或不完全性上腔静脉及其主要属支回流受阻所致的一组临床综合征。往往起病隐匿，当出现相应症状时，静脉梗阻程度多已较重，严重影响患者的预后与生活质量。肿瘤压迫是获得性 SVCS 梗阻的常见原因，而随着导管等血管内装置的频繁使用，SVCS 发病率正逐年上升。

一、SVCS 的临床表现

SVCS 临床表现的严重程度通常与原发病及病变累及上腔静脉的阻塞范围、程度，以及发展速度等相关。Friedman 等将 SVCS 患者的临床表现围绕神经、咽喉、颜面部、胸壁与上肢等部分进行分类总结（表 21.9）。并且，患者多表现为被迫采取坐位与半坐位以缓解相关症状。基于静脉造影结果分类的 Stanford-Doty 分类标准（表 21.10），梗阻位置位于奇静脉入口水平及其以下者，症状表现相对较重。当进展为缺氧与颅内压增高等神经系统损害时，患者的生存期通常不超过 3 个月。

表 21.9　SVCS 的临床表现

神经症状	咽喉症状	颜面部症状	胸壁及上肢症状
头痛	咳嗽	鼻塞	颈部及胸壁静脉扩张
视物模糊	舌头肿胀	结膜水肿、眶周水肿	上肢肿胀
视盘水肿	呼吸困难	面部肿胀	
意识障碍	喘鸣 / 喉部水肿	突眼	

表 21.10　Stanford-Doty 分类标准

分型	SVCS 阻塞程度	奇静脉血流流向
I	部分	前向
II	近乎完全	前向
III	完全	逆向
IV	完全	无血流

二、SVCS 的发病机制

一方面，结合上腔静脉的解剖特点，其周围结构及相关病变存在导致管腔狭窄、阻塞或血栓形成进而产生 SVCS 的可能。另一方面，CRT 和 SVCS 之间也存在相互影响的可能。下面将解释肿瘤 CRT 群体发生 SVCS 的可能病因。

（一）肿瘤因素

目前，胸内恶性肿瘤成为引发 SVCS 的主要原因，其中以肺癌（52% ~ 81%）、淋巴瘤（2% ~ 20%）最为常见。由于小细胞肺癌具备易侵犯纵隔的特性，该类患者的 SVCS 发病率可达 10%，而非小细胞肺癌的发生率仅为 1.7%。其他可导致 SVCS 的肿瘤还包括纵隔部位的各种原发良恶性肿瘤、纵隔转移瘤，包括良恶性胸腺瘤、畸胎瘤、胸内甲状腺肿、生殖细胞肿瘤、前列腺肿瘤、良恶性心脏原发肿瘤及心脏转移瘤等。此外，肿瘤本身释放的炎症因子与凝血因子也存在促进血栓形成和血管壁改变的可能，从而进一步加剧上腔静脉综合征形成的病理生理学变化。

（二）导管因素

随着现代医学的发展，各种腔内创伤性设备（特别是 CVC、心脏起搏器）在临床中得到广泛应用，医源性 SVCS 的发病情况逐年增多。首先，CVC 的位置不当可能导致上腔静脉受压迫，影响血液的正常回流，进而诱发 SVCS。其次，考虑导管周围的血流速度减慢、血液淤积等血流动力学变化，其易于形成 CRT，而这些血栓形成可能进一步加重上腔静脉的阻塞，导致 SVCS 的发生。并且，长期导管留置还可能造成静脉狭窄或闭塞，增加血流阻力，导致静脉压力升高而促进 SVCS 发生。最后，SVCS 可导致上半身血液淤滞与血流逆行，增加血栓形成的风险，从而使 CRT 与 SVCS 的程度可能进一步加重。

三、SVCS 的处理

（一）及时的诊断与评估策略

1. 临床评估

进行详细的病史询问及体格检查以评估患者病情，重点关注 SVCS 的特征性症状与体征。

2. 影像学检查

可进行胸部 X 线、多层螺旋 CT、多普勒超声、常规静脉造影与磁共振静脉造影等检测。其中，上腔静脉造影是诊断 SVCS 的金标准，可做到清晰显示血管形态、走行、管壁光滑度及侧支形成程度等。而多层螺旋 CT 由于在后期血管重建时能够直观显示上腔静脉的梗阻程度、范围、类型等，具备速度快、范围广、分辨率高等优点，临床应用最为广泛。

3.病因诊断

可通过支气管镜、纵隔镜、支气管内超声引导下穿刺活检、胸腔积液细胞学检查、CT导向下穿刺等手段进行活组织细胞的病理检查，进而在明确病因下进行精准治疗。

（二）多学科的治疗手段

SVCS需要根据患者的具体情况制订个性化的治疗方案，包括一般对症治疗、解除上腔静脉的受压或阻塞、腔内治疗等。与多学科团队的合作和密切监测是确保治疗效果和提高患者生活质量的关键。

1.一般对症治疗

（1）头高脚低位卧床：建议患者保持头部抬高的姿势，有助于减轻颈部和面部的水肿。

（2）镇痛和抗炎治疗：对于疼痛和炎症症状，可以使用镇痛药物和抗炎药物进行缓解。

（3）糖皮质激素治疗：对于类固醇敏感性恶性肿瘤，如淋巴瘤与胸腺瘤，激素治疗可减轻肿瘤负荷与SVCS梗阻。此外，还可使用激素预防辐射诱发的水肿，以减轻气道压迫。

2.解除上腔静脉的受压或压迫

（1）肿瘤治疗：对于肿瘤压迫引起的SVCS，可考虑使用放疗、化疗、手术等方式针对肿瘤进行病因治疗，从而迅速缓解上腔静脉梗阻症状。其中，放疗被认为是缓解危及生命梗阻最快的手段，而化疗对原发病灶与转移病灶均能起到抑制效果。

（2）抗血栓治疗：对于血栓引起的SVCS，可通过抗凝、溶栓治疗等方式进行病因治疗，从而恢复上腔静脉的通畅。

（3）介入治疗：在严重阻塞的情况下，可能需要在上腔静脉内置入支架或开展介入手术来恢复血流通畅。经皮支架置入术是恶性患者姑息治疗的安全选择，超过90%的SVCS患者的症状可得到立刻缓解。

（三）并发症的处理与预防复发

需要及时处理以缓解症状并改善患者的生活质量。下面是处理SVCS的一般方法。

1. 密切监测

对治疗后的患者进行密切监测，观察症状的缓解情况，以及是否存在并发症或复发的迹象。

2. 预防措施

对于肿瘤患者，需要加强预防血栓形成的措施，包括积极控制肿瘤、促进血液循环、避免长时间卧床等。

3. 抗凝治疗

在恢复上腔静脉通畅后，可能需要进行长期抗凝治疗，以预防血栓再次形成。

第五节　静脉通路丧失

一、静脉通路丧失的发生机制

CRT 静脉通路丧失的发生机制是多方面的，涉及导管的选择、操作的过程、患者的自身状态及其他因素。这些因素单独或者多个共同出现，导致 CRT，从而出现静脉通路的丧失。以下是可能导致静脉通路丧失的发生机制。

（一）导管相关因素

1. 导管材质和设计

不同材质和设计的导管可能会影响血栓形成的风险。例如，表面较粗糙或容易激活凝血系统的导管可能增加血栓形成的风险。

2. 导管留置时间

导管留置的时间越长，血栓形成的风险越高，因为长期暴露在血管内会加速血栓形成的过程。

（二）血管损伤和炎症反应

1. 导管插入过程中的损伤

在插入导管的过程中，可能会导致血管壁的损伤，使得血管内皮暴露，从而促进血栓形成的启动。

2. 导管的慢性刺激

长期留置的导管可能会对血管壁造成持续的刺激和炎症反应，加速血栓形成的过程。

（三）患者因素

1. 患者的血栓形成倾向

有血栓形成倾向的疾病可能更容易引发 CRT，这些疾病包括凝血功能异常、恶性肿瘤、炎症性疾病等。

2. 活动水平

长期卧床或活动受限的患者可能血栓形成的风险更高。

（四）其他因素

1. 感染和局部炎症

导管周围的感染和炎症可能加速血栓形成的过程。

2. 不适当的导管护理

不适当的导管护理可能导致导管周围的血栓形成和感染，加速通路丧失的发生。

综上所述，CRT 静脉通路丧失的发生机制是复杂的，涉及多种因素的相互作用。在临床实践中，应该采取措施降低这些因素的影响，包括严格的导管护理、定期更换导管、提高患者的活动水平等，以降低 CRT 导致静脉通路丧失的风险。

二、静脉通路丧失的处理

CRT 静脉通路丧失后，需要采取一系列措施来处理和应对。以下是处理 CRT 静脉通路丧失的一般方法。

（一）明确诊断

1. 临床评估

对患者进行全面的临床评估，包括病史询问、体格检查和相关的实验室检查，以确认静脉通路丧失的原因和程度。

2. 影像学检查

使用 X 线、超声、CT 等影像学检查方式确认静脉通路丧失的范围和严重程度，评估血栓的位置和大小。

（二）治疗措施

1. 抗凝治疗

在确诊血栓后，需要进行抗凝治疗。常用的抗凝药物包括普通肝素、LMWH、华法林及直接口服抗凝药物等。

2. 溶栓治疗

对于急性期血栓，可以采用血栓溶解治疗，如系统性溶栓或者置管溶栓，以恢复静脉通路的通畅。

3. 局部护理

对于静脉通路丧失的部位，进行适当的局部护理，包括清洁、换药和预防感染。

4. 疼痛管理

对于患者可能存在的疼痛和不适，采取相应的疼痛管理措施，如应用镇痛药物和局部热敷。

（三）监测和观察

1. 密切监测

对治疗后的患者进行密切监测，观察血栓溶解治疗的效果，防止并发症的发生。

2. 复查影像学检查

定期进行影像学检查，评估血栓溶解的情况，确保静脉通路的通畅。

（四）考虑替代通路和护理措施

1. 寻找替代通路

如果静脉通路丧失严重或无法恢复，需要寻找其他合适的血管通路，如其他静脉通路或动脉通路。

2. 加强导管护理

对于新建的通路，加强导管的护理，包括定期更换导管、保持导管通畅、定期进行血栓风险评估等。

（五）患者教育和管理

1. 患者教育

对患者和家属进行相关知识的教育，包括静脉通路护理、血栓预防措施等，提高患者的自我管理能力。

2. 定期随访

对患者进行定期随访，评估治疗效果和并发症的情况，以及时调整治疗方案。

综上所述，在处理 CRT 静脉通路丧失时，需要综合考虑患者的情况和严重程度，采取有针对性的治疗措施，以最大限度地恢复血管功能，减少并发症的发生。与多学科团队的合作和密切监测是确保治疗效果的关键。

三、病例分享与思考

病例：患者，男性，79岁。因"鼻咽癌"行手术治疗及放、化疗。围手术期经右侧颈内静脉置入输液港。化疗期间出现右侧颜面部肿胀，同时出现输液管不通畅，液体可以进入，但回抽不回血。查彩超发现颈内静脉导管周围血栓，遂来我院就诊。门诊给予利伐沙班15 mg口服，每日2次抗凝治疗，用药期间密切注意是否存在如牙龈出血、结膜出血等倾向。嘱当地医院尽量不要使用右侧输液港进行补液。因患者血管条件较差，尝试后无法再次建立静脉通路，遂仍然使用右侧输液港完成一次化疗。抗凝治疗1周后返院复诊，患者右侧颜面部水肿加重，遂停用利伐沙班，改用LMWH 0.6 mL皮下注射，每12小时1次抗凝。1周后再次返院，患者右侧颜面部水肿明显消退。嘱患者继续抗凝治疗，待血栓稳定后拔除右侧输液港。

病例思考：①当CVC出现血栓而导管通畅时，除非没有办法建立新的静脉通路，否则不要再使用该导管补液。因为化疗药物或者其他治疗性药物本身就是诱发血栓的高危因素，可能会在原血栓基础上诱发新的血栓，导致血栓蔓延。②对于肿瘤合并血栓的患者，虽然最新的指南建议，可以首选直接口服抗凝药物。但是，当直接口服抗凝药物治疗效果不佳时应及时更换LMWH，因为目前LMWH仍然是抗凝效果最确切、安全性最高的抗凝药物。在本病例中，由于门诊患者不方便皮下注射，给予口服利伐沙班，但是用药后症状没有得到有效控制，遂更换为LMWH抗凝，症状得到缓解。

第二十二章 长期后遗症

第一节 血栓后综合征

一、血栓后综合征（PTS）的发生机制

CRT 可能导致 PTS 的发生，PTS 是在深静脉血栓形成后出现的一系列症状和并发症，主要包括肿胀、疼痛、溃疡和色素沉着等。以下是 CRT 导致 PTS 的可能发生机制。

（一）血栓形成引起血管结构和功能的改变

在 CRT 发生时，导管插入可能会损伤血管内壁，促使血小板和凝血因子聚集，从而形成血栓。血栓形成后，血管壁结构和弹性可能发生变化，导致血管狭窄、血管壁增厚和纤维化，进而影响血液循环。

（二）血流动力学改变

1. 血流淤滞

血栓形成后，静脉通路的血流可能受到影响，导致血流淤滞，增加下肢深静脉血栓形成和 PTS 的风险。

2. 静脉瓣膜功能受损

血栓形成可能导致静脉瓣膜功能受损，损害下肢静脉抗反流的结构，增加下肢静脉压力，促进 PTS 的发展。

（三）组织缺血和炎症反应

1. 组织缺血

血栓形成后，血管内的血流受到限制，导致周围组织缺氧，加剧了下肢肌肉疼痛和疲劳。

2.炎症反应

血栓形成引发了炎症反应，释放出炎症介质，加重了血管壁的损伤，促进 PTS 的发展。

（四）PTS 的慢性化

1.持续性病理生理过程

PTS 是一种慢性疾病，其发展可能需要数月甚至数年的时间，患者可能长期受到血栓形成的影响。

2.反复血栓事件

血栓形成后，血管壁结构和功能可能持续受损，增加了患者发生反复血栓事件的风险，进一步加重了 PTS 病情。

因此，CRT 导致 PTS 的发生机制主要涉及血管结构和功能的改变、血流动力学改变、组织缺血和炎症反应等方面。预防 CRT 的发生和及时治疗血栓形成是预防 PTS 的关键。对于已经发生 PTS 的患者，采取措施缓解症状、预防并发症的发生，如定期运动、使用医用弹力袜、药物治疗等，可以有效控制疾病的进展并提高生活质量。

二、PTS 的处理

PTS 的处理旨在减轻症状、改善患者生活质量，并尽可能预防并发症的发生。以下是处理 CRT 导致的 PTS 的一般方法。

（一）疼痛管理和症状缓解

1.镇痛治疗

对于患有 PTS 的患者，常见的症状之一是疼痛，可以采用非处方药或处方药物来缓解疼痛，如非甾体抗炎药或镇痛药。

2.压力疗法

使用医用弹力袜或绷带包扎以帮助减轻下肢肿胀和疼痛，促进血液循环。

（二）应对静脉溃疡和皮肤损伤

1.伤口护理

对于患有溃疡的患者，需要进行定期的伤口护理和换药，以促进伤口愈合并预防感染。

2. 皮肤保护

避免皮肤受到进一步的损伤，保持皮肤清洁干燥，防止感染和其他并发症的发生。

（三）物理治疗和运动

1. 物理治疗

物理治疗包括康复训练、康复按摩等，帮助恢复肌肉功能、增强血管壁弹性、改善血液循环。

2. 定期运动

适量的有氧运动，如散步、游泳等，有助于改善血液循环，减轻疼痛和肿胀。

（四）药物治疗

1. 抗凝治疗

对于部分患者，特别是在 PTS 的早期阶段，可能需要进行抗凝治疗来预防血栓的复发。

2. 其他药物

（1）静脉活性药物：静脉活性药物主要用于改善静脉的血流动力学状况，增强静脉的收缩力，从而减轻 PTS 的症状。这类药物通常包括黄酮类药物、七叶皂苷类药物等。它们通过促进静脉收缩提高下肢静脉的回流能力，从而改善病情。

（2）降低毛细血管通透性：部分药物能够通过降低毛细血管的通透性，减少血管内的液体渗出，从而缓解下肢水肿等症状。这类药物通常具有抗渗出作用，可以有效地减轻 PTS 患者的下肢水肿。

（3）抗炎作用：PTS 患者常常伴有下肢炎症反应，因此抗炎药物也是治疗过程中的常用药物之一。这些药物能够有效地抑制炎症反应，减轻下肢的疼痛和肿胀，改善患者的生活质量。

（4）保护静脉：一些药物能够直接作用于静脉壁，增强静脉的抗压能力，从而起到保护静脉的作用。这类药物通常能够增加静脉的弹性，提高静脉的张力，使其能够更好地承受血液的压力。

（5）增加静脉弹性：这些药物能够促进静脉壁内弹性蛋白的合成，增加静脉的弹性，从而减轻 PTS 的症状。

（6）提高静脉张力：提高静脉张力的药物能够增强静脉的收缩能力，使静脉能够更好地回流血液。这类药物通常具有直接的血管收缩作用，能够有效地提高静脉的张力。

（7）抗氧自由基：抗氧自由基药物主要用于清除体内过多的氧自由基，从而减轻氧自由基对血管壁的损伤。在 PTS 的发病过程中，氧自由基的积累可能导致血管壁损伤和炎症反应，因此抗氧自由基药物在保护血管壁、减轻炎症反应等方面具有重要作用。

（8）保护受损组织细胞：部分药物还具有保护受损组织细胞的作用。这些药物能够促进受损细胞的修复和再生，减轻组织损伤。

简而言之，PTS 的药物治疗涉及多个方面，包括改善血流动力学状况、降低毛细血管通透性、抗炎、抗渗出、保护静脉、增加静脉弹性、提高静脉张力、抗氧自由基，以及保护受损组织细胞等。这类药物通常包括黄酮类药物、七叶皂苷类、香豆素类及羟苯磺酸钙等，在实际治疗过程中，医生会根据患者的具体病情选择合适的药物组合，以达到最佳的治疗效果。

（五）外科治疗

对于部分患者，如存在静脉严重阻塞或静脉瓣膜功能受损等情况，可能需要考虑进行静脉介入手术或静脉血管搭桥手术等。

（六）患者教育和支持

1. 患者教育

对患者进行相关知识的教育，包括如何正确穿戴医用弹力袜、注意伤口护理、定期运动和注意饮食等。

2. 心理支持

对于长期患有 PTS 的患者，可能存在心理压力和抑郁情绪，提供心理支持和咨询服务非常重要。

综上所述，处理 CRT 导致的 PTS 需要综合考虑患者的症状和严重程度，制订个性化的治疗方案，并加强患者的自我管理和生活方式的改善，以提高生活质量、预防并发症的发生。在处理过程中，与多学科团队的合作和密切监测是非常必要的。

第二节　拔管后原入路静脉不良转归

一般来说,原入路静脉转归的情况会根据具体的患者情况和医疗管理来决定。一些情况下,拔除导管后原入路静脉可能会逐渐恢复到正常状态,血栓可以逐渐溶解并且血管功能恢复正常。但是在另一些情况下,特别是在CRT形成的情况下,原入路静脉可能会面临持续的血栓形成风险,甚至可能导致静脉狭窄、阻塞或其他并发症。

治疗这种情况的方法可能包括抗凝治疗、局部处理、应用血栓溶解药物等。医疗团队会根据患者的具体情况和病史制订适当的治疗方案,并密切监测静脉的恢复情况及任何潜在的并发症。最终的转归可能会受到多种因素的影响,包括患者的整体健康状况、治疗的有效性及可能存在的并发症。

当患者出现不良转归时,特别是在CRT形成拔管后原入路静脉转归的情况下,处理的重点在于尽快采取适当的措施来防止并减轻进一步的并发症,同时促进患者的康复。以下是处理不良转归的一般方法。

一、抗凝治疗

抗凝治疗是管理静脉血栓形成的常见方法之一。药物如肝素、华法林等可以用于防止血栓的进一步形成,并促进现有血栓的溶解。抗凝治疗需要根据患者的具体情况、血栓的类型和严重程度来确定。

二、局部处理

对于局部血栓形成的情况,局部处理有助于减轻症状和促进血栓的溶解。局部处理包括冷敷、局部按摩、外用抗凝药物等。

三、影像学检查

定期进行影像学检查可以帮助医生评估血栓的大小、位置和血管的通畅程度。根据检查结果,医生可以调整治疗方案并监测治疗效果。

四、康复措施

康复措施包括促进患者的身体活动、饮食管理、心理支持等。适当的康复措施有助于减轻患者的症状、改善生活质量，并促进血栓的溶解和静脉的恢复。

五、手术干预

在某些情况下，如血栓严重或者存在严重的血流受阻，可能需要考虑手术干预，如血栓切除术或者支架置入等。

处理不良转归需要综合考虑患者的整体情况和病史，制订个体化的治疗方案。因此，患者应在专业医疗团队的监护下接受治疗。

第二十三章　预后相关评估

在评估 CRT 的预后和临床结果时，可以使用一些量表和评估工具来帮助医生更好地了解患者的病情和预后。

一、感染风险评估

评估 CRT 感染风险是确保患者安全的重要步骤之一。CRT 感染可能导致严重的并发症，因此需要根据患者的特定情况进行评估。以下是评估 CRT 感染风险时需要考虑的相关因素。

（一）患者特定因素

1. 免疫状态

患者的免疫状态是评估感染风险的重要因素。免疫抑制剂使用、患有免疫系统疾病或处于免疫抑制状态的患者感染风险更高。

2. 共病情况

其他慢性疾病（如糖尿病、肝病、肾病、营养不良等）或长期使用抗生素的患者可能存在更高的感染风险。

3. 血管通路留置时间

较长时间的血管通路留置会增加感染的风险，因此需要考虑患者的通路留置时间。

（二）导管相关因素

1. 导管类型和材料

不同类型和材料的导管具有不同的感染风险。例如，CVC 比外周静脉导管更容易感染，硅胶导管相对于聚乙烯导管来说感染风险可能更低。

2. 导管留置部位

股静脉留置导管感染率比锁骨下静脉、颈内静脉导管更容易感染。

3. 导管留置技术

是否采取了严格的无菌技术、适当的导管固定和保护措施等，都会影响感染风险。

（三）医疗环境因素

1. 医院感染控制政策

医院的感染控制政策和措施对预防导管相关感染至关重要。包括是否实施了导管留置和护理的标准操作规程、导管留置和更换的频率、消毒和无菌操作等。

2. 使用抗生素的频率

医院内抗生素的频繁使用可能会导致细菌耐药性的发展，增加导管相关感染的风险。

（四）患者监测和评估

1. 导管留置后监测

定期监测患者导管留置部位的情况，包括局部红肿、温度升高、局部疼痛等感染征象。

2. 导管留置后症状

关注患者是否出现发热、寒战、血压下降等感染症状。

（五）其他因素

1. 患者教育

对患者和护理人员进行相关导管护理和感染预防知识的教育，是减少感染发生的重要措施。

2. 导管定期检查和维护

定期检查导管留置部位，定期更换导管，及时处理导管相关并发症，有助于降低感染风险。

以上因素可以帮助医护人员综合评估患者的 CRT 感染风险，并采取相应的预防措施以降低感染的发生率。

二、CRT 复发风险评估

CRT 的复发风险评估涉及多个因素，包括患者的特定情况、血栓形成的原因、治疗措施、导管相关因素及医疗团队和医院环境等。以下是评估 CRT 复发风险时需要考虑的关键因素。

（一）患者特定因素

1.个人健康史

包括年龄、性别、体重指数、既往病史（患者既往是否有 VTE 疾病及同一部位多次留置静脉导管病史）等。

2.基础疾病

是否有与血栓形成相关的慢性疾病，如肿瘤、心血管疾病、血液疾病等。

3.遗传因素

家族中是否有血栓形成史，特别是 VTE 的家族史。

4.免疫状态

是否患有免疫系统疾病或处于免疫抑制状态，如接受器官移植或化疗的患者。

（二）血栓形成相关因素

1.血管导管类型和留置时间

不同类型的血管导管（如 CVC、外周静脉导管）和长期留置导管、导管材质及直径（如硅胶导管相对于聚乙烯导管来说 CRT 风险可能更低，导管直径小导致血栓风险低）会增加血栓形成的风险。

2.血栓形成原因

血栓形成的具体原因，如导管内血栓形成、静脉受损或炎症等，对复发风险有影响。

3.导管留置靶血管因素

中心静脉留置导管血栓复发。

4.CVC 风险发生率低于外周静脉导管

导管尖端二次移位发生血栓风险增加。

（三）抗凝治疗和预防措施

1.抗凝治疗方案

包括使用的抗凝药物种类、剂量、治疗持续时间等。

2.治疗依从性

患者是否按时服用抗凝药物，是否遵循医嘱采取预防措施。

（四）导管相关因素

1.导管留置和护理

是否遵循无菌操作、导管固定和保护措施等规范，以及导管留置和更换的频率。

2. 导管定期检查和维护

是否定期检查导管留置部位，及时发现并处理导管相关并发症。

（五）医疗团队和医院环境

1. 医疗团队的经验和专业水平

医疗团队对 CRT 的管理和预防措施的实施水平对复发风险有影响。建议有条件的医疗单位组建 MDT 团队，对 CRT 及相关感染等并发症进行监管及诊疗。

2. 医院感染控制政策

医院是否有严格的感染控制政策和措施，对于降低 CRT 复发风险至关重要。

综合考虑以上因素可以帮助医疗团队评估患者的 CRT 复发风险，并制订个性化的预防和管理方案。在实际操作中，医疗团队需要根据患者的具体情况和临床经验进行评估，并与患者及其家属充分沟通，共同制订最适合的治疗和预防策略。

三、肺栓塞风险评估

CRT 可能导致严重的并发症，包括肺栓塞。评估 CRT 导致肺栓塞的风险是非常重要的，但目前并没有专门用于评估 CRT 导致肺栓塞风险的量表。然而，可以根据患者的临床情况和病史，以及导管相关因素和其他危险因素，综合评估其肺栓塞的风险。

以下是评估 CRT 导致肺栓塞风险时需要考虑的关键因素。

（一）患者特定因素

包括年龄和性别、既往病史、疾病状态及手术史等。

（二）血栓形成相关因素

1. 导管类型和位置

CVC 的血栓形成风险较高，特别是位于下腔静脉或肺动脉附近的导管。

2. 血栓形成原因

了解血栓形成的原因，如导管内血栓形成、血管损伤等。

3. 血栓负荷量及其性质

现尚无文献及相关指南、共识指出静脉血栓负荷量与肺栓塞有明确关联，但大负荷量血栓脱落导致中高危肺栓塞概率增高。血栓如为不稳定性血栓或漂浮血栓，也会导致较高的肺栓塞风险。

（三）抗凝治疗和预防措施

包括抗凝治疗方案和抗凝治疗依从性。

（四）医疗团队和医院环境

包括医疗团队的经验、专业水平和医院感染控制政策。

医疗团队对 CRT 和肺栓塞的风险评估和管理水平对降低肺栓塞风险至关重要。建议每家医院根据实际情况建立院内 VTE 防控团队，落实 VTE 防控文件，定期行医疗质量控制及数据分析，院内设立危重症 VTE 及肺栓塞的快速反应团队，保证在重大并发症发生时有足够的诊疗力量。

尽管没有特定的量表用于评估 CRT 导致肺栓塞的风险，但可以应用 VTE 评估的相关量表来评估肺栓塞的可能，如 Wells- 肺栓塞；也可以用肺栓塞严重指数或 ESC 危险分层来评估肺栓塞的严重程度。此外，医疗团队也可以根据以上因素综合评估患者的风险，并采取相应的预防措施和治疗方案。在实践中，医疗团队需要根据患者的具体情况和临床经验进行评估，并与患者及其家属充分沟通，共同制订最适合的治疗和预防策略。

四、死亡风险评估

CRT 可以导致严重的并发症，包括肺栓塞、感染、出血等，这些并发症可能增加患者的死亡风险。评估 CRT 导致死亡风险是非常重要的，但并没有特定的量表用于评估 CRT 导致死亡风险。然而，可以根据以下因素综合评估患者的死亡风险。

（一）患者特定因素

包括年龄和性别、既往病史及身体状况等。

（二）血栓形成和并发症严重程度

1. 血栓形成类型和位置

CVC 的血栓形成可能导致更严重的并发症，增加死亡风险。

2. 并发症

是否发生了严重的并发症，如肺栓塞、感染、出血等，这些并发症可能增加患者的死亡风险。

（三）抗凝治疗和预防措施

包括抗凝治疗方案和抗凝治疗依从性。

（四）医疗团队和医院环境

包括医疗团队的经验、专业水平和医院感染控制政策。

尽管没有特定的量表用于评估 CRT 导致死亡风险，但医疗团队可以根据以上因素综合评估患者的死亡风险，并采取相应的预防措施和治疗方案。在实践中，医疗团队需要根据患者的具体情况和临床经验进行评估，并与患者及其家属充分沟通，共同制订最适合的治疗和预防策略。

五、PTS 风险评估

在临床实践中，目前尚未普遍采用特定的量表来评估 CRT 导致 PTS 的风险。通常，医疗团队会根据患者的临床情况、血栓形成的严重程度及其他危险因素来评估 PTS 的发生风险。

但如果是发生在下肢，可以参考下肢 DVT 后的评估。

评估预后和临床结果时，可以使用一些量表和评估工具来帮助医生更好地了解患者的病情和预后。以下是一些常用的与 CRT 相关的评估量表。

（一）Villalta 评分

评估对象：主要用于评估 DVT 患者的症状和临床结果，适用于 PTS 的评估。

内容：包括疼痛、肿胀、皮肤变化、溃疡和其他症状。

评分范围：评分范围 0 ~ 33 分，分数越高代表症状越严重（表 23.1）。

表 23.1　Villalta 评分细则

评估内容	无	轻度	中度	重度
5 项症状				
疼痛	0	1	2	3
痉挛	0	1	2	3
沉重感	0	1	2	3
感觉异常	0	1	2	3
瘙痒	0	1	2	3

续表

评估内容	无	轻度	中度	重度
6 项体征				
胫骨前水肿	0	1	2	3
色素沉着	0	1	2	3
静脉扩张	0	1	2	3
发红	0	1	2	3
皮肤硬化	0	1	2	3
小腿按压疼痛	0	1	2	3
溃疡	无			有

注：0 ~ 4 分提示无 PTS，≥ 5 分提示存在 PTS；5 ~ 9 分为轻度、10 ~ 14 分为中度、≥ 15 分或溃疡为重度。

（二）Ginsberg 评分

评估对象：主要用于评估患有 PTS 的患者的临床结果。

内容：包括疼痛、水肿、溃疡、肌力、外观等方面的评估。

评分范围：评分范围 0 ~ 10 分，分数越高代表症状越严重。

（三）Villalta-Ginsberg 评分

评估对象：综合了 Villalta 评分和 Ginsberg 评分，用于评估 PTS 的临床结果和症状。

内容：综合了疼痛、水肿、溃疡、肌力、外观等多个方面的评估。

评分范围：综合评分范围 0 ~ 33 分，分数越高代表症状越严重。

（四）PTS 症状和严重程度评估量表

评估对象：用于评估 PTS 患者的症状和严重程度。

内容：包括疼痛、水肿、溃疡、皮肤变化等症状的评估。

评分范围：根据不同的症状和严重程度进行评分，总分可以综合反映患者的病情严重程度。

以上评估量表和工具可以帮助医生更全面地评估 CRT 患者的临床症状、病情严重程度和预后情况，从而制订更有效的治疗方案和管理策略。在使用这些评估工具时，需要根据患者的具体情况，并结合临床表现和影像学检查结果进行综合分析和判断。

虽然没有专门的评估量表，但医疗保健专业人员可以借助以下因素来评估 CRT 导致 PTS 的风险。①血栓形成的严重程度：血栓的大小、范围和形成位置会影响 PTS 的发生风险。②患者特定因素：包括年龄、性别、既往病史、合并疾病等。③抗凝治疗和预防措施：是否进行了适当的抗凝治疗，以及患者是否依从治疗。④导管相关因素：包括导管类型、留置时间、导管护理等。⑤医疗团队的经验和专业水平：医疗团队对 CRT 和 PTS 的了解程度及预防措施的实施情况。

虽然没有专门的量表，但医疗保健专业人员可以通过综合评估以上因素来评估患者的 PTS 风险。在实践中，及时采取预防措施和治疗方案，定期监测患者的症状和体征，与患者进行有效沟通和教育，都是减少 PTS 风险的关键步骤。

六、病例分享与思考

病例：患者，男性，73 岁。因确诊鼻咽非角化性癌 1 周，于 2022 年 10 月行右锁骨下静脉输液港置入术，术后复查胸部 X 线片，导管尖端位于第 6 胸椎椎体右上缘水平（图 23.1），术后 1 个月复查右上肢血管超声提示少量附壁血栓形成，给予利伐沙班 10 mg 口服，每日 2 次。2023 年 1 月复查右上肢血管超声提示未见血栓形成，继续给予利伐沙班 10 mg 长期口服。2023 年 7 月，患者诉右颈部肿胀、疼痛，复查胸部 X 线片（图 23.2）示右侧输液港向颈内静脉走行，尖端位于第 4 颈椎水平，超声（图 23.3）示右锁骨下静脉输液港回声，颈右侧锁骨下静脉近端进入右颈内静脉，右侧颈内静脉输液港周边附壁血栓形成并颈内静脉中上段血栓形成（完全栓塞），右侧锁骨下静脉血流通畅（图 23.4）。

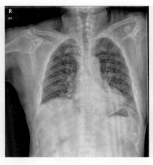 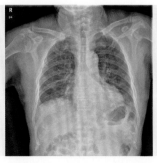

图 23.1　右锁骨下静脉输液港置入术后胸部 X 线片表现　　　图 23.2　术后 9 个月复查胸部 X 线片表现

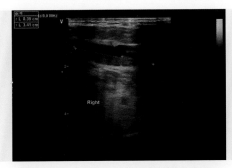
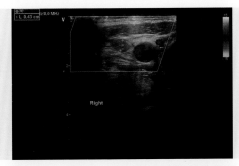

图 23.3　术后 9 个月导管超声表现　　图 23.4　术后 9 个月导管多普勒超声表现

第二十四章　肿瘤患者预防 CRT 的宣教与沟通

第一节　相关研究前沿

采用 PICC 进行化疗，不仅能减轻患者在治疗过程中反复穿刺带来的痛苦，还可避免化疗药物外渗造成的组织损伤，因而在临床上广泛应用。由于肿瘤患者血液本身存在高凝状态，其 PICC 相关血栓形成的发生率可高达 75%，严重者可因血栓脱落引起肺栓塞，甚至导致死亡。CRT 可通过药物疗法、物理疗法、运动疗法等方式进行预防，如患者掌握 PICC 相关知识、日常维护技能等则可降低 CRT 的发生率，因此，护理人员应对留置 PICC 的肿瘤患者展开有计划、全面、系统且形式丰富的 PICC 相关健康教育，使其了解 PICC 使用目的和意义，掌握日常维护技能，提高血栓预防的执行度。

一、菜单式健康教育

菜单式健康教育，即将 PICC 相关知识制作为文字卡片，由 PICC 专科护士以菜单形式根据肿瘤患者不同住院进程发放不同 PICC 健康教育卡片，并组织患者阅读，详细解答患者疑难问题的健康教育方式。在肿瘤患者入院时，发放 PICC 基础知识卡片，包括什么是 PICC、适应证、禁忌证等；置管后，发放如何进行自我维护类卡片，包括日常注意事项，如何减少并发症等；出院前，发放家庭护理类卡片，包括置管后如何在家中穿脱衣物，出现局部肿胀时的护理方法等。通过该健康教育方式，可提高肿瘤患者 PICC 相关护理知识掌握程度，指导其正确进行功能锻炼，降低意外拔管和 CRT 等相关并发症的发生率。

二、思维导图式健康教育

PICC 思维导图是由 PICC 这一关键词向外扩散出基础知识、日常维护、并发症及处理等多个知识要点分支，并将其转化为由高度逻辑性的线条、词语和图像等建立起来的记忆链接。思维导图式健康教育，即通过思维导图记忆链接形式为肿瘤患者开展 PICC 健康教育。国内有研究者采用计算机相关软件设计乳腺癌患者 PICC 思维导图，以"乳腺癌 PICC 认知及自我管理的思维导图"为标题，设置基础知识、日常维护、手臂运动范围、防水、每日查看、禁忌及异常返院 6项，分别于置管前后、出院前应用思维导图对患者进行健康教育，使患者充分了解 PICC 相关知识及注意事项，并详细介绍相关操作规范，对患者提出的问题进行一对一作答及一对一指导，使其了解 PICC 相关知识、日常维护方法、各种异常及注意事项。结果发现该健康教育方式便于肿瘤患者了解和记忆，可提高肿瘤患者对 PICC 相关知识的了解程度和主观能动性，切实降低 CRT 等相关并发症的发生率。

三、基于理论指导的健康教育

（一）ADOPT 模式健康教育

ADOPT 模式健康教育是一种以解决问题为导向的行为干预模式，包括态度（attitude，A）、定义（definition，D）、开放思维（open mind，O）、计划（planning，P）、实施（try it out，T）5 个方面，在整个干预过程重点强调主观能动性对疾病恢复的影响。研究者采用一对一面对面访谈方式评估肿瘤患者对 PICC 自我管理的态度，帮助患者定义并明确 PICC 自我管理和维护过程中的主要问题，鼓励患者以开放性思维共同参与目标的设定，根据目标制订有效的计划，并在患者实施计划时给予指导和监督。此方式显著提高了肿瘤患者的自我管理能力，从被动护理变为主动护理，大大降低了 CRT 等并发症的发生率。国外研究人员对留置 PICC 的肿瘤患者实施 ADOPT 模式健康教育，通过与患者交流为其制订更适宜的护理计划，可树立患者对 PICC 维护等相关知识的正确认知。

（二）程序化健康教育

程序化健康教育是将健康教育与护理程序相结合，为留置 PICC 的肿瘤患者提供一个科学合理的健康教育程序框架，通过评估、诊断、计划、实施、评价 5

个步骤，保障健康教育有序落实，从而提高患者 PICC 维护效果。程序化健康教育具体措施为评估肿瘤患者一般信息、疾病相关信息和对 PICC 了解情况并做出护理诊断，制订 PICC 相关健康教育计划。然后根据患者置管流程及入出院时间分段进行健康教育，如肿瘤患者入院第 1 天或 PICC 前、PICC 中进行置管原理及安全性等基本知识健康教育，住院期间进行 PICC 维护方法及并发症识别与自我观察等健康教育，出院前 1 天进行 PICC 维护知识健康教育。最后，每个化疗周期结束后对患者进行健康教育效果评价，记录 PICC 期间并发症情况等，以有针对性再次进行健康教育。程序化健康教育，可大大提高肿瘤患者对 PICC 相关知识、导管日常维护及并发症识别等自我管理行为的认识，有效预防 CRT 等并发症的发生。

（三）基于 Meleis 转移理论的健康教育

Meleis 转移理论由 Meleis 在 20 世纪 60 年代提出，并广泛应用于护理领域。Meleis 转移理论认为过渡是从一个生命阶段到另一个生命阶段的过程，在依赖和独立过渡过程中角色关系、期望、能力处于脆弱时期。基于 Meleis 转移理论的健康教育即在此阶段通过为患者提供整体性、个性化的健康教育，帮助患者掌握自我护理知识，促进其角色转变。研究者将 Meleis 转移理论应用于留置 PICC 的肿瘤患者，避免出院后因 PICC 维护知识不足等而出现 CRT 等并发症。具体健康教育方法为：①以 PPT 方式向患者讲解出院后 PICC 维护注意事项，包括并发症预防技巧等；②为患者创设出院后 PICC 护理的情境，由护理人员扮演角色，演示携带 PICC 沐浴、穿长袖衬衫等，指导患者及照护者进行模拟护理操作；③指导患者出院后的情绪管理方法，通过写日记、听音乐等方式放松心情；④患者出院当天发放 PICC 自我护理手册，鼓励患者及照护者积极进行导管护理。通过该健康教育方式，提高患者病情认知水平，使患者感受到自身能够承担起出院后的日常护理工作，并通过技能训练提高患者出院后预防各种并发症的能力，使其具有更高的出院准备度和导管维护依从性。

（四）基于赋能理论的健康教育

基于赋能理论的健康教育强调在护理过程中对肿瘤患者授权、鼓励、支持，使其积极主动地参与 PICC 自我护理，充分激发患者主动性及责任感。该健康教育模式主要分为明确问题、感情表达、制订目标及计划、确定计划、行为评价 5 个步骤。在各步骤实施中，均对患者进行激励和支持，对患者达到的阶段性目标给予语言肯定，同时协助患者对未完成的阶段性目标进行问题分析，引导其进行计划修订。实施基于赋能理论的健康教育后，可唤醒患者自我潜能，促进其自身行为的改变，有利于患者积极主动参与到 PICC 自我护理中。

四、新型多媒体式健康教育

(一) 阶段式视频健康教育

阶段式视频健康教育即护理人员根据留置 PICC 的肿瘤患者不同阶段的需求，提供相应的视频，并在视频播放结束后询问患者是否理解，及时评估患者掌握情况，若有疑问进行针对性讲解的健康教育方式。根据肿瘤患者需求，视频健康教育分为 4 段：①置管前，视频内容为 PICC 目的、优缺点、置管前准备及注意事项；②置管当天，视频内容为置管过程中的配合方法、注意事项、24 小时内置管侧肢体的活动等；③置管 24 小时后，视频内容为 PICC 日常监测的内容和方法、常见并发症的预防和处理、穿刺侧手臂功能锻炼方法、日常活动注意事项等；④化疗间歇期，视频内容为出院后导管定期维护的重要性、常见特殊情况的紧急处理、维护时间等。阶段式视频健康教育，可针对患者 PICC 不同时间段有重点、有区别和有针对性地进行健康教育，同时解决护理人力资源缺乏问题，使护理人员有更多的时间评估留置 PICC 的肿瘤患者健康教育了解程度及准确率，对患者掌握不到位或理解错误的地方给予阐释或纠正，切实提高肿瘤患者 PICC 相关知识掌握程度。

(二) 基于网络平台的健康教育

通过网络平台以文字、图片、视频等多形式进行健康教育，并增设医护患沟通模块，可提高患者学习积极性，确保健康教育效果。有研究团队通过微信平台对留置 PICC 的肿瘤患者进行健康教育，微信平台成员由心理咨询师、护理人员、患者、家属构成。护理人员每天固定时间在微信群发送 PICC 相关的文字、图片、视频，帮助患者掌握 PICC 维护的基本知识。心理咨询师了解患者的心理状况，对患者进行一对一的心理辅导和心理支持，鼓励患者在微信平台积极分享日常保养知识和心理状态，护理团队及时纠正患者的错误行为，并鼓励患者加强沟通，分享经验。微信平台健康教育，明显提高了患者的导管维护依从性，降低了相关并发症的发生率。另外，国内有研究者通过网络平台为护理人员和留置 PICC 的肿瘤患者提供双向交流的专业教育和在线答疑服务，并向患者每日推送 1 条

PICC 相关健康知识，干预 4 个月后患者自我效能感明显提升，导管相关并发症发生率明显降低。

五、混合式健康教育

（一）回授法健康教育

回授法健康教育是医护人员采用双向信息传递模式进行护理健康教育的方法，即对留置 PICC 的肿瘤患者讲授相关健康知识后，通过不断提问，让患者复述或演示，评估患者对知识的理解及掌握程度。有研究者在肿瘤患者置管后通过现场演示 PICC 的导管冲洗、消毒、敷料更换步骤、播放 PICC 护理视频，让患者练习直至可以准确回答各种相关问题并演示 PICC 护理流程为止。院外通过微信平台推送 PICC 护理知识视频，帮助患者加深记忆，结果显示该方法可切实提高患者健康知识掌握程度、自我护理技能水平及自我管理能力，PICC 使用时间明显延长。

（二）以患者视角为中心的健康教育

以患者视角为中心的健康教育，即从患者视角出发，为其提供有针对性的、符合实际需求的健康教育方式。研究者通过对留置 PICC 的肿瘤患者进行一对一访谈，制订以患者视角为中心的 PICC 健康教育计划。护理人员通过 PPT、图片展开口头宣教，对于操作性强、难以理解的内容通过微视频辅助讲解，对于需患者操作和配合的内容通过反复引导和微视频辅助教育。院外建立微信公众平台，指导患者关注公众号，将 PICC 管理和维护、相关健康知识、自我心理调节方法等内容以文字、图片、动画、视频等形式呈现，定期在微信公众号推送，并在消息推送后提醒患者查看学习。通过该健康教育方式，不仅加强了护患沟通，还为患者提供了良好的情感支持，提高了患者积极心理水平，使患者积极主动参与自我护理，从而提高 PICC 维护依从性，降低 CRT 等并发症的发生率。

第二节　肿瘤置管患者的宣教

一、输液患者 / 家属的健康教育

输液患者 / 家属的健康教育包括输液前健康教育、输液中健康教育和输液后健康教育。

（一）输液前健康教育

讲解输液的目的、输入药物的名称、作用，全天的用药量、输液速度、输入药物所需要的时间等。

向患者讲解选择血管的方法和保护血管的重要性。

需要使用输液泵等仪器的患者，需要告知使用时的注意事项。

交代患者输液前需要做好的准备工作，如大小便问题、保暖及舒适的卧位。

（二）输液中健康教育

穿刺时告知患者握拳，穿刺肢体制动。

在输液过程中，请患者不要自行调节滴速。目前临床使用的输液器的点滴系数是 20，因此成人输液滴速为 55 ~ 80 滴 / 分。特殊药物根据药物的特性及药物说明书和患者病情调节滴速。如果发现滴速太快或太慢，请按铃呼叫。

输液过程中，如果需下床活动，请勿将输液侧肢体高于输液袋，以防回血形成血栓。

告知患者输注药物可能出现的不良反应及处理方法。

指导患者进行自我病情观察。观察有无输液相关的不良反应和药物相关的不良反应，如果在输液过程中出现心慌、胸闷、气促、寒战、发热，注射部位的红、肿、疼痛等情况，先关闭调节器，马上按铃呼叫护士。

如果输液泵、注射泵等仪器报警，患者不能自行按仪器的按钮，应告知护士进行处理。

（三）输液后健康教育

如果为一次性钢针输注，输液完毕拔针后应指导患者按压的正确部位、方法和时间。如果凝血功能降低应增加按压时间。嘱患者不要进行局部揉擦，以防皮下淤血。

如果为留置针、CVC、PICC、输液港输注，健康教育内容请参见下文"外周静脉留置针的使用指引及健康教育""CVC 置管患者的健康教育""PICC 置管患者的健康教育""输液港患者的健康教育""血液透析患者留置 CVC 的健康教育"。

二、外周静脉留置针的使用指引及健康教育

静脉留置针 72 ~ 96 小时更换 1 次（儿童除外）。

穿刺部位不能浸泡水中，如果需用留置针侧肢体洗漱、淋浴，可用保鲜膜缠绕 2 ~ 3 圈，保鲜膜上下边缘用胶布贴紧，洗漱或淋浴后检查敷料是否松动、有无潮湿，若敷料松脱或潮湿及时告知护士更换。

留置针所在侧肢体不宜提重物及用力活动，不宜长时间下垂。

局部如果出现红、肿、热、痛或导管堵塞、滑脱等情况，与护士联系。

三、CVC 置管患者的健康教育

（一）CVC 是什么？

经锁骨下静脉、颈内静脉、股静脉置管，导管尖端位于上腔静脉或下腔静脉的导管。包括非隧道式导管及隧道式导管。非隧道式导管最常被置于锁骨下静脉或颈内静脉，可以使用于输液、化疗及抽取血液样本，通常可持续整个治疗过程。导管与皮肤接触的位置需要缝合，置入不需要进入手术室及麻醉，并且可以很方便地取出。在紧急情况下可以置入颈部或腹股沟的大静脉，但是有较高的并发症风险，应该尽早取出。隧道式导管，在外国又称为 Hickman 导管，通过穿刺锁骨或颈下，在皮肤下穿线固定并从左乳头上方穿过胸壁。这种类型的导管并发症包括出、入口处或皮下隧道的感染或出血，导管内或周围血块，插入时肺部塌陷或导管堵塞。

（二）健康教育

1. 置入 CVC 后当天注意事项

（1）穿刺后以无菌纱布外加透明敷料覆盖，按压穿刺点 20 ~ 30 分钟，血小板减少、凝血功能障碍的患者需按压穿刺点 1 ~ 2 小时。

（2）置管后第 2 天换药 1 次。

（3）穿刺点有少量渗血属正常现象，请勿紧张。

2. 携带 CVC 日常护理注意事项

（1）保持局部皮肤清洁干燥，观察穿刺点周围皮肤有无发红、肿胀、疼痛、发痒、渗血、渗液，若有，及时通知医生或护士。

（2）不要牵拉导管，防止导管扭曲、打折、滑脱，穿开襟宽松衣服，避免穿紧身或高领衣服。

（3）注意观察导管置入的长度，导管有无滑出或回缩；观察单片（手）夹固定是否牢固，妥善固定导管及外露部分，缝合翼缝线如有松动、脱落，及时通知医生处理。

（4）穿刺点以无菌透明敷料覆盖，至少每 7 天更换 1 次。如果因对透明敷料过敏等原因而必须使用纱布敷料时，至少每 2 天更换 1 次。若敷料污染、潮湿、松脱，随时更换。

（5）输液接头应至少每 7 天更换 1 次，如果有血液残留、完整性受损或取下后，应立即更换。如果输液接头脱落，立即反折导管，关紧单片（手）夹，防止空气进入体内，并立即通知护士。

（6）CVC 外露部分发生破损或断裂，输液过程中将会发生液体渗出 / 外渗，应立即通知医生或护士，同时反折导管，防止空气进入体内，妥善固定导管，防止导管滑入体内。

（7）如果导管从体内脱出，立即用无菌或干净纱布按压穿刺口，防止空气进入体内，并立即通知医生或护士。

（8）行 CT、MRI、造影检查时，严禁使用 CVC 进行压力注射器注射对比剂，防止导管破裂。

四、PICC 置管患者的健康教育

（一）PICC 是什么？

经上肢贵要静脉、肘正中静脉、头静脉、肱静脉、颈外静脉（新生儿还可通过下肢大隐静脉、头部颞静脉、耳后静脉等）穿刺置管，尖端位于上腔静脉或下腔静脉的导管。这种导管适用于需要静脉治疗长达 12 个月的患者。其优点包括置管和拔管操作流程简单，可床边置管，创伤小，费用低。缺点包括更频繁的冲洗和更换敷料。并发症包括导管感染、导管内血栓形成及导管堵塞。将这些类型的导管置于前臂窝之上可以减少血栓性静脉炎的发生。

（二）健康教育

1. 置入 PICC 后 24 小时内注意事项

（1）按压穿刺点 10 ~ 20 分钟，血小板减少、凝血功能障碍的患者需按压穿刺点 1 ~ 2 小时。

（2）24 小时内置管侧肢体减少活动，24 小时后更换贴膜，行 X 射线透视及拍胸部 X 线片。

（3）穿刺点有少量渗血属正常现象，请勿紧张。

（4）置管 4 小时后开始热敷，水温控制在 30℃左右，时间控制在 15 ~ 30 分钟。

（5）仔细阅读"PICC 长期护理手册"。

2. 携带 PICC 日常护理注意事项

（1）置管后注意清淡、低脂饮食，每日饮水量控制在 2500 mL 左右。

（2）置管后第 2 天开始，可采用握力球进行置管侧肢体功能锻炼，最大握力指数为 80%，握球频率为每次握球 2 秒休息 2 秒，3 次 / 天，25 下 / 次，2 次之间至少间隔 20 分钟。

（3）保持局部清洁干燥，不要擅自撕下敷料。敷料有卷边、松脱、潮湿时，及时请专业护士维护处理。

（4）可进行如做饭、扫地、洗碗等一般性日常活动，置管侧手臂应勿提超过 5 kg 的重物，避免使用该侧手臂进行剧烈活动，如提重物、做引体向上、打乒乓球、托举哑铃等，避免游泳等浸泡到置管局部的活动，起床时避免用置管侧手臂撑床。

（5）可淋浴或者擦身，淋浴或擦身时注意避免导管淋湿或者浸入水中，不可游泳、盆浴、泡澡等。淋浴前可用保鲜膜缠绕 2 ~ 3 圈，保鲜膜上下边缘用胶布贴紧，或用 PICC 防水袖套严密包裹 PICC 置管部位，包裹面积应至少距离穿刺处上下 15 cm。淋浴后检查贴膜是否松动、有无潮湿，若有异常立即就诊，以防止穿刺部位感染。

（6）穿脱衣指导：穿衣时应先穿置管侧手臂，再穿另一侧；脱衣时则相反。穿宽松的开襟衣服，袖口不宜过紧；将置管部位用弹力网状绷带固定保护，避免意外拔管。

（7）治疗间歇期透明半透膜敷料更换至少 1 次 / 周；无菌纱布更换至少

1 次 / 2 天；若敷料松动、潮湿、污染或完整性受损应及时更换。

（8）注意观察穿刺点周围有无发红、疼痛、肿胀，有无液体、血液渗出，如有异常，应及时到医院处理。

（9）家长应监管儿童患者不要玩导管的体外部分，以免损伤导管或把导管拉出体外。不可私自用剪刀或者其他利器在 PICC 的外露部分做任何修剪动作，以防意外剪破或剪断导管。

（10）置管侧肢体不应测量血压、扎止血带，不应长期压迫置管侧肢体，防止因血流缓慢而导致静脉血栓的发生。

（11）当剧烈咳嗽、便秘等引起胸腔压力增高时，可将置管侧手臂抬高，以避免血液回流导致导管堵塞，观察导管，如出现血液回流应及时赴医院冲封管。

（12）出院后若不能回置管医院进行维护、治疗时，请到当地正规医院由专业护士维护、治疗。

（13）非耐高压 PICC 严禁用于高压注射泵注射对比剂。末端瓣膜耐高压注射型 PICC 不能使用肝素帽和钢针，需使用正压或恒压接头。

3. 出院后如果出现以下问题，请及时到医院静脉导管护理门诊处理。

（1）导管穿刺点部位红肿、疼痛、有液体或血液渗出。

（2）导管穿刺点周围有皮疹、发痒。

（3）敷料下有汗液，敷料卷曲、松动。

（4）导管置入侧的手臂或颈部肿胀、疼痛。

（5）导管尖端的输液接头松动或脱落。

（6）血液反流、导管漏液。

（7）导管从血管内部分脱出，应用胶布将导管固定好，防止继续脱出；导管全部脱出，用消毒或干净纱布按压穿刺点，带上脱出的导管马上到医院处理。

（8）导管断裂，应立即将导管断端反折，用手或胶布牢固固定，防止导管断端进入血管内，带上断裂的导管马上到医院处理。

（9）夜间及节假日出现特殊情况，根据各医院情况，到急诊或住院病区处理。

五、输液港患者的健康教育

（一）输液港是什么？

完全植入人体内的闭合输液装置，包括尖端位于上腔静脉的导管部分及埋植于皮下的注射座。这种类型的导管的优点是减少感染的风险，减少频繁的冲洗，较少干扰日常活动。并发症包括导管感染、输液港港体翻转、静脉内血栓、导管堵塞、导管末端移位及导管断裂。

（二）植入式输液港患者的健康教育

1. 运动指导

（1）植入后 24 小时内严格卧床休息，减少活动。

（2）植入 72 小时内可进行适当伸缩活动，经常松拳、握拳，手术侧勿剧烈运动，拆线前禁止淋浴。

（3）植入 5 日后可做一般性日常工作、家务劳动、轻松运动；避免使用同侧手臂提超过 5 kg 的物品、过度活动等，不应用同侧手臂做引体向上、托举哑铃、打球、游泳等活动度较大的体育锻炼；避免重力撞击、敲打、挤压或用力推拉输液港部位。

2. 日常生活指导

（1）穿宽松衣服，避免穿过紧的文胸或衣物。

（2）保护港体。

（3）保持穿刺部位局部皮肤清洁干燥，观察输液港周围皮肤有无发红、肿胀、灼热感、疼痛等炎症反应。

（4）导管维护时间。

（5）治疗间歇期每 4 周对输液港进行冲封管维护一次，建议回医院维护。

3. 禁止实施高压类操作

行 CT、MRI、造影检查时，严禁使用非耐高压型的输液港进行压力注射器注射对比剂，防止导管破裂。

4. 及时就医

如果肩部、颈部、置管侧上肢出现疼痛或水肿等症状，应及时回医院检查。

六、血液透析患者留置 CVC 的健康教育

（一）血液透析患者留置 CVC 概述

CVC 为临时的血管通路，在留置期间患者应尽快行动静脉内瘘吻合术或隧道式涤纶套血液透析导管置入。

（二）置管注意事项

1. 防止静脉导管脱落

（1）小心保护导管安全，穿脱衣服时动作幅度不要过大，动作不要过猛，防止拖拉触动导管或造成导管脱落。

（2）观察导管敷料固定是否妥善、穿刺点有无渗血，导管敷料卷边松脱、穿刺点渗血渗液时，及时请护士更换敷料。

（3）如果导管缝线脱落，请及时到医院重新缝合。

（4）一旦导管脱落，按压伤口并及时到医院就诊。

2. 防止静脉导管堵塞

（1）由于导管管腔较大，禁止将导管用于静脉输液，以防导管堵塞。

（2）休息时尽量平卧，切勿侧向留有导管的一侧。

（3）避免做腹压增高的动作，如果剧烈咳嗽、用力排便、进行重体力活动等，以免血液倒流，血栓形成。保持大便通畅，注意防寒保暖。

（4）戒烟。

3. 防止伤口感染

（1）穿刺点以无菌透明敷料覆盖，每周更换敷料 2 次。如果使用纱布敷料，应 2 天更换 1 次。保持伤口干燥，勿私自撕下敷料。敷料有卷曲、松脱、透明敷料下有汗液或进水时，需及时请护士遵照标准程序更换。

（2）注意个人卫生，勿用手触摸、抓挠导管。

（3）平时最好擦浴，如需淋浴，注意保护好伤口，如不慎弄湿，应及时换药。

（4）适当增加优质蛋白的摄入（1 ~ 1.2 g/kg 为宜），使机体营养状况得到改善，提升免疫能力。

（5）若 CVC 留置在股静脉，应多卧床休息，患侧下肢不要弯曲 90° 以上，保持会阴部清洁卫生。避免进行剧烈活动，避免发生穿刺点渗血或者出血的情况。平时注意观察伤口有无发红、渗出液、肿痛，若有异常及时联络医生或护士。

第三节　针对 CRT 的预防宣教

在现代医疗实践中，随着依赖导管治疗的患者数量增加，CRT 的发生率也随之上升。CRT 不仅增加了患者的病痛和死亡风险，也加重了医疗体系的负担。这种情况突显了向患者宣教 CRT 危险因素的必要性，宣教 CRT 危险因素成为预防和管理此类并发症的重要一环。宣教 CRT 相关危险因素不仅可以帮助患者采取积极的预防措施，还可以使他们在出现问题时能够及时求助，从而减少 CRT 的发生和相关并发症。现将不同导管的 CRT 相关危险因素宣教内容叙述如下。

一、CRT 如何评估

CRT 通常是无症状的，护士作为接触患者 CVC 的专业人员，是否能够尽早观察与识别 CRT 将直接影响疾病的进展程度，早期发现能够有效防止血栓扩大及恶化。

可通过观察、测量和询问患者主诉及彩色多普勒影像学检查方法，评估是否发生导管相关静脉血栓。留置静脉输液港发生导管相关静脉血栓根据表现不同，可分为 4 类：①无症状深、浅静脉血栓；②有症状的深静脉血栓，典型症状为置入输液港同侧手臂、肩颈、面部肿胀及疼痛，伴有皮肤颜色、温度的改变；③浅静脉炎，典型症状为沿静脉血管走行区域的红肿疼痛；④导管尖端血栓或纤维蛋白鞘，典型表现为输液速度减慢或导管阻塞。

发生血栓以后，应对患者 CRT 形成的风险因素进一步评估，以便采取恰当的干预措施。

无论有无症状，当怀疑导管相关上肢静脉血栓形成时，首选超声检查。基于现有证据，不建议使用超声对所有患者进行 CRT 的筛查。

二、CRT 预防的宣教

置管后血栓管理包括患者的健康教育及预防性抗凝治疗。

应对患者 / 护理人员进行有关输液治疗和护理计划教育，包括但不限于治疗目的、预期结果及目标、预期治疗持续时间、风险和益处、输液治疗管理、潜在并发症、与治疗相关的不良反应及如何根据需要获得医疗保健服务。健康教育具体包括局部热敷，嘱患者适度活动置管侧肢体，避免置管侧肢体提重、过度外展、上举、旋转等运动，避免导管随肢体运动，减少其对血管的机械刺激。

密切监测血栓发生的可能，嘱患者在置管侧肢体出现酸胀、疼痛、增粗等异常情况时及时报告。在条件允许时，鼓励使用非药物措施预防血栓，可采取物理预防措施减少血栓形成，如穿着医用弹力袜。

当遵医嘱抗凝治疗时，在治疗期间观察有无出血症状和体征；根据使用的不同药物要求，定期监测实验室相关指标；观察有无肺栓塞症状和体征；口服华法林患者定期监测 INR；指导定期观察并测量血栓侧上肢的臂围及其他症状变化，不适及时就诊。

护患协作是预防 CRT 发生的关键环节之一，强调护士参与患者治疗计划的制订，并向患者和 / 或长期照护者说明长期的治疗计划，同时制订随访计划，为患者和 / 或长期照护者提供充分的疾病相关信息，并给予心理支持。对患者进行充分教育，使其掌握预防 CRT 发生的措施及 CRT 自我观察要点，以起到事半功倍的效果。

经历过感染的患者易发生血栓，指导做好导管相关血流感染的防治集束化措施，包括每日评估导管留置必要性、手卫生、最大无菌屏障、导管接头消毒、严格无菌操作、评估最佳穿刺部位、使用葡萄糖酸氯己定乙醇溶液进行皮肤消毒。最常见的导管相关血流感染集束化护理措施最主要的技术包括使用特定的皮肤准备、最大无菌屏障预防措施和每日评估导管保留必要性，及时拔除不必要的导管，降低导管相关血流感染风险。

根据留置导管患者相关情况、诊疗相关情况及血液生化指标等方面，进行导管相关静脉血栓预防宣教：

（一）CVC、PICC 置管预防宣教

（1）所有涉及 CVC 相关管理和护理的医护人员都应该接受有关评估、预防和管理导管阻塞的持续教育。

（2）建议使用密歇根风险评分系统评估 PICC 置管风险，包括血栓病史、多腔 PICC、活动性肿瘤、已存在中心静脉置管、白细胞计数 $> 12 \times 10^9/L$。

（3）建议采用血管可视化技术引导置管，以提高成功率。

（4）导管类型和穿刺部位通常取决于患者自身临床情况和操作人员的偏好，但应避免股静脉置入，除非在某些紧急情况下。

（5）冲封管时间：置管后、输液及输血前后需及时、有效冲封管；输注高渗药、中成药制剂、化疗药物、血管活性药及抗生素等血管刺激性药物后，宜进行冲管。

（6）冲封管方式：使用预充式导管冲洗器（10 mL 及以上容量）对 CVC 进

行脉冲式冲管及正压封管；对于双腔或多腔导管，每个管腔均需进行冲管、封管，且最好能同时冲管、封管；

（7）应拔除无功能的 PICC，有助于消除血栓及可能发生的其他并发症（如菌血症）；对于有功能的 PICC，不推荐在血栓存在时常规拔除导管，因为对侧重新置管易使血栓形成风险升高。

（二）输液港（植入式给药装置）预防宣教

（1）需要长期静脉置管的恶性肿瘤患者，建议放置植入式输液港装置而不是隧道式导管或 PICC；

（2）在每次输液前应进行导管冲洗，先抽回血以评估导管的功能。治疗期间如抽血或输注高黏滞性液体（如血制品、TPN、脂肪乳剂等）应立刻冲管，在每次输液之后，应冲洗输液港以清除导管内残余的药物。治疗间歇期应每 4 周进行 1 次冲封管。

（3）手臂港患者避免打羽毛球、网球等手臂运动幅度大的运动。手臂港患者不可在置港上臂测血压。当发生以下情况时，需立即告知医务人员或就诊：港体部位出现发红、肿、胀、烧灼感、疼痛；不明原因寒战、发热（体温＞ 38 ℃）或低血压等；肩、颈部及置管侧上肢出现肿胀或疼痛等不适。

（三）血液透析用血管通路预防宣教

（1）自体动静脉内瘘（IAVF）：IAVF 术后应适时进行握拳锻炼，通常术后 2 周拆线，其后可屈臂握拳锻炼。一旦发现血栓应尽早干预，具体措施包括手法按摩、药物溶栓、Fogarty 导管取栓、手术切开取栓、内瘘重建等，同时应注意治疗 / 去除血栓形成的病因 / 诱因。

（2）移植物动静脉内瘘：术后抬高患肢以利于减轻水肿，同时配合进行适当手部活动。发生伴血栓形成的狭窄应尽快处理，推荐术中结合影像学评价内瘘，可采用腔内治疗技术取栓，并行血管成形术，或外科手术取栓并纠正血管狭窄。

（3）带隧道和涤纶套的透析导管（tunneled cuffed catheter，TCC）：简称为隧道式导管；国内多家报道定期采用尿激酶封管可以降低导管的血栓发生率，延长导管使用寿命。

（4）无隧道和涤纶套的透析导管（non-tunneled catheter，NTC）：简称为非隧道式导管；颈部静脉 NTC 原则上使用不得超过 4 周，如果预计需要留置 4 周以上，则应当采用 TCC。股静脉 NTC 原则上使用不超过 1 周。

第六部分

进展篇

第二十五章　CRT 与肿瘤诊治过程中的进展

第一节　肿瘤 CRT 临床治疗的现状与进展

　　首先，肿瘤 CRT 临床治疗的不足主要在于医生需要对大部分治疗措施进行逐例分析，能够依据指南给出的基础治疗措施偏少，对医护人员人力资源的浪费比较多，医生需要根据自己以往遇到的所有相关患者大概总结出一套治疗标准。而这套标准因医生不同，变化也会很大，而这种经验主义的标准也不应该成为临床诊疗的主要参考标准，由于缺乏相关循证，这套诊疗标准下的预后也只能是相对良好的预后，无法让更多的患者得到最大的治疗获益。

　　其次，肿瘤 CRT 的预防也是临床治疗的一大不足。接受化疗的肿瘤患者常常需要置入 CVC，而肿瘤 CRT 又是最常见也是最危险的并发症，所以肿瘤 CRT 的临床治疗不应起始于血栓的发生，而应从导管置入时开始。无法否认的是，行而有效的预防才是最有效的健康策略。针对置入 CVC 的肿瘤患者发生血栓的诊疗应该从导管置入后的预防开始。但是当前肿瘤 CRT 的临床治疗，普遍对血栓发生的预防不够重视，而且目前缺乏对肿瘤 CRT 的预防经验与标准，在已有的大部分涉及或针对肿瘤 CRT 的指南中，对预防相关的推荐意见是最保守和缺乏的。大多数指南对预防性抗凝的表述为：考虑到出血风险及有限的预防效果，不推荐常规使用抗凝剂进行血栓预防，且推荐级别或证据等级比较低。考虑到指南不推荐进行常规抗凝预防，并且实际诊疗过程中，确实有局部出血甚至大出血的风险。所以在临床治疗过程中，从主观重视程度和客观条件上，肿瘤 CRT 的预防都难以实现。

　　最后，临床治疗过程中，护理常常被忽略。无论是导管的置入还是导管的日常管理，都没有受到足够的重视。然而，导管置入时的操作规范、相关护理人员的培训及常规导管管理的操作流程都会对肿瘤 CRT 的发生率产生影响。田耕等的研究指出，可采用以下措施：①多学科工作组制订并执行强制性护士再教育；②规范导管置入的流程；③使用 2% 的氯己定进行皮肤消毒；④ PICC 置管和护理期间保持最大限度的无菌屏障；⑤设计 PICC 档案表格，建立每个患者的 PICC 档案。这些措施，可以使包括血栓在内的并发症发生率降低 62.14%。而后邢雷等对在乳腺癌患者中导管相关深静脉血栓的诊断预防与治疗的研究中，采用了上述措施，得到血栓发生率仅为 2.4%，比此前所有临床研究得到的发生率都低，这与规范的护理及导管管理措施密切相关。当然，考虑到这两项研究都为单中心研究并且纳入的患者数量都相对不多，所以仍需后续多中心大规模研究进一步验证。而遗憾的是，像田耕等所进行的与肿瘤 CRT 的护理相关的研究数量实在有限，创新有效的护理方法与护理规范也相当有限，由此也可以看出，在肿瘤 CRT 的临床治疗中，对导管置入规范与护理操作规范及其研究缺乏重视。

第二节　肿瘤 CRT 临床指南的现状与进展

临床指南作为临床诊疗过程中的重要参考，会对整体诊疗水平产生很大的影响。故大致检索涉及肿瘤 CRT 的指南 7 篇，7 篇指南均涉及肿瘤 CRT 的诊断、预防和治疗等内容。1 篇指南内容涵盖静脉内导管类型的选择，3 篇指南针对肿瘤患者静脉血栓的预防和治疗，1 篇指南涉及肿瘤患者静脉导管管理，还有 2 篇指南直接针对肿瘤 CRT，其中 1 篇针对上肢静脉血栓。各指南的一般特征见表 25.1。相关指南主要推荐内容见表 25.2。

表 25.1　肿瘤导管相关静脉血栓指南一般特征

序号	指南名称	发布时间（年）	发布机构	发布国家	指南类型	参考文献（篇）
1	国际临床实践指南：癌症患者中心静脉导管血栓治疗和预防	2013	法国血栓与癌症工作组（GFTC）	法国 / 国际	指南	61

续表

序号	指南名称	发布时间（年）	发布机构	发布国家	指南类型	参考文献（篇）
2	美国临床肿瘤学会临床实践指南：癌症患者中心静脉导管管理	2013	美国临床肿瘤学会（ASCO）	美国	指南	144
3	癌症患者上肢导管相关静脉血栓指南	2014	国际血栓与止血学会（ISTH）	美国/国际	指南	35
4	密歇根州静脉内导管适宜性指南：使用 RAND/UCLA 适宜性方法的多专业专家评估结果	2015	美国卫生保健流行病学学会/美国医院协会	美国	指南	245
5	沙特临床实践指南：癌症患者深静脉血栓的预防与治疗	2015	《沙特医学年鉴》	沙特阿拉伯	指南	61
6	癌症患者深静脉血栓的预防和治疗临床实践指南	2019	国际血栓与癌症协会、专家工作组	国际	指南	94
7	美国血液学会 2021 静脉血栓管理指南：癌症患者中的治疗和预防	2021	美国血液学会（ASH）	美国	指南	403

表 25.2　相关指南主要推荐内容

方向	推荐条目	指南序号
抗凝治疗	症状性 CRT 肿瘤患者，推荐最少进行 3 个月的抗凝治疗，注射 LMWH 或口服维生素 K 抗凝剂	1、2、3、6
	建议癌症 CRT 患者长期使用 LMWH 而非华法林进行系统性抗凝	3、4
抗凝预防	考虑到出血风险及有限的预防效果，不推荐常规使用抗凝剂进行血栓预防	1、2、3、6、7
	推荐注射抗凝剂预防血栓，不推荐口服抗凝剂预防血栓	5
导管置入与使用	置于右侧，颈静脉，远端应位于上腔静脉与右心房交界处	1、6
	经外周静脉给药的癌症患者，进行周期性或间断性化疗，治疗时间大于 3 个月，推荐使用 PICC，治疗时间小于 3 个月，建议使用外围静脉导管输液给药	4
	为预防 CRT，若需使用 CVC，推荐输液港，而非 PICC	4
导管移除	若导管置入位置正确，功能正常，未出现感染，建议不移除导管	1、6、7

方向	推荐条目	指南序号
导管移除	若导管功能不正常，引起感染或位置有误推荐移除导管	3
	若出血风险大，推荐不进行抗凝治疗即移除导管	3
诊断	推荐超声诊断作为首选；不推荐使用 D- 二聚体排除可能的 CRT 肿瘤患者；对于临床高度怀疑但超声阴性的情况，建议静脉造影，或进行 MRI 或 CT 检查	3

注：针对肿瘤导管相关静脉血栓诊疗过程各方面的指南推荐见本书相应章节，此处仅列举部分指南推荐内容，以说明指南推荐内容所涉及的方面，并依此说明目前临床指南的不足之处。

在检索到的 7 篇国外指南中，有 2 篇直接针对肿瘤导管相关静脉血栓的指南，内容相对其他非直接相关的指南更有针对性，更加详细。由国际血栓与止血学会发布的指南就从诊断、预防、急性治疗及长期导管管理 4 个方面系统性地对临床实践进行指导。而其他指南都是在肿瘤患者静脉血栓的大主题下对导管相关血栓这一子问题的临床实践给出建议，或者是在讨论肿瘤患者的导管管理时，对并发症之一的静脉血栓的预防与治疗做出推荐，因而大多数指南对肿瘤导管相关静脉血栓所给出的推荐都很零散，不够系统，可能会降低临床实践的依从性。这些指南中，对肿瘤 CRT 诊断方面的推荐内容偏少或缺乏，由于肿瘤 CRT 经常无明显症状，所以对静脉置管的肿瘤患者的 CRT 形成风险评估与诊断十分重要。

指南一致性较高，总体质量一般。指南之间的一致性总体而言较高，如大多数指南都推荐对症状性肿瘤 CRT 患者进行至少 3 个月的抗凝治疗，并反对对置管的肿瘤患者进行常规的抗凝预防给药。但是也有个别不一致，如来自沙特阿拉伯的指南推荐注射抗凝药物来预防肿瘤患者静脉 CRT 的形成，而其他指南则认为常规抗凝预防的效果有限，且有较低的大出血风险，故不予推荐。而从发布时间上看，7 篇指南中，2 篇为近 5 年发布，数量较少。而 2 篇直接针对肿瘤导管相关静脉血栓的指南则分别为 2013 年和 2014 年发布，发布时间偏早，导致其中部分推荐内容不能很好适用于当下的临床实践。另外，对 7 篇指南总体而言，推荐内容的证据等级整体偏低，推荐程度也都偏低，某些细节推荐内容缺乏证据支持，如法国血栓与癌症工作组发布的指南中，对症状性肿瘤 CRT 患者推荐注射 LMWH 或口服维生素 K 来系统性抗凝，但同时指出尚缺乏 LMWH 和维生素 K 效果比较的相关数据。总体而言，指南的质量一般，而由于针对肿瘤导管相关静脉血栓的临床研究不够多，实验结果间的一致性较差，在此基础上结合临床经验得出的指南质量则偏低。

也有研究指出部分指南推荐内容与临床实践并不一致，更确切地说，是临床实践对指南的依从性并不高。L.Baumann Kreuziger 等的研究发现，指南推荐当导管失功、治疗完成或者发生感染时才移除导管，然而大多数导管仅因为 CRT 的发生就被移除，与指南推荐不一致。可能是由于临床长期这样操作形成习惯，或者是医护人员对 VTE 指南不熟悉，也可能是由于指南对导管移除给出的推荐所依据的数据与证据不够充分。

第三节 肿瘤 CRT 临床研究的现状与进展

针对肿瘤CRT的临床研究最明显的不足在于各个研究得到的结论相差较大。可能原因有以下两点。一是研究设计存在硬伤，大多数针对肿瘤 CRT 的临床研究都是单中心研究，并且回顾性研究偏多，其中所隐含的回顾偏倚及选择偏倚不可忽视，而前瞻性研究的数量相对偏少。当然也不能一味追求多中心研究，多中心研究必然带来统一操作规范及管理的难度。研究纳入的人数不多，绝大多数研究纳入的患者人数为 100 ~ 500 人，纳入患者人数在 1000 人以上的研究很少，由于人数不够多而产生的偶然误差同样也会使研究结果产生差异。二是操作不够规范，根据前述临床治疗中护理没有被足够重视的现状，考虑到不同医院及研究中心所能执行的操作规范不同，必然带来血栓发生率及 OR 值等研究结果上的较大差异甚至在确定危险因素等实验结论上得出不同结论。

作为使用CVC的肿瘤患者最常见的并发症，肿瘤 CRT 的研究价值不言而喻。未来的研究中，首先可以改善的一点是操作规范及操作水平的整体提高；其次可以尽量进行一些联合研究，扩大研究规模，尽量减少偶然误差。

此外，临床研究的方向也十分重要，针对肿瘤 CRT 的临床研究最主要的研究方向包括危险因素的确定、病理研究、药物有效性的确定等，但是预防相关的临床研究总体还是被忽视的。根据前面对临床治疗不足的讨论，临床上预防的困难之一是没有足够的参考标准，指南给出的推荐意见保守，但是要预防又确实有很高的出血风险，如果没有正确可靠的预防参考标准，存在很高风险的血栓预防就难以展开。而指南没有给出更加有效的有关预防的推荐意见主要原因在于针对预防相关的临床研究不足，并且有限的研究得出的结论也有很大不同。

　　针对预防这一难题，普遍使用常规抗凝预防确实存在客观出血风险，所以可能的解决方案是选出发生血栓风险最高同时抗凝出血风险低的置管肿瘤患者，对这一部分患者进行常规预防性抗凝。而实现这一目标的最主要方式是根据风险评估量表进行风险评估。然而目前并不存在直接针对肿瘤患者发生 CRT 的风险评估量表，只有针对肿瘤患者在门诊或住院时发生血栓的风险评估量表如 Caprini 风险评估量表及 Khorana 风险评估量表等。所以需要验证这些已存在的量表对预测肿瘤患者发生 CRT 的适用程度。根据林等的研究，以及 Fengyue 等的研究，Caprini 风险评估量表对预测肿瘤患者发生 CRT 适用度不高，使用 6 分为截断值时，ROC 曲线下面积最大，为最适合的分界点，但此时其灵敏度为 0.77，而精确度仅为 0.44。同样，根据 L 等的研究，以 6.5 分为截断值时，ROC 曲线下面积最大，为最适合的分界点，此时其灵敏度为 0.741，精确度为 0.441，但是由于 Caprini 风险评估量表评分仅有整数，所以推荐以 7 分为危险程度的分界点，但是相对应的其灵敏度会下降，漏诊率升高。所以两项研究得出相似的结论，认为 Caprini 风险评估量表有一定的适用性，但是不高，可以改良 Caprini 风险评估量表，通过增加量表所考虑的因素的方法来提高量表的适用性。

　　而刘彬良等的研究就在这一方面做出了探索，在借鉴 Khorana 风险评估量表的基础上，提出了新的临床预测模型。该研究通过对来自国家癌症中心的 3131 份病例的回顾性分析，提出了创新的评分量表。该量表考虑性别、癌症种类、导管类型、导管尖端位置、抗凝（或抗血小板）与否及化疗与否 6 个因素，将不同的得分对应不同的血栓发生率。在得到新的量表之后，刘彬良等又在国家癌症中心进行了前瞻性临床试验并且在湖南省肿瘤医院进行了回顾性研究，来验证新的评分量表的适用性。之后又与 Khorana 风险评估量表进行了对比，得出结论：新的预测模型量表适用度高于 Khorana 风险评估量表，新的模型量表可以准确区分高 CRT 和低 CRT 风险的肿瘤患者，使用该模型量表可以帮助临床医生对肿瘤患者血栓预防做出决策，并为早期监测血栓事件提供线索。当然，由于研究的验证部分纳入的患者数量不够多，仍需要后续研究对新的模型量表进行验证和改良。

第四节　肿瘤 CRT 临床诊断的现状与进展

目前，肿瘤 CRT 的常规临床诊断主要依赖于临床表现、实验室检查和影像学检查。临床表现包括患肢肿胀、疼痛、皮肤温度升高、静脉扩张等。实验室检查主要包括血常规测定，尤其注意血小板计数；酶联免疫吸附试验（enzyme linked immunosorbent assay，ELISA）检测血浆 D- 二聚体，血浆 D- 二聚体 > 500 μg/L 对急性 DVT 诊断有重要参考价值；凝血功能测定 PT 和 INR、纤维蛋白原、APTT、TT。有条件时还可检测蛋白 C、蛋白 S 和抗凝血酶（AT）Ⅲ等。影像学检查则包括顺行性静脉 DSA 检查、彩色多普勒超声、CT 静脉成像（CTV）、磁共振静脉成像（MRV）等。

导管附壁血栓是 CRT 的一种临床表现形式，由于血栓体积较小，很少导致血管腔完全闭塞，故基本无临床症状，既往很少引起临床的关注。因此，CRT 的肿瘤患者中，只有少部分人会有典型的临床症状，如包括置管侧上肢肿胀、变色、静脉扩张、颈部或锁骨上窝肿胀不适、胸部或面部肿胀等，有相关症状应考虑血栓形成的可能。但是大部分患者临床表现可能不典型，易与其他疾病混淆，且大部分临床患者是无症状性 CRT 患者，只有 1% ~ 5% 的患者有明显症状和体征。CRT 的病理发展具有自限性，根据不同临床表现分类的 CRT 未必有相互间的进展。如果仅用 CRT 单一概念来指导诊断和治疗，可能给临床带来很多困扰。在临床上，导管使用障碍也是早期表现之一，如输血、输液困难，因此在临床中怀疑导管使用不通畅时应警惕血栓形成。位于导管尖端的血栓会产生"球阀现象"，临床上表现为可以输注液体，但是回抽时并没有液体流出，此现象也应警惕血栓形成。此外，极少数患者最初症状为肺栓塞，表现为心率快、气促、呼吸困难、胸痛、咯血和发热等，应及早诊断和治疗，否则可能危及生命。

实验室检查项目中，D- 二聚体是最为常见的检查，D- 二聚体是纤维蛋白降解产物，对血栓形成具有预测作用。有研究表明，以彩色多普勒超声为对照，评估 3452 例中心静脉置管后 D- 二聚体与深静脉血栓形成之间的关系，结果显示由于临床的其他一些情况如手术后、孕妇、危重及恶性肿瘤时 D- 二聚体也会升高，因此中心静脉置管后 D- 二聚体有较高的敏感性，但是特异性较低。D- 二聚体升高虽不能确诊血栓形成，但对评估确诊病例的病情发展有意义，D- 二聚体持续性升高代表病情在进展，血栓有可能正在蔓延增加，如 D- 二聚体持续降低且维持在低水平，说明血栓逐渐趋于稳定，且没有新发血栓。因此，D- 二聚体具有较高的阴性预测价值。多项研究表明，D- 二聚体阴性者 3 个月内发生血栓栓塞的风险 < 1%，为临床诊断提供重要参考。需要注意的是，应根据年龄调整 50 岁以上患者的 D- 二聚体参考值，从而提高检测的特异性。另外，血常规及凝血功能检查对监测血栓的治疗效果有一定价值。

有临床资料显示，20% 的 VTE 患者在无明显诱发因素下发病，在这些明显诱因的 VTE 患者中，遗传性易栓症患者占 10% ~ 40%。遗传性易栓症患者 VTE 发病率较自然人群明显增高，且临床诊断和治疗更为复杂。基因突变是引起遗传性易栓症的主要因素，可分为抗凝因子基因突变和凝血因子基因突变两大类。易栓症相关抗凝因子基因突变主要包括编码蛋白 C（基因名 *PROC*）、蛋白 S（基因名 *PROS11*）和抗凝血酶Ⅲ（基因名 *SER PING1*）基因突变；凝血因子基因突变主要包括凝血因子Ⅴ（基因名 *F5*）Leiden 突变、凝血因子Ⅰ（基因名 *F1*）、凝血因子Ⅱ（基因名 *F2*）G20210A 突变和同型半胱氨酸基因突变。蛋白 C 缺乏、蛋白 S 缺乏及抗凝血酶Ⅲ缺乏症都是常染色体显性遗传。蛋白 C 缺乏纯合子患者常患有严重的蛋白 C 缺乏症，常在新生儿期出现暴发性紫癜和严重弥散性血管内凝血，合并 VTE，易导致患者死亡；蛋白 C 缺乏杂合子患者虽有部分无明显临床症状，但仍具有较高的罹患血栓性静脉炎、深静脉血栓形成甚至肺栓塞的风险。蛋白 C、蛋白 S 作为肝脏合成的维生素 K 依赖的凝血酶原，受维生素 K 依赖的抗凝药物治疗、严重感染、肝病、新发血栓形成、口服避孕药及存在自身抗体等因素影响较大。因此，在进行血液及基因检测时，需排除药物、感染、肝病等因素，服用华法林的患者应停用华法林 2 周后重复检测蛋白 S、蛋白 C 和抗凝血酶Ⅲ活性，并进行基因检测。由此可见，CRT 患者由于本身肿瘤性病变引起的血液高凝状态，如果同时合并遗传性易栓症，血栓发生的概率会更高，在临床中更应该引起注意。所以易栓症筛查不仅仅可以了解有无血栓高风险，对于血栓高风险人群，日常护理中，更加应该注意血栓风险。易栓症的筛查还会对后续的治疗有指导作用，必要时需延长抗凝时间甚至终身抗凝。

在临床中，如高度怀疑静脉血栓，可以进一步行影像学检查。临床怀疑发生 CRT 时，首选多普勒超声检查，多普勒超声由于其方便、无创、准确度高、价格低廉等优点，已经成为首选检查方案，其可提示 CRT 的位置和范围，并根据回声强弱推测血栓新鲜程度，为后续处理提供依据。在临床实践中，下压探头时静脉无法完全塌陷可以用于诊断血栓形成。CRT 在超声检查时可以发现有无内腔血栓、有无导管壁变化、有无血流动态、与周围组织情况毗邻的情况、是否合并颈静脉血栓形成。

总的来说，超声检查是诊断 CRT 形成的常用方法之一，它可以提供直观、无创的图像，并且对于评估血流动态和导管周围组织情况也非常有帮助。通过超声检查，医生可以及时发现 CRT 形成并采取相应的治疗措施，以降低患者的并发症风险。但在有临床证据证实其价值前，不建议使用超声无差别地对所有患者进行 CRT 的筛查。

CT 或 MRI 是一种常用的影像学检查方法，能够提供高分辨率的图像，有助于诊断 CRT 形成并评估其严重程度。当怀疑血栓形成但 B 超检查阴性时，应通过 CT 或 MRA 进一步明确。这些先进的成像技术可以明确诊断腔静脉、髂总静脉、锁骨下静脉、无名静脉血栓形成，同时能够发现并存的血管外压迫因素，如肿瘤、胸廓出口压迫等。相较于 B 超，CT 或 MRI 在上下腔静脉、髂总静脉、锁骨下静脉和无名静脉血栓的诊断上更具临床价值。此外，CT 或 MRI 还能更好地评估血栓的形态、位置、范围及与周围组织的关系，观察血管壁有无穿破或合并狭窄性病变，为后续的治疗提供重要的指导作用。然而，对于上、下肢静脉血栓的诊断价值，CT 和 MRI 仍有待进一步研究。

简而言之，CT 和 MRI 是一种高效的影像诊断工具，能够详细展现 CRT 的形态、位置、与周围组织的关系，为临床治疗和管理提供关键的指引。然而，尽管 CT、MRI 在诊断中扮演重要角色，但是由于其价格昂贵、存在造影剂肾损害等风险，并不推荐对所有 CRT 患者常规进行 CT 及 MRI 检查。当遇到以下特定情境时，进行胸部增强 CT 等深入检查以明确病因是合理的：①当血栓出现在非标准的导管路径内时；②血栓范围广，需要详细评估其边界并确定是否由原发或继发上腔静脉狭窄引起；③当患者的症状、体征与超声结果存在明显不符时。在这些情况下，进一步的影像学检查将有助于精确诊断，并为后续治疗提供准确的依据。

对于肿瘤 CRT 患者，数字减影血管造影（DSA）是一种实时的、动态的血管检查方法。它能精确显示血栓的存在、位置及范围，对于诊断导管使用障碍的原因、导管尖端血栓及纤维蛋白鞘的形成等方面，DSA 具有高度的准确性和直观性。长期以来，DSA 被视为诊断血栓形成的金标准。尽管 DSA 具有诸多优势，但因其为有创性检查且存在造影剂肾损害风险，因此在选择患者和预防并发症方面需特别谨慎。因此，尽管 DSA 在血栓诊断中占据重要地位，但并不推荐将其作为常规的检查方法。在实际应用中，DSA 的使用需严格遵循其适应证，而近年来，随着超声技术的不断发展，DSA 在某些情况下已逐渐被超声所替代。

然而，肿瘤 CRT 的临床诊断仍面临一些挑战。实验室检查和影像学检查在肿瘤患者的诊断中可能受到多种因素的影响，如化疗药物的使用、血液高凝状态等。因此，临床医生需要综合考虑患者的病史、临床表现、实验室检查和影像学检查结果，以提高诊断的准确性。

肿瘤 CRT 的临床诊断仍存在不足，主要是存在一些现实矛盾。肿瘤 CRT 常常为无症状性血栓，但无症状性血栓并不会因为无明显临床症状而表现出对患者生命的低威胁性，其危险程度同样很高，所以肿瘤 CRT 的早期诊断就显得尤为重要。目前肿瘤 CRT 的诊断金标准为静脉造影，但是考虑到其价格偏高及对患者入侵性较大，所以无论是临床诊治还是临床研究，都较少使用静脉造影，最常使用的还是超声诊断，但是超声诊断准确度较静脉造影略有下降，存在一定局限性，由于胸腔和锁骨干扰多普勒血流评估，压迫头臂静脉、锁骨下静脉和上腔静脉，所以对于超声阴性且临床怀疑程度高的患者应考虑 CT 或者 MRI 检查。一篇来自 17 项 UEDVT 研究的 793 例患者的系统综述报告称，尽管这些研究规模小且不均匀，但压缩超声的敏感性和特异性分别为 97% 和 96%，多普勒超声的敏感性和特异性分别为 84% 和 94%，但是考虑到研究规模较小，所以研究结论仍需进一步探究。

目前，新的技术已经逐渐应用于临床，如血管内超声（intravascular ultrasound，IVUS），IVUS 提供管腔和血管壁结构的 360° 二维灰度超声图像。IVUS 探头不仅可以从导管和静脉分支中确定这些静脉的精确位置和大小，还可以看到其他重要异常信息，如外部压迫、急性和慢性血栓、纤维化、血管壁增厚、出现骨刺和骨小梁。血管内超声可以发现静脉受压的病因，在评估血管周围压迫中起到重要作用，对病情评估和治疗有指导意义，但由于其价格高昂及有创性，加之对技术要求较高，目前尚难普及。

早期诊断对治疗 CRT 起到重要作用，鉴于病情特点，大部分为无症状患者，所以通过症状提示检查而确诊的时候，往往已经错过了最佳治疗时间。目前，研究者已经开始积极探索分子生物诊断技术在静脉血栓栓塞症治疗中的应用。传统的血栓病变检测主要侧重于表面现象，如生化指标的测定、D- 二聚体和易栓症筛查。然而，这些指标的检测结果可能会受到不同抗凝药物和血栓病程的影响，导致结果不够准确。遗传变异因素在血栓的发生和发展过程中起着关键作用，并且这些因素不受药物及生理或病理状态的影响。因此，通过基因分子诊断技术，可以更全面、更精确地筛选出与血栓高危相关的遗传因素，从而早期识别出高危人群。这一技术的应用，不仅能够指导临床用药和抗凝疗程的选择，也为未来的血栓治疗提供了新的可能和广阔的前景。

血栓病变是一种复杂的疾病，其发生和发展是遗传、环境、生活习惯等多种因素共同作用的结果。研究指出，遗传因素在其中起着大约 60% 的作用。由于血栓与多种基因相关，且能影响全身多个部位或脏器的静脉系统，涉及多个临床学科，因此，血栓病变常常在初期难以察觉。目前，血栓病变已成为全球第三大循环系统致死性疾病，仅次于心肌梗死和脑卒中。

因此，积极开展血栓遗传分析研究，对于提高临床诊疗水平和预防血栓性疾病的发生具有至关重要的意义。在这个过程中，分子诊断技术发挥了重要作用。这种技术以脱氧核糖核酸（DNA）和核糖核酸（RNA）为诊断材料，通过分子生物学技术来检测基因的存在、缺陷或表达异常，从而对人体状态和疾病做出精确的诊断。针对血栓性疾病，目前主要的分子诊断技术包括聚合酶链式反应（PCR）、基因芯片及二代测序（NGS）等。这些技术的应用，为血栓性疾病的早期识别、高危人群的筛查及临床用药和抗凝疗程的选择提供了重要的支持。

血栓性疾病是一个跨越多个系统和学科的复杂疾病领域，其病因和发病机制受到多种基因的共同影响。这些遗传风险因素呈现出高度的异质性，增加了早期发现和预防血栓的难度。随着科学研究的深入，对血栓的遗传危险因素有了更深入的了解，相关研究也在迅速推进。然而，目前对于血栓遗传危险因素的检测主要还停留在科研阶段，尚未广泛应用于临床实践。幸运的是，分子诊断技术正以前所未有的速度发展，正推动血栓性疾病的分子诊断朝着高通量、高效、低成本的方向迈进。随着基因变异信息的爆炸式增长，建立一个完善的血栓性疾病遗传信息数据库变得尤为迫切。这将有助于我们更全面地理解遗传变异的功能，并进行功能验证，以明确更多新基因或新突变位点的临床应用价值。因此，加快分子诊断技术在血栓性疾病临床中的应用步伐，有望实现对血栓性疾病遗传风险的早期评估。这将为我们提供有力工具来筛查高危人群，实现血栓的早期预防和靶向干预治疗，从而提高临床诊疗的效率和准确性。

随着科技的进步与临床诊疗理念的完善，未来将会有新的诊断方法，或者将现有诊断技术与风险评估量表等其他手段结合以降低诊断成本并提高诊断灵敏度与精确度，是未来肿瘤 CRT 临床诊断的可能方向。

参考文献

[1] 成芳, 傅麒宁, 何佩仪, 等. 输液导管相关静脉血栓形成防治中国专家共识(2020版). 中国实用外科杂志, 2020, 40(4): 377-383.

[2] FRANK D A, MEUSE J, HIRSCH D, et al. The treatment and outcome of cancer patients with thromboses on central venous catheters. J Thromb Thrombolysis, 2000, 10(3): 271-275.

[3] MARIN A, BULL L, KINZIE M, et al. Central catheter-associated deep vein thrombosis in cancer: clinical course, prophylaxis, treatment. BMJ Support Palliat Care, 2021, 11(4): 371-380.

[4] FARGE D, BOUNAMEAUX H, BRENNER B, et al. International clinical practice guidelines including guidance for direct oral anticoagulants in the treatment and prophylaxis of venous thromboembolism in patients with cancer. Lancet Oncol, 2016, 17(10): e452-e466.

[5] CRAWFORD J D, LIEM T K, MONETA G L. Management of catheter-associated upper extremity deep venous thrombosis. J Vasc Surg Venous Lymphat Disord, 2016, 4(3): 375-379.

[6] WALSER E M. Venous access ports: indications, implantation technique, follow-up, and complications. CardioVasc Intervent Radiol, 2012, 35(4): 751-764.

[7] STREIFF M B, HOLMSTROM B, ANGELINI D, et al. NCCN guidelines insights: cancer-associated venous thromboembolic disease, version 2.2018. J Natl Compr Canc Netw, 2018, 16(11): 1289-1303.

[8] DEBOURDEAU P, KASSAB CHAHMI D, LE GAL G, et al. 2008 SOR guidelines for the prevention and treatment of thrombosis associated with central venous catheters in patients with cancer: report from the working group. Ann Oncol, 2009, 20(9): 1459-1471.

[9] 李荣华, 何佩仪, 杜萍, 等. 肿瘤患者经外周穿刺中心静脉置管后血栓形成的高危因素及对导管相关性血栓的诊断价值. 实用医学杂志, 2020, 36(16): 2309-2314.

[10]　WINTER P C. The pathogenesis of venous thromboembolism in cancer：emerging links with tumour biology. Hematol Oncol，2006，24（3）：126-133.

[11]　熊嫚，贺锐，赵晓珊，等 . 血液透析患者中心静脉置管后导管相关性血栓研究进展 . 成都医学院学报，2022，17（3）：395-399.

[12]　GIESELER F，PLATTFAUT C，QUECKE T，et al. Heterogeneity of microvesicles from cancer cell lines under inflammatory stimulation with tnf-alpha. Cell Biol Int，2018，42（11）：1533-1544.

[13]　DE CICCO M. The prothrombotic state in cancer：pathogenic mechanisms. Crit Rev Oncol Hemat，2004，50（3）：187-196.

[14]　MUKAI M，OKA T. Mechanism and management of cancer-associated thrombosis. J Cardiol，2018，72（2）：89-93.

[15]　张悦，周演铃，周晓韩 . 肿瘤病人输液港相关血栓事件的研究进展 . 循证护理，2022，8（10）：1343-1346.

[16]　KIM A S，KHORANA A A，MCCRAE K R. Mechanisms and biomarkers of cancer-associated thrombosis. Transl Res，2020，225：33-53.

[17]　侯思浩，周毅 . 乳腺癌导管相关性血栓的研究进展 . 安徽医药，2023，27（2）：230-235.

[18]　王道新 . 癌症患者中心静脉导管相关性血栓现状及危险因素 meta 分析 . 职业与健康，2023，39（21）：3004-3010.

[19]　HISADA Y，AY C，AURIEMMA A C，et al. Human pancreatic tumors grown in mice release tissue factor-positive microvesicles that increase venous clot size. J Thromb Haemost，2017，15（11）：2208-2217.

[20]　喻露，卢亚飞，章莉，等 . 血液透析患者发生导管相关性血栓的危险因素 . 中国现代医生，2022，60（10）：99-102.

[21]　THALER J，AY C，MACKMAN N，et al. Microparticle-associated tissue factor activity，venous thromboembolism and mortality in pancreatic，gastric，colorectal and brain cancer patients. J Thromb Haemost，2012，10（7）：1363-1370.

[22]　肖祥，马荣，周萍，等 . 不同剂量低分子肝素对维持性血液透析患者的预后影响 . 蚌埠医学院学报，2020，45（7）：888-891.

[23]　TRAPPENBURG M C，VAN SCHILFGAARDE M，BREDEWOLD E O，et al. Elevated numbers and altered subsets of procoagulant microparticles in breast cancer patients using endocrine therapy. Thromb Res，2011，127（4）：363-369.

[24] BRINKMANN V, REICHARD U, GOOSMANN C, et al. Neutrophil extracellular traps kill bacteria. Science, 2004, 303（5663）: 1532-1535.

[25] LAM F W, CRUZ M A, PARIKH K, et al. Histones stimulate von willebrand factor release in vitro and in vivo. Haematologica, 2016, 101（7）: e277-e279.

[26] ALFARO C, TEIJEIRA A, ONATE C, et al. Tumor-produced interleukin-8 attracts human myeloid-derived suppressor cells and elicits extrusion of neutrophil extracellular traps（NETs）. Clin Cancer Res, 2016, 22（15）: 3924-3936.

[27] CITLA SRIDHAR D, ABOU-ISMAIL M Y, AHUJA S P. Central venous catheter-related thrombosis in children and adults. Thromb Res, 2020, 187: 103-112.

[28] PECCATORI F A, AZIM H A Jr, ORECCHIA R, et al. Cancer, pregnancy and fertility: ESMO Clinical Practice Guidelines for diagnosis, treatment and follow-up. Ann Oncol, 2013, 24（Suppl 6）: vi160-vi170.

[29] SABER W, MOUA T, WILLIAMS E C, et al. Risk factors for catheter-related thrombosis（CRT）in cancer patients: a patient-level data（IPD）meta-analysis of clinical trials and prospective studies. J Thromb Haemost, 2011, 9（2）: 312-319.

[30] JAFF M R. Chronically anticoagulated patients who need surgery: can low-molecular-weight heparins really be used to " bridge " patients instead of intravenous unfractionated heparin? Catheter Cardiovasc Interv, 2009, 74（Suppl 1）: S17-S21.

[31] 《中国血栓性疾病防治指南》专家委员会. 中国血栓性疾病防治指南. 中华医学杂志, 2018, 98（36）: 2861-2888.

[32] CAPRINI J A. Risk assessment as a guide to thrombosis prophylaxis. Curr Opin Pulm Med, 2010, 16（5）: 448-452.

[33] HEIT J A, SILVERSTEIN M D, MOHR D N, et al. Risk factors for deep vein thrombosis and pulmonary embolism: a population-based case-control study. Archs Intern Med, 2000, 160（6）: 809-815.

[34] LIPE D N, QDAISAT A, RAJHA E, et al.Characteristics and predictors of venous thrombosis recurrence in patients with cancer and catheter-related thrombosis.Res Pract Thromb Haemost, 2022, 6（6）: e12761.

[35] 傅麒宁, 吴洲鹏, 孙文彦, 等.《输液导管相关静脉血栓形成中国专家共识》临床实践推荐. 中国普外基础与临床杂志, 2020, 27（4）: 412-418.

[36] 刘丽艳. PICC 置管患者健康教育与导管相关性血栓的预防和护理管理. 中国卫生产业, 2016, 13（35）: 40-42.

[37] 王敏，于友欢，张彦明，等．赋能健康教育对血液肿瘤 PICC 使用患者自我管理能力及生活质量的影响．中国医药导报，2021，18（24）：159-162.

[38] 田凌云．住院儿童中心静脉导管相关血栓风险预测模型及循证护理预防方案构建研究．长沙：中南大学，2023.

[39] 中国医师协会介入医师分会，中华医学会放射学分会介入专业委员会，中国静脉介入联盟．下肢深静脉血栓形成介入治疗规范的专家共识（第 2 版）．介入放射学杂志，2019，28（1）：1-10.

[40] KAMPHUISEN P W，LEE A Y. Catheter-related thrombosis：lifeline or a pain in the neck？ Hematology Am Soc Hematol Educ Program，2012，2012：638-644.

[41] NAESS I A，CHRISTIANSEN S C，ROMUNDSTAD P，et al. Incidence and mortality of venous thrombosis：a population-based study. J Thromb Haemost，2007，5（4）：692-699.

[42] KEARON C，AKL E A，ORNELAS J，et al.Antithrombotic therapy for VTE disease：CHEST guideline and expert panel report.Chest，2016，149（2）：315-352.

[43] 王乔宇，武明芬，柳鑫，等．2021 中国静脉血栓栓塞症防治抗凝药物的选用与药学监护指南．中国临床药理学杂志，2021，37（21）：2999-3016.

[44] BAHL V，HU H M，HENKE P K，et al. A validation study of a retrospective venous thromboembolism risk scoring method. Ann Surg，2010，251（2）：344-350.

[45] MONAGLE P，CUELLO C A，AUGUSTINE C，et al. American Society of Hematology 2018 guidelines for management of venous thromboembolism：treatment of pediatric venous thromboembolism. Blood Adv，2018，2（22）：3292-3316.

[46] STREIFF M B，HOLMSTROM B，ANGELINI D，et al. Cancer-associated venous thromboembolic disease，version 2.2021，NCCN clinical practice guidelines in oncology. J Natl Compr Canc Netw，2021，19（10）：1181-1201.

[47] 吕娅，王莉，段婷婷，等．血液系统肿瘤患者 PICC 置管术后静脉血栓形成的预防性护理．天津护理，2018，26（6）：702-704.

[48] 巩林霞，李燕，陈丹丹．思维导图早期健康教育模式在乳腺癌行 PICC 置管患者中的应用．齐鲁护理杂志，2021，27（9）：84-86.

[49] 中华医学会外科学分会血管外科学组．深静脉血栓形成的诊断和治疗指南（第三版）．中国血管外科杂志（电子版），2017，9（4）：250-257.

[50] 袁惠萍，张维珍，邹丽芳，等．手机移动教育对 PICC 带管出院患者导管相关性血栓预防知信行的影响．护理学报，2017，24（8）：61-64.

[51] MURRAY J，PRECIOUS E，ALIKHAN R. Catheter-related thrombosis in cancer patients. Br J Haematol，2013，162（6）：748-757.

[52] TRAN M，SHEIN S L，JI X，et al. Identification of a＂VTE-rich＂population in pediatrics - critically ill children with central venous catheters. Thromb Res，2018，161：73-77.

[53] 陈秋和，张林，任郁，等 . 妊娠相关静脉血栓栓塞症风险评估模型研究进展 . 国际妇产科学杂志，2023，50（1）：74-81.

[54] BAUMANN KREUZIGER L，GADDH M，ONADEKO O，et al. Treatment of catheter-related thrombosis in patients with hematologic malignancies：a venous thromboembolism network U.S. retrospective cohort study. Thromb Res，2021，202：155-161.

[55] HACHEY K J，HEWES P D，PORTER L P，et al. Caprini venous thromboembolism risk assessment permits selection for postdischarge prophylactic anticoagulation in patients with resectable lung cancer. J Thorac Cardiovasc Surg，2016，151（1）：37-44.

[56] 刘晓燕，尹义学 . 基于患者视角的 PICC 健康教育对食管癌术后化疗患者心理状态及护理满意度的影响 . 重庆医学，2020，49（19）：3319-3322.

[57] 张丽红 . LEARNS 健康教育模式在 PICC 肿瘤化疗患者中的应用研究 . 兰州：兰州大学，2023.

[58] 沈友进，蔡毅，苏庆杰，等 . 溶栓药的研究进展 . 临床医学工程，2010，17（6）：150-153.

[59] 钟亮，陶娟，车恒英，等 . 预防性护理改善血液系统肿瘤患者 PICC 置管术后静脉血栓形成的效果 . 邵阳学院学报（自然科学版），2022，19（5）：91-95.

[60] 马军，秦叔逵，吴一龙，等 . 肿瘤相关静脉血栓栓塞症预防与治疗指南（2019版）. 中国肿瘤临床，2019，46（13）：653-660.

[61] CRONIN M，DENGLER N，KRAUSS E S，et al. Completion of the updated caprini risk assessment model（2013 version）. Clin Appl Thromb Hemost，2019，25：1076029619838052.

[62] ELMAN E E，KAHN S R. The post-thrombotic syndrome after upper extremity deep venous thrombosis in adults：a systematic review. Thromb Res，2006，117（6）：609-614.

[63] MENENDEZ J J，VERDU C，CALDERON B，et al. Incidence and risk factors

of superficial and deep vein thrombosis associated with peripherally inserted central catheters in children. J Thromb Haemost，2016，14（11）：2158-2168.

[64] KAKKAR A K，LEVINE M N，KADZIOLA Z，et al. Low molecular weight heparin，therapy with dalteparin，and survival in advanced cancer：the fragmin advanced malignancy outcome study（FAMOUS）. J Clin Oncol，2004，22（10）：1944-1948.

[65] MANTHA S，MIAO Y，WILLS J，et al. Enoxaparin dose reduction for thrombocytopenia in patients with cancer：a quality assessment study. J Thromb Thrombolysis，2017，43（4）：514-518.

[66] JIANG L L，YANG X Y，XI L，et al. Nursing effect and prognosis analysis of self-management education model based on protective motivation theory on patients with hematological tumor after PICC catheterization.Comput Math Methods Med，2022，2022：4180113.

[67] STROUD W，WHITWORTH J M，MIKLIC M，et al. Validation of a venous thromboembolism risk assessment model in gynecologic oncology. Gynecol Oncol，2014，134（1）：160-163.

[68] 吴丹明，张立魁. 溶栓药物分类及合理应用. 中国实用外科杂志，2011，31（12）：1136-1137.

[69] 曲瑞泽，张志鹏，付卫. 肿瘤患者中心静脉导管相关血栓的成因和诊治研究进展. 中国微创外科杂志，2022，22（3）：246-250.

[70] CAPRINI J A，ARCELUS J I，HASTY J H，et al.Clinical assessment of venous thrombolic risk in surgical patients. Semin Thromb Hemost，1991，17（Suppl 3）：304-312.

[71] DENTALI F，GIANNI M，AGNELLI G，et al. Association between inherited thrombophilic abnormalities and central venous catheter thrombosis in patients with cancer：a meta-analysis. J Thromb Haemost，2008，6（1）：70-75.

[72] LYMAN G H，BOHLKE K，KHORANA A A，et al. Venous thromboembolism prophylaxis and treatment in patients with cancer：American Society of Clinical Oncology clinical practice guideline update 2014. J Clin Oncol，2015，33（6）：654-656.

[73] SAMUELSON BANNOW B T，LEE A，KHORANA A A，et al. Management of cancer - associated thrombosis in patients with thrombocytopenia：guidance from the SSC of the ISTH. J Thromb Haemost，2018，16（6）：1246-1249.

[74] SONG J，MA L.Effect of cognitive behavioral therapy and wechat-based health education on patients underwent peripherally inserted central catheter line placement.Am J Transl Res，2021，13（12）：13768-13775.

[75] BOERSMA R S，HAMULYAK K，CATE H T，et al. Congenital thrombophilia and central venous catheter-related thrombosis in patients with cancer. Clin Appl Thromb Hemost，2010，16（6）：643-649.

[76] Greer I A，Nelson-Piercy C. Low-molecular-weight heparins for thromboprophylaxis and treatment of venous thromboembolism in pregnancy：a systematic review of safety and efficacy. Blood，2005，106（2）：401-407.

[77] GOLDHABER S Z，BOUNAMEAUX H. Pulmonary embolism and deep vein thrombosis. Lancet，2012，379（9828）：1835-1846.

[78] LI J，HUANG X F，LUO J L，et al.Effect of video-assisted education on informed consent and patient education for peripherally inserted central catheters：a randomized controlled trial.J Int Med Res，2020，48（9）：300060520947915.

[79] NAPOLITANO M，SACCULLO G，MARIETTA M，et al. Platelet cut-off for anticoagulant therapy in thrombocytopenic patients with blood cancer and venous thromboembolism：an expert consensus. Blood Transfus，2019，17（3）：171-180.

[80] BLICKSTEIN D，BLICKSTEIN I. The risk of fetal loss associated with Warfarin anticoagulation. Int J Gynaecol Obstet，2002，78（3）：221-225.

[81] 朱铁楠，赵永强，丁秋兰，等.汉族人群蛋白C、蛋白S和抗凝血酶活性水平及活性缺乏发生率的研究.中华血液学杂志，2012，33（2）：127-130.

[82] GE X，CAVALLAZZI R，LI C，et al. Central venous access sites for the prevention of venous thrombosis，stenosis and infection. Cochrane Database Syst Rev，2012（3）：CD004084.

[83] JANUM S，AFSHARI A. Central venous catheter（CVC）removal for patients of all ages with candidaemia. Cochrane Database Syst Rev，2016，7（7）：CD011195.

[84] 王卉，龙小丽，曹佳.经皮穴位电刺激联合上肢功能锻炼预防肿瘤患者PICC导管相关性血栓的疗效评价.护理研究，2023，37（2）：359-362.

[85] 马洁，计晓文，王东莉，等.82例血液恶性肿瘤合并静脉血栓栓塞症患者的临床特点分析.中国肿瘤临床，2022，49（3）：115-119.

[86] AHN D H，ILLUM H B，WANG D H，et al. Upper extremity venous thrombosis in patients with cancer with peripherally inserted central venous catheters：a retrospective

analysis of risk factors. J Oncol Pract，2013，9（1）：e8-e12.

[87] XU Z，FAN J，LUO X，et al. Anticoagulation regimens during pregnancy in patients with mechanical heart valves：a systematic review and meta-analysis. Can J Cardiol，2016，32（10）：e1-1248，e9.

[88] MEWISSEN M W，SEABROOK G R，MEISSNER M H，et al. Catheter-directed thrombolysis for lower extremity deep venous thrombosis：report of a national multi-center registry. Radiology，1999，211（1）：39-49.

[89] NAYEEMUDDIN M，PHERWANI A D，ASQUITH J R. Imaging and management of complications of central venous catheters. Clin Radiol，2013，68（5）：529-544.

[90] 李钱玲. Caprini 风险评估模型评估肿瘤病人 PICC 相关静脉血栓诊断界值及危险因素的分析. 全科护理，2019，17（27）：3345-3348.

[91] 杨青，陈丽，杨婧，等.Meleis 转移理论发展及在护理领域的应用. 护理研究，2017，31（16）：1924-1927.

[92] AW A，CARRIER M，KOCZERGINSKI J，et al. Incidence and predictive factors of symptomatic thrombosis related to peripherally inserted central catheters in chemotherapy patients. Thromb Res，2012，130（3）：323-326.

[93] ARSHAD N，BJØRI E，HINDBERG K，et al. Recurrence and mortality after first venous thromboembolism in a large population-based cohort. J Thromb Haemost，2017，15（2）：295-303.

[94] YI X L，CHEN J，LI J，et al. Risk factors associated with PICC-related upper extremity venous thrombosis in cancer patients. J Clin Nurs，2014，23（5-6）：837-843.

[95] 胡惟恺，刘静，刘晓巍. 妊娠合并乳腺癌的临床分析. 中国医刊，2020，55（4）：4.

[96] KHAN F，RAHMAN A，CARRIER M，et al. Long term risk of symptomatic recurrent venous thromboembolism after discontinuation of anticoagulant treatment for first unprovoked venous thromboembolism event：systematic review and meta-analysis. BMJ，2019，366：l4363.

[97] RAJASEKHAR A，STREIFF M B. How I treat central venous access device-related upper extremity deep vein thrombosis. Blood，2017，129（20）：2727-2736.

[98] CHOPRA V，ANAND S，HICKNER A，et al. Risk of venous thromboembolism associated with peripherally inserted central catheters：a systematic review and meta-analysis. Lancet，2013，382（9889）：311-325.

[99]　KREUZIGER L B，JAFFRAY J，CARRIER M. Epidemiology，diagnosis，prevention and treatment of catheter-related thrombosis in children and adults. Thromb Res，2017，157：64-71.

[100]　PENTHEROUDAKIS G，PAVLIDIS N. Cancer and pregnancy：poena magna，not anymore. Eur J Cancer，2006，42（2）：126-140.

[101]　GLASER D W，MEDEIROS D，ROLLINS N，et al. Catheter-related thrombosis in children with cancer. J Pediatr，2001，138（2）：255-259.

[102]　BELL T，O'GRADY N P. Prevention of central line-associated bloodstream infections. Infect Dis Clin North Am，2017，31（3）：551-559.

[103]　SCHIFFER C A，MANGU P B，WADE J C，et al. Central venous catheter care for the patient with cancer：American society of clinical oncology clinical practice guideline. J Clin Oncol，2013，31（10）：1357-1370.

[104]　COMEROTA A J，SANDSET P M，KONSTANTINIDES S，et al. Theme 4：invasive management of（recurrent）VTE and PTS. Thromb Res，2015，136（Suppl 1）：S19-S25.

[105]　FIORELLI E M，ROSSI R E，GrAM（Gruppo di Autoformazione Metodologica）. Edoxaban for the treatment of cancer assoated venous thromboembolism as an alternative to low-molecular-weight-heparin. Inte Emerg Med，2018，13（7）：1089-1091.

[106]　KHORANA A A，KUDERER N M，CULAKOVA E，et al. Development and validation of a predictive model for chemotherapy-associated thrombosis. Blood，2008，111（10）：4902-4907.

[107]　LAGUNA J C，COOKSLEY T，AHN S，et al.Catheter-related thrombosis（CRT）in patients with solid tumors：a narrative review and clinical guidance for daily care. Support Care Cancer，2022，30（10）：8577-8588.

[108]　LEVY M M，ALBUQUERQUE F，PFEIFER J D. Low incidence of pulmonary embolism associated with upper-extremity deep venous thrombosis. Ann Vasc Surg，2012，26（7）：964-972.

[109]　李晓玲，玉海.上腔静脉综合征的治疗进展.内蒙古医学杂志，2023，55（10）：1197-1199，1204.

[110]　王海.乳腺癌新辅助化疗的共识与争议.中华肿瘤杂志，2021，43（4）：504-509.

[111]　程思宇，彭志刚.血液系统恶性肿瘤相关血栓形成预防与治疗的进展.中国肿瘤临床与康复，2023，30（9）：548-554.

[112] 陈颖, 张影, 刘娜娜, 等. 回授法健康教育模式在乳腺癌术后 PICC 带管出院患者护理中的应用. 护理实践与研究, 2023, 20（15）: 2329-2333.

[113] 于瑞, 陈利芬, 周雪梅, 等. 肿瘤患者 PICC 导管相关血栓形成危险因素的研究. 中国护理管理, 2016, 16（10）: 1326-1330.

[114] MROZIŃSKA S, CIEŚLIK J, BRONIATOWSKA E, et al. Unfavorably altered plasma clot properties in women with a HERDOO2 score equal to or greater than 2 and prediction of recurrent venous thromboembolism. Pol Arch Intern Med, 2018, 128（10）: 572-579.

[115] MEGE D, CRESCENCE L, OUAISSI M, et al. Fibrin-bearing microparticles : marker of thrombo-embolic events in pancreatic and colorectal cancers. Oncotarget, 2017, 8（57）: 97394-97406.

[116] PITTLER M H, ERNST E. Horse chestnut seed extract for chronic venous insufficiency. Cochrane Database Syst Rev, 2012, 11（11）: CD003230.

[117] TESSELAAR M E, ROMIJN F P, VAN DER LINDEN I K, et al. Microparticle-associated tissue factor activity in cancer patients with and without thrombosis. J Thromb Haemost, 2009, 7（8）: 1421-1423.

[118] MANLY D A, WANG J, GLOVER S L, et al. Increased microparticle tissue factor activity in cancer patients with venous thromboembolism. Thromb Res, 2010, 125（6）: 511-512.

[119] SIRTORI C R. Aescin : pharmacology, pharmacokinetics and therapeutic profile. Pharmacol Res, 2001, 44（3）: 183-193.

[120] BUSH R, COMEROTA A, MEISSNER M, et al. Recommendations for the medical management of chronic venous disease : the role of Micronized Purified Flavanoid Fraction（MPFF）. Phlebology, 2017, 32（1 suppl）: 3-19.

[121] LEE R D, BARCEL D A, WILLIAMS J C, et al. Pre-analytical and analytical variables affecting the measurement of plasma-derived microparticle tissue factor activity. Thromb Res, 2012, 129（1）: 80-85.

[122] COLERIDGE-SMITH P, LOK C, RAMELET A A. Venous leg ulcer : a meta-analysis of adjunctive therapy with micronized purified flavonoid fraction. Eur J Vasc Endovasc Surg, 2005, 30（2）: 198-208.

[123] MATSUO K, HASEGAWA K, YOSHINO K, et al. Venous thromboembolism, interleukin-6 and survival outcomes in patients with advanced ovarian clear cell

carcinoma. Eur J Cancer, 2015, 51（14）: 1978-1988.

[124] ANDREOZZI G M, BIGNAMINI A A, DAVÌ G, et al. SURVET study investigators. sulodexide for the prevention of recurrent venous thromboembolism : the sulodexide in secondary prevention of recurrent deep vein thrombosis（SURVET）study : a multicenter, randomized, double-blind, placebo-controlled trial. Circulation, 2015, 132（20）: 1891-1897.

[125] REITTER E M, AY C, KAIDER A, et al. Interleukin levels and their potential association with venous thromboembolism and survival in cancer patients. Clin Exp Immunol, 2014, 177（1）: 253-260.

[126] DE MEIS E, PINHEIRO V R, ZAMBONI M M, et al. Clotting, immune system, and venous thrombosis in lung adenocarcinoma patients : a prospective study. Cancer Invest, 2009, 27（10）: 989-997.

[127] 王潇. 迈之灵联合舒洛地特对下肢深静脉血栓的疗效. 临床普外科电子杂志, 2018, 6（1）: 19-22.

[128] FERRONI P, RIONDINO S, PORTARENA I, et al. Association between increased tumor necrosis factor alpha levels and acquired activated protein C resistance in patients with metastatic colorectal cancer. Int J Colorectal Dis, 2012, 27（12）: 1561-1567.

[129] 汪涛, 赵珺, 梅家才, 等. 舒洛地特在下肢深静脉血栓形成中的治疗效果. 血管与腔内血管外科杂志, 2016, 2（4）: 326-330, 342.

[130] CONNOLLY G C, KHORANA A A, KUDERER N M, et al. Leukocytosis, thrombosis and early mortality in cancer patients initiating chemotherapy. Thromb Res, 2010, 126（2）: 113-118.

[131] 李彩霞, 郭书芳. 喜辽妥在静脉治疗中的应用进展. 中国合理用药探索, 2019, 16（2）: 150-152.

[132] LANGER A, MOHALLEM M, STEVENS D, et al. A single-institution study of 117 pregnancy-associated breast cancers（PABC）: presentation, imaging, clinicopathological data and outcome. Diagnostic and Interventional Imaging, 2014, 95（4）: 435-441.

[133] SECKOLD T, WALKER S, DWYER T. A comparison of silicone and polyurethane PICC lines and postinsertion complication rates : a systematic review. J Vasc Access, 2015, 16（3）: 167-177.

[134] DANIELS P R. Peri-procedural management of patients taking oral anticoagulants. BMJ, 2015, 351: h2391.

[135] JOURNEYCAKE J M, BUCHANAN G R. Catheter-related deep venous thrombosis and other catheter complications in children with cancer. J Clin Oncol, 2006, 24 (28): 4575-4580.

[136] BÖLL B, SCHALK E, BUCHHEIDT D, et al. Central venous catheter-related infections in hematology and oncology: 2020 updated guidelines on diagnosis, management, and prevention by the Infectious Diseases Working Party (AGIHO) of the German Society of Hematology and Medical Oncology (DGHO). Ann Hematol, 2021, 100 (1): 239-259.

[137] DI NISIO M, VAN SLUIS G L, BOSSUYT P M, et al. Accuracy of diagnostic tests for clinically suspected upper extremity deep vein thrombosis: a systematic review. J Thromb Haemost, 2010, 8 (4): 684-692.

[138] LI J, HUANG X F, LUO J L, et al. Effect of video-assisted education on informed consent and patient education for peripherally inserted central catheters: a randomized controlled trial. J Int Med Res, 2020, 48 (9): 300060520947915.

[139] MOIA M, CORTELEZZI A, FALANGA A. Catheter-related thrombosis in hematologic patients. Rev Clin Exp Hematol, 2004, 8 (1): E5.

[140] YOUNG A M, MARSHALL A, THIRLWALL J, et al. Comparison of an oral factor X a inhibitor with low molelar weight heparin in patients with cancer with venous thromboembolism: results of aandomized trial (SELECT-D). J Clin Oncol, 2018, 36 (20): 2017-2023.

[141] 刘超, 丁鹏绪, 周朋利, 等. 上腔静脉综合征的诊疗进展. 中华介入放射学电子杂志, 2022, 10 (1): 70-74, 87.

[142] 韩笑, 王熠. 健康教育对 PICC 置管肿瘤患者心理弹性、自我效能感及导管相关并发症的影响. 中国健康教育, 2023, 39 (2): 182-186, 191.

[143] MAURACHER L M, POSCH F, MARTINOD K, et al. Citrullinated histone H3, a biomarker of neutrophil extracellular trap formation, predicts the risk of venous thromboembolism in cancer patients. J Thromb Haemost, 2018, 16 (3): 508-518.

[144] 张娟, 覃蕾, 胡霞, 等. 血液肿瘤患者应用硫酸镁温热敷治疗 PICC 血栓的效果及对 VAS 评分的影响. 肿瘤药学, 2018, 8 (6): 931-934.

[145] PLANTUREUX L, CRESCENCE L, DIGNAT-GEORGE F, et al. Effects of

platelets on cancer progression. Thromb Res，2018，164（Suppl 1）：S40-S47.

[146] 王大伟，田玲玲，赵延杰，等.中医序贯疗法治疗湿热瘀结型血栓性浅静脉炎30例.中医临床研究，2021，13（7）：92-94.

[147] RIEDL J，KAIDER A，REITTER E M，et al. Association of mean platelet volume with risk of venous thromboembolism and mortality in patients with cancer. Results from the Vienna Cancer and Thrombosis Study（CATS）. Thromb Haemost，2014，111（4）：670-678.

[148] 赵晶，谈伟伟.中医综合治疗血栓性浅静脉炎30例.中医临床研究，2015，7（10）：97-99.

[149] CARRIER M，BLAIS N，CROWTHER M，et al. Treatment algorithm in cancer-associated thrombosis：updated canadian expert consensus. Curr Oncol，2021，28（6）：5434-5451.

[150] 孟路阳，徐侃，王松茂，等.脉络疏通颗粒联合爱脉朗治疗对下肢深静脉血栓后综合征相关指标的影响.中国中医药科技，2012，19（1）：75.

[151] 汤广恩，李志萍，黄楷，等.舒洛地特联合草木犀流浸液片对下肢深静脉血栓后遗症的防治效果.岭南现代临床外科，2016，16（4）：487-489.

[152] SANCHEZ O，BENHAMOU Y，BERTOLETTI L，et al. Recommendations of good practice for the management of thromboembolic venous disease in adults. Short version. Rev Mal Respir，2019，36（2）：249-283.

[153] 胡琼，刘维佳.丹参酮ⅡA对静脉血栓栓塞症治疗的研究进展.贵州医药，2023，47（10）：1526-1528.

[154] KEY N S，KHORANA A A，KUDERER N M，et al. Venous thromboembolism prophylaxis and treatment in patients with cancer：ASCO clinical practice guideline update. J Clin Oncol，2020，38（5）：496-520.

[155] KLOK F A，HÖSEL V，CLEMENS A，et al. Prediction of bleeding events in patients with venous thromboembolism on stable anticoagulation treatment. Eur Respir J，2016，48（5）：1369-1376.

[156] ATIQ F，VAN DEN BEMT P M，LEEBEEK F W，et al. A systematic review on the accumulation of prophylactic dosages of low-molecular-weight heparins（LMWHs）in patients with renal insufficiency. Eur J Clin Pharmacol，2015，71（8）：921-929.

[157] CURELARU I，GUSTAVSSON B，HANSSON A H，et al. Material thrombogenicity in central venous catheterization Ⅱ. A comparison between plain silicone

elastomer, and plain polyethylene, long, antebrachial catheters. Acta Anaesthesiol Scand, 1983, 27（2）: 158-164.

[158] DELLUC A, LE GAL G, SCARVELIS D, et al. Outcome of central venous catheter associated upper extremity deep vein thrombosis in cancer patients. Thromb Res, 2015, 135（2）: 298-302.

[159] PENTHEROUDAKIS G. Cancer and pregnancy. Annals of Oncology, 2008, 19（Suppl 5）: v38-v39.

[160] LINENBERGER M L. Catheter-related thrombosis: risks, diagnosis, and management. J Natl ComPr Canc Netw, 2006, 4（9）: 889-901.

[161] SPYROPOULOS A C, DOUKETIS J D. How I treat anticoagulated patients undergoing an elective procedure or surgery. Blood, 2012, 120（15）: 2954-2962.

[162] 田凌云, 王丽倩, 曾佳琪, 等. 儿童静脉血栓栓塞症风险评估模型的研究进展. 中华护理杂志, 2020, 55（3）: 462-467.

[163] CAI Y H, DENG J, HU Y. Research progress of molecular diagnostic technique in venous thromboembolism. Zhonghua Xue Ye Xue Za Zhi, 2022, 43（11）: 964-968.

[164] CHAVES F, GARNACHO-MONTERO J, DEL POZO J L, et al. Diagnosis and treatment of catheter-related bloodstream infection: clinical guidelines of the Spanish Society of Infectious Diseases and Clinical Microbiology and（SEIMC）and the Spanish Society of Spanish Society of Intensive and Critical Care Medicine and Coronary Units（SEMICYUC）. Med Intensiva（Engl Ed）, 2018, 42（1）: 5-36.

[165] KUTER D J. Thrombotic complications of central venous catheters in cancer patients. Oncologist, 2004, 9（2）: 207-216.

[166] VAN ES N, FRANKE V F, MIDDELDORP S, et al. The Khorana score for the prediction of venous thromboembolism in patients with pancreatic cancer. Thromb Res, 2017, 150: 30-32.

[167] WRIGHT K, DIGBY G C, GYAWALI B, et al. Malignant superior vena cava syndrome: a scoping review. J Thorac Oncol, 2023, 18（10）: 1268-1276.

[168] 周宇航, 王含, 赵魁珍. 健康教育对卵巢癌 PICC 患者不良情绪及导管相关并发症的影响. 中国健康教育, 2022, 38（12）: 1112-1117.

[169] 张晓玲, 高远, 刘春梓, 等. 完全植入式输液港维护及并发症处置专家共识. 中华医院感染学杂志, 2023, 33（16）: 2401-2404.

[170] PERNOD G, JOLY M, SONNET B. Direct oral anticoagulant（DOAC）versus

low-molecular-weight heparin（LMWH）for the treatment of cancer-associated thrombosis（which agent for which patient）. J Med Vasc, 2020, 45（6S）: 6S17-6S23.

[171] PIRAN S, SCHULMAN S. Treatment of bleeding complications in patients on anticoagulant therapy. Blood, 2019, 133（5）: 425-435.

[172] 李宜瑶. 肿瘤患者静脉血栓栓塞抗凝出血与复发风险研究进展. 中国肿瘤临床.2020, 47（24）: 1287-1292.

[173] LV S, LIU Y, WEI G, et al. The anticoagulants rivaroxaban and low molecular weight heparin prevent PICC-related upper extremity venous thrombosis in cancer patients. Medicine（Baltimore）, 2019, 98（47）: e17894.

[174] MARTÍNEZ M T, BERMEJO B, HERNANDO C, et al. Breast cancer in pregnant patients: a review of the literature. Eur J Obstet Gynecol Reprod Biol, 2018, 230: 222-227.

[175] SHARP R, CUMMINGS M, FIELDER A, et al. The catheter to vein ratio and rates of symptomatic venous thromboembolism in patients with a peripherally inserted central catheter（PICC）: a prospective cohort study. Int J Nurs Stud, 2015, 52（3）: 677-685.

[176] CONSTANS J, SALMI L R, SEVESTRE-PIETRI M A, et al. A clinical prediction score for upper extremity deep venous thrombosis. Thromb Haemost, 2008, 99（1）: 202-207.

[177] STANGIER J, RATHGEN K, STÄHLE H, et al. Influence of renal impairment on the pharmacokinetics and pharmacodynamics of oral dabigatran etexilate: an open-label, parallel-group, single-centre study. Clin Pharmacokinet, 2010, 49（4）: 259-268.

[178] WALKER S C, CREECH C B, DOMENICO H J, et al. A real-time risk-prediction model for pediatric venous thromboembolic events. Pediatrics, 2021, 147（6）: e2020042325.

[179] HARTER C, SALWENDER H J, BACH A, et al. Catheter-related infection and thrombosis of the internal jugular vein in hematologic-oncologic patients undergoing chemotherapy: a prospective comparison of silver-coated and uncoated catheters. Cancer, 2002, 94（1）: 245-251.

[180] KLEIN-WEIGEL P F, ELITOK S, RUTTLOFF A, et al. Superior vena cava

syndrome. Vasa, 2020, 49（6）: 437-448.

[181] LIÑARES J. Diagnosis of catheter-related bloodstream infection : conservative techniques. Clin Infect Dis, 2007, 44（6）: 827-829.

[182] MÜHLBERG K S. Diagnosis and therapy of visceral vein thrombosis : an update based on the revised awmf s2k guideline. Hamostaseologie, 2024, 44（2）: 135-142.

[183] VERSO M, AGNELLI G, BARNI S, et al. A modified Khorana risk assessment score for venous thromboembolism in cancer patients receiving chemotherapy : the Protecht score. Intern Emerg Med, 2012, 7（3）: 291-292.

[184] 代凤. 肺癌病人 PICC 导管相关性血栓的研究现况. 循证护理, 2018, 4（11）: 977-980.

[185] 王辰, 高润霖, 邱贵兴. 中国血栓性疾病防治指南. 北京: 中国协和医科大学出版社, 2022: 29.

[186] 纪荣建. 基于 HACCP 体系的完全植入式静脉输液港全流程质量控制体系的构建. 济南: 山东大学, 2021.

[187] 郑碧琴, 顾诗芸, 蔡林红. ADOPT 模式下的健康教育与护理在淋巴瘤 PICC 患者中的应用. 齐鲁护理杂志, 2022, 28（15）: 49-51.

[188] 陆清声, 张伟, 王筱慧, 等. 上海长海医院院内静脉血栓栓塞症预防指南. 解放军医院管理杂志, 2018, 25（11）: 1032-1037.

[189] BAE S Y, KIM S J, LEE J, et al. Clinical subtypes and prognosis of pregnancy-associated breast cancer : results from the Korean Breast Cancer Society Registry database. Breast Cancer Res Treat, 2018, 172（1）: 113-121.

[190] VAN ROODEN C J, ROSENDAAL F R, BARGE R M, et al. Central venous catheter related thrombosis in haematology patients and prediction of risk by screening with Doppler-ultrasound. Br J Haematol, 2003, 123（3）: 507-512.

[191] KLEINJAN A, DI NISIO M, BEYER-WESTENDORF J, et al. Safety and feasibility of a diagnostic algorithm combining clinical probability, d-dimer testing, and ultrasonography for suspected upper extremity deep venous thrombosis : a prospective management study. Ann Intern Med, 2014, 160（7）: 451-457.

[192] SAMAMA M M, GEROTZIAFAS G T. Newer anticoagulants in 2009. J Thromb Thrombolysis, 2010, 29（1）: 92-104.

[193] 尹萌萌, 胡群. 儿童中心静脉导管相关的血栓形成性及感染性并发症的预防和治疗. 中国生育健康杂志, 2022, 33（1）: 94-97.

[194] AY C，DUNKLER D，MAROSI C，et al. Prediction of venous thromboembolism in cancer patients. Blood，2010，116（24）：5377-5382.

[195] BHATT M，BRAUN C，PATEL P，et al. Diagnosis of deep vein thrombosis of the lower extremity：a systematic review and meta-analysis of test accuracy. Blood Adv，2020，4（7）：1250-1264.

[196] OWENS C A，BUI J T，KNUTTINEN M G，et al.Pulmonary embolism from upper extremity deep vein thrombosis and the role of superior vena cava filters：a review of the literature.J Vasc Inter Radiol，2010，21（6）：779-787.

[197] REFAEI M，FERNANDES B，BRANDWEIN J，et al. Incidence of catheter-related thrombosis in acute leukemia patients：a comparative，retrospective study of the safety of peripherally inserted *vs*. Centrally inserted central venous catheters. Ann Hematol，2016，95（12）：2057-2064.

[198] TAMANNAI M，KAAH J，MBAH G，et al.An evaluation of a palliative care outreach programme for children with Burkitt lymphoma in rural cameroon.Int J Palliat Nurs，2015，21（7）：331-337.

[199] ZAKHOUR R，CHAFTARI A M，RAAD I I. Catheter-related infections in patients with haematological malignancies：novel preventive and therapeutic strategies. Lancet Infect Dis，2016，16（11）：e241-e250.

[200] 张嘉丽，叶雪霞，诸运青，等．个性化宣教在行 PICC 病人中的应用研究．全科护理，2018，16（15）：1878-1880.

[201] KIM Y G，JEON Y W，KO B K，et al. Clinicopathologic characteristics of pregnancy-associated breast cancer：results of analysis of a Nationwide Breast Cancer Registry database. J Breast Cancer，2017，20（3）：264-269.

[202] JONES D，WISMAYER K，BOZAS G，et al. The risk of venous thromboembolism associated with peripherally inserted central catheters in ambulant cancer patients. Thromb J，2017，15：25.

[203] SCHOOT R A，VAN DE WETERING M D，STIJNEN T，et al. Prevalence of symptomatic and asymptomatic thrombosis in pediatric oncology patients with tunneled central venous catheters. Pediatr Blood Cancer，2016，63（8）：1438-1444.

[204] CHEE Y L，CRAWFORD J C，WATSON H G，et al. Guidelines on the assessment of bleeding risk prior to surgery or invasive procedures. British Committee for Standards in Haematology. Br J Haematol，2008，140（5）：496-504.

[205] PALUCH A E, BAJPAI S, BASSETT D R, et al. Daily steps and all-cause mortality：a meta-analysis of 15 international cohorts. Lancet Public Health，2022，7（3）：e219-e228.

[206] CELLA C A, DI MINNO G, CARLOMAGNO C, et al. Preventing venous thromboembolism in ambulatory cancer patients：the ONKOTEV study. Oncologist，2017，22（5）：601-608.

[207] MUÑOZ RODRÍGUEZ F J. Diagnosis of deep vein thrombosis. Rev Clin Esp，2020，S0014-2565（20）：30132-30136.

[208] GORSKI L A.The 2016 infusion therapy standards of practice.Home Healthc Now，2017，35（1）：10-18.

[209] PITIRIGA V, KANELLOPOULOS P, BAKALIS I, et al. Central venous catheter-related bloodstream infection and colonization：the impact of insertion site and distribution of multidrug-resistant pathogens. Antimicrob Resist Infect Control，2020，9（1）：189.

[210] YAO Y T, XU Q X. Progress in the study of cancer-associated venous thromboembolism. Vascular，2021，29（3）：408-414.

[211] 万媛，余婷婷，鲁捷，等 . 基于 Meleis 转移理论的健康教育对肺癌化疗 PICC 带管患者出院准备度与自我管理能力的影响 . 海南医学，2022，33（11）：1486-1490.

[212] 刘美荣 . 完全植入式输液港全程健康宣教的研究 . 中国现代医药杂志，2011，13（6）：116-117.

[213] 张育荣 . 乳腺癌患者导管相关性血栓的发生率及特征分析 . 中国临床医生杂志，2022，50（8）：940-943.

[214] 郭相江，张岚 . 导管相关性静脉血栓处理原则 . 中国实用外科杂志，2021，41（12）：1352-1356.

[215] LUCIANI A, CLEMENT O, HALIMI P, et al. Catheter-related upper extremity deep venous thrombosis in cancer patients：a prospective study based on Doppler US. Radiology，2001，220（3）：655-660.

[216] RAY J G, VERMEULEN M J, BHARATHA A. Association between MRI exposure during pregnancy and fetal and childhood outcomes. JAMA，2016，316（9）：952-961.

[217] British Committee for Standards in Haematology General Haematology Task Force.

Guidelines for the investigation and management of idiopathic thrombocytopenic purpura in adults, children and in pregnancy. Br J Haematol, 2003, 120（4）: 574-596.

[218] 张彩云, 王春立, 吴思婷, 等. 儿童 PICC 导管相关血栓预防的最佳证据总结. 中华现代护理杂志, 2022, 28（12）: 1552-1557.

[219] LIU W, HE L, ZENG W, et al. Peripherally inserted central venous catheter in upper extremities leads to an increase in d-dimer and deep vein thrombosis in lower extremities. Thromb J, 2021, 19（1）: 24.

[220] LYMAN G H, BOHLKE K, KHORANA A A, et al.Venous thromboembolism prophylaxis and treatment in patients with cancer. American Society of Clinical Oncology clinical practice guideline update 2014.J Clin Oncol, 2015, 33（6）: 654-656.

[221] MUÑOZ MARTÍN A J, ORTEGA I, FONT C, et al. Multivariable clinical-genetic risk model for predicting venous thromboembolic events in patients with cancer. Br J Cancer, 2018, 118（8）: 1056-1061.

[222] HALABY R, POPMA C J, COHEN A, et al. D-Dimer elevation and adverse outcomes. J Thromb Thrombolysis, 2015, 39（1）: 55-59.

[223] 吴凤金, 黄彩云, 李妹, 等. 精准细节优化护理在血透患者中心静脉导管并发症预防中的应用研究. 齐齐哈尔医学院学报, 2021, 42（18）: 1633-1636.

[224] 张君颜, 皇惠丽, 殷玲. 赋能教育在感染科 PICC 患者健康教育中的应用. 齐鲁护理杂志, 2022, 28（9）: 145-147.

[225] DEBOURDEAU P, ESPIE M, CHEVRET S, et al. Incidence, risk factors, and outcomes of central venous catheter-related thromboembolism in breast cancer patients: the CAVECCAS study. Cancer Med, 2017, 6（11）: 2732-2744.

[226] TESSELAAR M E, OUWERKERK J, NOOY M A, et al. Risk factors for catheter-related thrombosis in cancer patients. Eur J Cancer, 2004, 40（15）: 2253-2259.

[227] TORLONI M R, VEDMEDOVSKA N, MERIALDI M, et al. Safety of ultrasonography in pregnancy: WHO systematic review of the literature and meta-analysis. Ultrasound Obstet Gynecol, 2009, 33（5）: 599-608.

[228] DOUKETIS J D, SPYROPOULOS A C, SPENCER F A, et al. Perioperative management of antithrombotic therapy: antithrombotic therapy and prevention of thrombosis, 9th ed: american college of chest physicians evidence-based clinical

practice guidelines. Chest，2012，141（2 Suppl）：e326S-e350S.

[229] 关汛昕，邢唯杰，张丹，等 . 儿童中心静脉导管相关性血栓预防的最佳证据总结 . 中华现代护理杂志，2022，28（18）：2437-2442.

[230] BARBAR S，NOVENTA F，ROSSETTO V，et al. A risk assessment model for the identification of hospitalized medical patients at risk for venous thromboembolism：the Padua prediction score. J Thromb Haemost，2010，8（11）：2450-2457.

[231] MCLAFFERTY R B. The role of intravascular ultrasound in venous thromboembolism. Semin Intervent Radiol，2012，29（1）：10-15.

[232] 周纪云，王爱红，卢菲，等 . 血液系统恶性肿瘤病人 PICC 相关性血栓风险预测模型的构建 . 护理研究，2022，36（10）：1758-1763.

[233] 李晶晶 . 血透患者中心静脉导管感染预防及护理 . 世界最新医学信息文摘，2018，18（27）：202-203.

[234] 陈丹妮，姜海燕，李心慧 . 菜单式健康教育配合置管专项护理在肿瘤 PICC 患者中的应用 . 齐鲁护理杂志，2022，28（9）：25-28.

[235] BLANCO-MOLINA A，ROTA L L，DI MICCO P，et al. Venous thromboembolism during pregnancy，postpartum or during contraceptive use. Thromb Haemost，2010，103（2）：306-311.

[236] BODDI M，CECCHI A，BONIZZOLI M，et al. Follow-up after four-year quality improvement program to prevent inferior limb deep vein thrombosis in intensive care unit. Thromb Res，2014，134（3）：578-583.

[237] MALE C，CHAIT P，ANDREW M，et al. Central venous line-related thrombosis in children：association with central venous line location and insertion technique. Blood，2003，101（11）：4273-4278.

[238] MANNUCCI P M，DUGA S，PEYVANDI F. Recessively inherited coagulation disorders. Blood，2004，104（5）：1243-1252.

[239] 中华医学会血液学分会血栓与止血学组 . 易栓症诊断与防治中国指南（2021 年版）. 中华血液学杂志，2021，42（11）：881-888.

[240] LYMAN G H，CARRIER M，AY C，et al. American Society of Hematology 2021 guidelines for management of venous thromboembolism：prevention and treatment in patients with cancer. Blood Adv，2021，5（4）：927-974.

[241] 张莉 . 多媒体健康教育配合导管护理对小儿股静脉导管相关性深静脉血栓的预防作用 . 血栓与止血学，2019，25（5）：895-896.

[242] 曹苑，崔丽英. 溶栓药物的发展历程. 协和医学杂志，2020，11（2）：121-126.

[243] 邹晓影. 程序化健康教育在肺癌 PICC 置管化疗患者中的应用. 医学临床研究，2021，38（12）：1919-1920.

[244] 张媛，程旭，左二冬. 低分子肝素预防晚期卧床肿瘤患者深静脉血栓的临床应用价值. 系统医学，2023，8（6）：152-155.

[245] 崔朝勃，王宁，郭振江，等. 危重症患者中心静脉导管相关性血栓危险因素分析及列线图预测模型的建立. 中华危重病急救医学，2021，33（9）：1047-1051.

[246] 徐娅，夏运风. 慢性肾脏病及血液透析血栓形成的相关机制研究进展. 中国血液净化，2024，23（5）：364-367.

[247] 王炜，李月红，张少岩，等. 简化枸橼酸抗凝在血液透析中的应用进展. 临床内科杂志，2024，41（3）：218-220.

[248] 郑义，徐敏，胡荣，等. 血液透析导管血栓预防的最佳证据总结. 中华现代护理杂志，2024，30（14）：1891-1897.

[249] 郭丰，蒋正英，李维勤，等. 重症患者中心静脉导管管理中国专家共识（2022版）. 中华消化外科杂志，2020，21（3）：313-322.

[250] SCHULMAN S, KAKKAR A K, GOLDHABER S Z, et al. Treatment of acute venous thromboembolism with dabigatran or warfarin and pooled analysis. Circulation, 2014, 129（7）：764-772.

[251] 吴丹明，周玉斌，汤海涛. 下肢深静脉血栓形成的抗凝治疗及其疗程的探讨. 中国血管外科杂志（电子版），2014（1）：4-6, 22.

[252] GARCIA D, ERKAN D. Diagnosis and management of the antiphospholipid syndrome. N Engl J Med, 2018, 378（21）：2010-2021.

[253] LIJFERING W M, VEEGER N J, MIDDELDORP S, et al. A lower risk of recurrent venous thrombosis in women compared with men is explained by sex - specific risk factors at time of first venous thrombosis in thrombophilic families. Blood, 2009, 114（10）：2031-2036.

[254] 广东省精准医学会血液分会出凝血青年专委会，广东省易栓症多学科专家共识编写组，黄楷. 广东省易栓症诊治多学科专家共识. 岭南现代临床外科，2023，23（5）：367-378.

[255] CAMPELLO E, SPIEZIA L, ADAMO A, et al. Thrombophilia, risk factors and prevention. Expert Rev Hematol, 2019, 12（3）：147-158.

[256] HOTOLEANU C. Genetic risk factors in venous thromboembolism. Adv Exp Med

Biol，2017，906：253-272.

[257] FALCK-YTTER Y，FRANCIS C W，JOHANSON N A，et al. Prevention of VTE in orthopedic surgery patients：antithrombotic therapy and prevention of thrombosis，9th ed：American College of Chest Physicians evidence - based clinical practice guidelines. Chest，2012，141（2 Suppl）：e278S-e325S.

[258] 林小娟，张进华. 静脉血栓防治相关出血风险评估模型研究进展. 中国实用外科杂志，2019，39（10）：1111-1113.

[259] TIENTADAKUL P，CHINTHAMMITR Y，SANPAKIT K，et al. Inappropriate use of protein C，protein S，and antithrombin testing for hereditary thrombophilia screening：an experience from a large university hospital. Int J Lab Hematol，2011，33（6）：593-600.

[260] 国际血管联盟中国分部护理专业委员会. 住院患者静脉血栓栓塞症预防护理与管理专家共识. 解放军护理杂志，2021，38（6）：17-21.

[261] SKEIK N，WESTERGARD E. Recommendations for VTE prophylaxis in medically ill patients. Ann Vasc Dis，2020，13（1）：38-44.